Jo Robinson

Lebensmittel als Medizin

Jo Robinson

Lebensmittel als Medizin

Wie Nahrung heilen kann

riva

Bibliografische Information der Deutschen Nationalbibliothek:
Die Deutsche Nationalbibliothek verzeichnet diese Publikation in der Deutschen Nationalbibliografie; detaillierte bibliografische Daten sind im Internet über http://d-nb.de abrufbar.

Für Fragen und Anregungen:
info@rivaverlag.de

1. Auflage 2018

ein Imprint der Münchner Verlagsgruppe GmbH,
Nymphenburger Straße 86
D-80636 München
Tel.: 089 651285-0
Fax: 089 652096

Die englische Originalausgabe erschien 2013 bei Little, Brown and Company unter dem Titel *Eating on the wild side. The mission link to optimun health.*

Übersetzung: Martin Bauer
Lektorat: Silke Panten
Umschlaggestaltung: Manuela Amode
Umschlagabbildungen: Tiger Images/shutterstock.com; Anna Kucherova/shutterstock.com; Fascinadora/shutterstock.com; Maks Narodenko/shutterstock.com; Hortimages/shutterstock.com; Valentina Proskurina/shutterstock.com; Aleksandr Makarenko/shutterstock.com
Satz: Daniel Förster, Belgern
Druck: GGP Media GmbH, Pößneck
Printed in Germany

ISBN Print: 978-3-7423-0505-3
ISBN E-Book (PDF): 978-3-7453-0043-7
ISBN E-Book (EPUB, Mobi) 978-3-7453-0044-4

Ich widme dieses Buch allen Forschern, Lebensmittel-Aktivisten und Pflanzenzüchtern, die sich um die Erhaltung der genetischen Vielfalt unserer Obst- und Gemüsesorten bemühen und danach streben, ihnen ihren Nährwert zurückzugeben. Dank ihrer Arbeit erobern wir langsam die wertvollen Inhaltsstoffe zurück, die wir in den letzten zehntausend Jahren unwissentlich aus unserer Nahrung getilgt haben.

INHALT

TEIL ZWEI: OBST

EINLEITUNG

WILDE NÄHRSTOFFE

Verloren und wiederentdeckt

Woher kommt unser Obst und unser Gemüse? Natürlich nicht aus dem Supermarkt. Dort wird es nur verkauft. Ebenso wenig kommt es aus landwirtschaftlichen Großbetrieben, von kleinen örtlichen Bauernhöfen oder gar aus unseren eigenen Gärten. Dort wird es nur gepflanzt, gepflegt und geerntet. Das Obst und Gemüse selbst stammt von wilden Pflanzen ab, die weit verstreut über den Erdball beheimatet sind. Die meisten heute gepflanzten Kulturheidelbeeren stammen von der »Amerikanischen Heidelbeere« ab, die ursprünglich in den Pine Barrens von New Jersey vorkam. Der wilde Vorfahr der gewaltigen Ochsenherztomate war eine beerengroße Frucht, die an den Hängen der Anden wuchs. Unsere knallorangen Karotten sind ferne Nachkommen schrumpliger violetter Wurzeln aus Afghanistan.

Seit Beginn der Landwirtschaft vor etwa zehntausend Jahren verändert der Mensch wilde Pflanzen mit dem Ziel, sie wohlschmeckender zu machen und den Ertrag zu steigern. Seit vierhundert Generationen greifen wir also in das Erbgut von Pflanzen ein. Wie gewaltig die Veränderungen mitunter sind, zeigt etwa der Vergleich von modernem Mais oder Weizen mit ihren grasigen Vorfahren. Oder betrachten Sie die Banane, unsere Lieblingsfrucht. Der wilde Vorfahr der Banane wächst in Malaysia und Teilen Südostasiens. Es gibt Bananen unterschiedlichster Formen, Farben und Größen. Die meisten davon sind voller harter, großer Kerne. Ihre Schale hängt so fest, dass man sie mit einem Messer abschälen muss. Und wer in das trockene, adstringierende Fruchtfleisch beißt, wundert sich, warum irgendjemand sich die Mühe gemacht hat, so etwas anzubauen. Doch über die Jahrhunderte hinweg haben wir klugen Menschen diese gerade noch essbare Frucht in die »Cavendish«-Banane verwandelt, die gelbe, langfingrige Banane, die in all unseren Supermärkten angeboten wird. Wir lieben die Cavendish für ihre leicht zu lösende Schale, ihr süßes und cremiges Fruchtfleisch und ihre zu winzigen, schwarzen Punkten geschrumpften Kerne. Aus diesen Kernchen können zwar keine neuen Pflanzen wachsen, aber man braucht ja keine Samen, solange man Ableger hat, aus denen immer neue Klone der einen Ursprungspflanze wachsen.

WIE VITAMINE, MINERALIEN, PROTEINE, BALLASTSTOFFE UND GESUNDE FETTE VERLOREN GINGEN

Doch während die Menschheit ihr Obst und Gemüse durch gezielte Zucht immer größer und wohlschmeckender machte, verschwanden auch einige Nährstoffe aus unserem Grünzeug, die – wie wir heute wissen – für eine gesunde Ernährung unerlässlich sind. Im Vergleich zu wildem Obst und Gemüse enthalten die heute angebauten Sorten deutlich weniger Vitamine, Mineralien und essenzielle Fettsäuren. Wilder Portulak enthält sechs Mal so viel Vitamin E und 14 Mal so viele Omega-3-Fettsäuren wie Spinat und sieben Mal so viel Carotin wie Karotten.

Die meisten ursprünglichen Pflanzen enthalten mehr Protein und Ballaststoffe, dafür deutlich weniger Zucker als unsere modernen Kultursorten. Der heutige Mais etwa stammt von der Teosinte ab, einem zentralmexikanischen Süßgras. Ihre Körner bestanden zu etwa 30 Prozent aus Protein und zu zwei Prozent aus Zucker. Heute enthält typischer Gemüsemais vier Prozent Protein und zehn Prozent Zucker, die modernsten Sorten kommen sogar bis auf vierzig Prozent Zucker. Wer derart süßen Mais isst, könnte sich geradeso gut einen Schokoriegel oder einen Krapfen reinschieben, der Effekt auf den Blutzuckerspiegel ist derselbe.

Heute ist sich die Wissenschaft weitgehend einig, dass zu einer gesunden Ernährung viele Ballaststoffe, dafür wenig Zucker und leicht verdauliche Kohlehydrate gehören. Nahrungsmittel, die diese Bedingung erfüllen, haben einen »niedrigen glykämischen Index«, was bedeutet, dass nach ihrem Verzehr der Blutzuckerspiegel nicht in die Höhe schießt. Eine Ernährung, die hauptsächlich auf Lebensmitteln mit niedrigem glykämischen Index beruht, heißt »Glyx-Diät« und hält den Blutzuckerspiegel jederzeit auf dem optimalen Niveau. Die gesundheitlichen Vorteile sind enorm: So sinkt das Risiko für Krebs, Herz-Kreislauf-Erkrankungen, chronische Entzündungen, krankhaftes Übergewicht und Diabetes – also für die fünf modernen Plagen der Industriegesellschaften. Wildes Obst und Gemüse enthält von Natur aus weniger Zucker und stellt daher eine ideale Ausgangsbasis für eine gesunde Ernährung dar.

EIN DRAMATISCHER VERLUST AN PHYTONÄHRSTOFFEN

In den vergangenen zwei Jahrzehnten haben Forscher in aller Welt einen weiteren großen Unterschied zwischen wilden Pflanzen und ihren modernen Abkömmlingen entdeckt: Natürlich vorkommende Pflanzen enthalten viel mehr Polyphenole oder Phytonährstoffe. Pflanzen können ihren Feinden nicht davonlaufen oder sich vor ihnen verstecken, also schützen sie sich durch ein Arsenal von chemischen Stoffen vor Insekten, Krankheiten, ultravioletter Strahlung, extremen Wetterbedingungen und grasenden Tieren.

Aktuell sind über 8.000 verschiedene Phytonährstoffe (oder »sekundäre Pflanzenstoffe«) bekannt, und jede Pflanze produziert hunderte davon. Viele dieser Verbindungen wirken stark antioxidativ. Wenn wir Pflanzen mit vielen verwertbaren Antioxidantien essen, erhalten wir zusätzlichen Schutz gegen schädliche »freie Radikale«, die nicht nur die Alterung von Zellen beschleunigen, sondern auch mitverantwortlich sind für Arteriosklerose, Krebs, Augenschäden, Fettleibigkeit und Diabetes. Andere Phytonährstoffe sind an der Kommunikation zwischen unseren Zellen beteiligt, wieder andere verändern unser Erbgut. Mehrere kleine Studien haben gezeigt, dass bestimmte Phytonährstoffe aus Pflanzen die sportliche Leistungsfähigkeit steigern, das Risiko für Infekte senken, Grippe bekämpfen, Blutdruck und LDL-Cholesterinwerte senken, beim Abnehmen helfen, das Gehirn vor Alterungserscheinungen schützen, die Stimmung aufhellen und das Immunsystem stärken.

Aufgrund dieser möglicherweise ganz massiven Wirkungen auf unsere Gesundheit sind Phytonährstoffe zum heißen Forschungsthema geworden. Seit dem Jahr 2000 sind über 30.000 wissenschaftliche Veröffentlichungen auf diesem Gebiet erschienen. Einige der Ergebnisse haben es sogar in die Massenmedien geschafft. Heute wissen viele gesundheitsbewusste Verbraucher über Resveratrol im Rotwein, Lycopin in Tomaten und Anthocyane in Heidelbeeren mitzureden. Die Anbieter von Nahrungsergänzungsmitteln setzten viele Forschungsergebnisse sofort in neue Produkte um. Gerade im Internet findet man mittlerweile tausende, oft nicht ganz billige Produkte mit Phytonährstoffen: Pillen, Energieriegel, Säfte und Pülverchen. Haben Sie heute schon Ihre Lycopin-Kapsel genommen?

Solche Ergänzungsmittel bräuchten wir nicht, wenn wir noch wilde Pflanzen äßen. So enthält eine natürlich vorkommende Tomatenart *15 Mal* so viel Lycopin wie eine typische Supermarkt-Tomate! Einige am Fuß der Anden wachsende Kartoffelsorten enthalten 28 Mal so viele Phytonährstoffe wie unsere modernen Kartoffeln. Und der wilde Sikkim-Apfel, der in Nepal wächst, enthält sagenhafte 100 Mal so viele Phytonährstoffe wie unsere gängigsten Apfelsorten; zehn Gramm Sikkim-Äpfel könnten ein ganzes Kilo Galas ersetzen!

EIN APFEL AM TAG HIELT DEN DOKTOR *NICHT* FERN

Erschütternderweise enthalten einige Obst- und Gemüsesorten in unseren Supermärkten derart wenige Phytonährstoffe und derart viel Zucker, dass sie unsere Ernährungsprobleme sogar noch verschärfen, anstatt sie zu lindern. Für eine Studie erklärten sich im Jahr 2009 sechsundvierzig übergewichtige Männer mit hohen Cholesterin- und Triglyzeridwerten bereit, an einem Experiment teilzunehmen. Die Hälfte der Männer blieb (als Kontrollgruppe) bei ihrer gewohnten Ernährung, die andere Hälfte aß zusätzlich jeden Tag einen Golden-Delicious-Apfel. Untersucht werden sollte, ob der Apfel das hohe Risiko für Herz-Kreislauf-Erkrankungen der Männer senken könnte. Am Ende der zweimonatigen Studie maßen die Forscher die Blutfettwerte der beiden Gruppen und verglichen sie mit den Ausgangswerten. Zum Erstaunen der Forscher hatten die Apfelesser *mehr* Triglyzerid und LDL-Cholesterin im Blut als zu Beginn der Studie – die Äpfel hatten also das Risiko der Männer, Herzinfarkte oder Schlaganfälle zu erleiden, *erhöht*. Das sollte uns die Augen öffnen!

Rasch machten sich die Forscher auf die Suche nach dem Grund für dieses unerwartete Ergebnis. Sie fanden heraus, dass die Golden Delicious nicht genügend Phytonährstoffe enthielten, um den Cholesterinwert der Männer zu senken – und gleichzeitig trieb der Zucker in den Äpfeln den Triglyzeridwert im Blut der Probanden nach oben. Das sind schlechte Nachrichten für alle Verbraucher, schließlich gehört die Sorte auch in Deutschland nach wie vor zu den beliebtesten. Leider gilt der uralte Ratschlag, sich gesünder zu ernähren, indem man mehr Obst und Gemüse isst, so pauschal nicht mehr. Wichtig ist nämlich, das *richtige* Obst und Gemüse zu essen.

Auch ein anderes Vorurteil muss in diesem Zusammenhang überprüft werden. Hierzulande glauben viele Verbraucher, alte Obst- und Gemüsesorten seien durchweg gesünder als die aktuell angebotenen. Doch die aktuelle Forschung zeigt, dass viele moderne Sorten gesünder sind als ehrwürdige traditionelle Sorten. Der Golden-Delicious-Apfel etwa ist schon 100 Jahre alt, der 75 Jahre jüngere Liberty-Apfel enthält aber doppelt so viele Antioxidantien. Das Alter einer Sorte sagt also nicht viel über ihren Nährwert aus.

Kein Kulturapfel, egal wie alt oder modern die Sorte, enthält so viele Phytonährstoffe wie ein wilder Apfel. Es reicht also nicht, die Phytonährstoffe zurückzuerobern, die in den vergangenen ein-, zweihundert Jahren weggezüchtet wurden. Nein, das Maximum für unsere Gesundheit können wir erst herausholen, wenn wir wiederholen, was im Lauf von zehntausend Jahren Zucht verloren gegangen ist.

VOM JÄGER UND SAMMLER ZUM BAUERN

Bis zur Erfindung der Landwirtschaft ernährten sich alle Menschen auf dem Planeten von wild wachsenden Pflanzen und Tieren. Anthropologen zufolge lebten unsere Urväter in kleinen Clans mit 20 bis 40 Mitgliedern zusammen und wechselten im Lauf eines Jahres auf der Suche nach Nahrung immer mal wieder den Lagerplatz. Sie wanderten dorthin, wo das Wild sich gerade aufhielt und wo wilde Nüsse, Samen, Früchte und Gemüse reif wurden. Naturgegeben ernährten sie sich von dem, was vor Ort und zur aktuellen Jahreszeit gerade wuchs, und natürlich war alles bio.

Weil unsere Ururväter alle Nahrung erjagten oder sammelten, nennt man sie Jäger und Sammler.

Bis vor 12.000 bis 5.000 Jahren bedienten sich unsere Ahnen ausschließlich am Buffet der Natur. Bis einige Menschen in verschiedensten Gegenden der Welt aus bis heute nicht vollständig geklärten Gründen allmählich damit anfingen, ihre Nahrung selbst herzustellen. Sie jagten zwar noch, hielten nebenher aber auch wilde Ziegen, Schweine und Schafe, um jederzeit Fleisch und Milch zur Verfügung zu haben. Aus der Ziegen- und Schafsmilch stellten sie außerdem Käse und fermentierte Milchgetränke her.

In jener Zeit entstanden auch die ersten primitiven Gärten. Anfangs pflanzten die ersten Bauern Samen und Ableger wilder Pflanzen an Stellen, wo man sich leichter um die Pflanzen kümmern und sie besser ernten konnte. Viele Generationen lang ernteten die Bauern weniger, als sie zum Leben brauchten, weshalb sie sich auch weiter in der wilden Natur bedienten. Erst ganz allmählich wurden unsere Vorfahren so geschickte Bauern, dass sie nicht mehr weiter auf der Suche nach Nahrung umherziehen mussten und sich an einem Ort niederlassen konnten. Damit vollzog sich der epische Übergang vom Jäger und Sammler zum Viehhalter und Gärtner. Diese »neolithische Revolution« wälzte unsere Nahrungsmittelversorgung völlig um.

WIR MACHEN UNSERE NAHRUNG

Der Mensch ist die einzige Spezies auf diesem Planeten, die sich auf diesen Pfad begeben hat – bis heute leben alle anderen Kreaturen dieser Erde von dem, was sie so vorfinden. Zebras, Lemuren, Elefanten, Adler, Eichhörnchen, Wiesel, Fledermäuse, Wombats, selbst Menschenaffen essen heute noch genau dieselbe Nahrung wie vor Urzeiten – vorausgesetzt, es ist ihnen noch genügend Lebensraum geblieben. Tierpfleger berichten zwar, dass in Gefangenschaft gehaltene Schimpansen lieber M&Ms essen als Bananen, doch selbst können die klugen Tiere eben keine Süßigkeiten herstellen. Keine andere der geschätzt sieben Millionen Arten war klug, geschickt und vorausschauend genug, sich von ihrer ursprünglichen Nahrung zu verabschieden und sich etwas zu schaffen, das ihr besser schmeckte.

Doch genau hier liegt unser Problem. Schon die allerersten Bauern wählten sich für ihre Gärten natürlich Pflanzen, die angenehm schmeckten, also viel Zucker, Stärke oder Öl enthielten, ohne aber bitter zu sein oder ein pelziges Gefühl auf der Zunge zu verursachen. Bittere, zähe, dickschalige, trockene Pflanzen mit wenig Zucker oder zu vielen Samen ließ man in der Wildnis. Warum sollte man sich auch die Mühe machen, ungenießbare Pflanzen anzubauen?

Archäologen haben viele Überreste dieser ersten, wegweisenden Entscheidungen gefunden. So gehörten wilde Feigen und Datteln – mit die süßesten aller natürlich vorkommenden Früchte – zu den ersten Kulturpflanzen. Jäger und Sammler aßen nur geringe Mengen Getreide, doch schon bei den ersten Bauern wurde stärkehaltiges Getreide zum Eckpfeiler der Ernährung. Im Nahen Osten baute man Weizen, Gerste und Hirse an, in Afrika Perlhirse und Sorghum. In Amerika dominierte der Mais, in Asien Reis. Die Ära der Kohlehydrate hatte begonnen.

Auch ölhaltige Pflanzen waren beliebt. Archäologen fanden in Palästina die verkohlten Überreste eines 7.000 Jahre alten Olivenhains. Sesam wird wegen seines Öls seit etwa 5.000 Jahren kultiviert. Und schon vor 3.000 Jahren gehörte in Teilen Mexikos die ölreiche Avocado zu den drei Grundnahrungsmitteln.

Damals wussten die Leute genau wie heute, was sie gerne aßen: süße, stärke- und fetthaltige Lebensmittel. Dank der außergewöhnlichen Anstrengungen unserer Vorfahren konnten die Menschen die dafür notwendigen Pflanzen in Laufweite ihrer Behausungen anbauen, und zwar genug für alle. Zum ersten Mal in der Geschichte des Planeten mussten wir Menschen keine bitteren, fasrigen Dinge mehr essen oder täglich Stunden damit zubringen, Nahrung überhaupt erst genießbar zu machen. Wir schufen uns die Nahrungsmittelversorgung, von der wir immer geträumt hatten.

Heute wissen wir, dass bei dieser Erfolgsgeschichte leider ein Großteil der Phytonährstoffe verloren ging. Denn viele der nützlichsten sekundären Pflanzenstoffe schmecken sauer, adstringierend oder bitter. Unsere Vorfahren verschmähten diese Geschmacksnoten – und verringerten so unwissentlich ihren Schutz gegen eine ganze Reihe von Krankheiten und Beschwerden. In der gesamten Geschichte der Landwirtschaft überstieg unsere Fähigkeit, Nahrungsmittel zu verändern, bei Weitem unser

Verständnis davon, was diese Veränderungen für unsere Gesundheit bedeuten würden.

Schon im Römischen Reich hatten 250 Generationen von Bauern ihren Teil dazu beigetragen, die Ernährung des Menschen zu verändern. Selbst damals bestand schon ein erheblicher Unterschied zwischen natürlich vorkommenden und vom Menschen gezüchteten Arten. Gezüchtete Rote Rüben, Karotten und Pastinaken waren doppelt so groß wie ihre wilden Vorfahren und enthielten weniger Protein, dafür mehr Zucker und Stärke. Das meiste Kulturobst war um ein Vielfaches größer als ihre wilde Verwandtschaft, hatte dünnere Haut, enthielt mehr Zucker und Fruchtfleisch sowie weniger Fasern und Antioxidantien. Kulturgemüse war weniger bitter und entsprechend ärmer an gesunden Phytonährstoffen.

Am Ende des 19. Jahrhunderts hatte der Mensch in allen Teilen der Welt hunderttausende neue Sorten nach seinen Wünschen und Bedürfnissen geschaffen. Im 20. Jahrhundert beschleunigte sich dieser Prozess dank wissenschaftlicher Zuchttechniken weiter. Jetzt dauerte es nur noch ein Jahrzehnt, nicht mehr einige Generationen, neue Mais- oder Pflaumensorten zu schaffen. Und heute lassen sich durch das Einsetzen fremder Gene in das Erbgut von Mais oder Rüben oder Kartoffeln innerhalb von Stunden neue Sorten kreieren.

Wie gesund diese Schöpfungen für den Menschen sind, spielt bisher eine untergeordnete Rolle. Bis heute forschen Menschen, etwa beim amerikanischen Landwirtschaftsministerium (USDA), jahrelang an neuen Johannisbeer- oder Apfelsorten, ohne je ihren Gehalt an Phytonährstoffen oder ihren glykämischen Index zu messen. Wenn eine Sorte nur gut aussieht, angenehm schmeckt, ertragreich und schädlingsresistent ist, wird sie als Triumph gefeiert – während unsere Körper nach den Nährstoffen lechzen, die weggezüchtet wurden.

DIE PEST DER MODERNE: GESCHMACKLOSES OBST UND GEMÜSE

Seit tausenden Jahren züchten wir die Medizin aus unserer Nahrung, doch dass jetzt auch noch ihr Aroma verschwindet, ist relativ neu und eine Folge der Industrialisierung der Landwirtschaft. Seit dem späten

19. Jahrhundert erlaubt der Einsatz von Maschinen den Bauern, immer größere Flächen zu bewirtschaften. Diese Großbetriebe produzieren weit mehr, als vor Ort gebraucht wird, folglich muss Obst und Gemüse über immer weitere Strecken zum Verbraucher gebracht werden. Mit dem 19. Jahrhundert endete auch die zehntausend Jahre alte Tradition, nur für den örtlichen Bedarf zu produzieren.

Mit wachsender Betriebsgröße stieg auch die Produktivität in der Landwirtschaft gewaltig, doch der Geschmack blieb auf der Strecke. Obst und Gemüse verbrachte jetzt Tage und Wochen in Transportern und Kühlhäusern. Phytonährstoffe und natürliche Zucker zerfielen, der Kunde bekam saure und bittere Ware. Nachdem wir uns zehntausend Jahre lang bemüht hatten, unser Obst und Gemüse genießbarer zu machen, drehte sich die Entwicklung plötzlich um: Unser Grünzeug schmeckte immer schlechter.

Mitte des 20. Jahrhunderts hatte die Mechanisierung die Landwirtschaft vollkommen durchdrungen. Als Folge dessen wurde Obst und Gemüse viel ruppiger behandelt als je zuvor. Tausende Jahre lang war alles von Hand geerntet worden – doch jetzt zogen riesige Maschinen über endlose Felder und warfen das Erntegut in bereitstehende Anhänger. Von den Anhängern wurde das Geerntete auf Förderbänder gekippt, wo es gewaschen, sortiert und verpackt wurde. Die verpackten Erzeugnisse wurden in Laster geworfen, hunderte oder tausende Kilometer transportiert und in Lagerhäuser gebracht, wo sie tage- oder auch monatelang blieben. Entsprechend konzentrierten sich die Züchter darauf, Sorten zu schaffen, die dieser ruppigen Behandlung standhielten. Unser Obst und Gemüse musste jetzt vor allem hart im Nehmen sein, möglichst einheitlich aussehen und auch nach Wochen und Monaten im Lagerhaus noch den Anschein erwecken, es käme frisch vom Feld.

Äpfel, Kartoffeln und einige andere Obst- und Gemüsesorten lassen sich ohnehin gut lagern und konnten leicht an die veränderten Bedingungen angepasst werden. Weiche Früchte hielten solche Strapazen aber nicht aus, also musste die Branche sich etwas einfallen lassen. Die Lösung: Man erntete das Obst vorzeitig, »hartreif«, wenn es noch grün und hart war und auch bei rauer Behandlung keine Flecken und Schäden davontrug. Das grüne Obst reifte dann während des Transports oder in klimatisierten Lagerhäusern nahe beim Verbraucher.

Inzwischen hat sich gezeigt, dass hartreif geerntetes und dann künstlich gereiftes Obst nicht so aromatisch und saftig sein kann wie sonnengereiftes. Die Obst- und Gemüseabteilungen unserer Supermärkte sehen verlockend aus – doch die Ware schmeckt längst nicht so gut, wie sie aussieht. Die Erdbeeren sind doppelt so groß wie früher, haben aber nur noch halb so viel Geschmack. Pfirsiche, Pflaumen und Nektarinen schmecken oft mehlig und langweilig. Und gelegentlich schmeckt die Ware nicht nur fade, sondern geradezu widerlich. Im Jahr 2008 probierte eine Gruppe professioneller Nahrungsmitteltester Karotten, die einige Wochen im Lagerhaus gelegen hatten. Sie klagten über »starke, ätzende Terpentinaromen im Rachen« beim Verzehr.

Kein Wunder also, dass die Bemühungen von Regierungen und bäuerlichen Lobbygruppen, den Menschen gesündere Ernährung näherzubringen, nicht fruchten. Amtlichen Statistiken zufolge essen in den USA gerade einmal 25 bis 30 Prozent aller Erwachsenen die empfohlene Menge an Obst und Gemüse. Wenn die Verbraucher immer wieder vom Geschmack des Gebotenen enttäuscht werden, hören sie auf, es zu kaufen. Ein Werbefeldzug für gesündere Ernährung reicht da nicht mehr, um das Verhalten zu ändern.

Was können wir tun, um unserem Obst und Gemüse wieder Phytonährstoffe und Geschmack zurückzugeben? Hinauszuziehen und wieder wilde Pflanzen zu sammeln ist natürlich keine Lösung – zu viele Menschen, zu wenig Wildnis. Stellen Sie sich nur vor, die 1,2 Millionen Bewohner Münchens würden in Wälder und Berge strömen, um Wurzeln und Beeren zu sammeln. Das geht einfach nicht auf. Ohnehin würden nur die wenigsten von uns freiwillig wilde Pflanzen essen, selbst wenn sie in unseren Gärten wüchsen. Auch wenn einige Holzapfel-Sorten fünf Mal so viele Abwehrstoffe gegen Krebs wie Honeycrisp-Äpfel bieten, nehmen wir dann doch den süßen, fruchtigen Apfel. Wir sind es nicht mehr gewohnt, unsere bittere Medizin zu schlucken.

WILD ESSEN

Und hier kommt dieses Buch ins Spiel: Es bietet eine neuartige und radikale Lösung für dieses Dilemma. Wilde Pflanzen zu essen ist zwar nicht mehr möglich, doch wir können »wild essen«, also gezielt Sorten auswählen, in denen noch relativ viel vom Nährwert ihrer Vorfahren steckt. Denn auch das hat die aktuelle Forschung herausgefunden: Dass zwischen den verschiedenen Sorten oft gewaltige Unterschiede im Nährwert bestehen. So kann eine Tomatensorte, die im Supermarkt direkt neben einer anderen liegt, zehn Mal so viel Phytonährstoffe bieten wie die andere. Die alte Vorstellung, eine Tomate sei eine Tomate sei eine Tomate, gilt nicht länger. Man müsste ein Kilo der weniger gehaltvollen Tomate essen, um ebenso viel Lycopin aufzunehmen, wie in hundert Gramm der gesünderen Tomate stecken. Erstaunlicherweise enthalten einige Supermarkt-Tomaten fast so viele Phytonährstoffe wie ihre peruanischen Vorfahren. Diese Juwelen der Ernährung liegen ganz offen in den Supermarktregalen – erst jetzt haben uns die Lebensmittelchemiker verraten, wonach wir suchen müssen.

Eine ähnliche Spannbreite im Nährwertgehalt gibt es auch bei etlichen weiteren Obst- und Gemüsesorten des täglichen Bedarfs, etwa bei Spargel, Zwiebeln, Salat, Bohnen, Heidelbeeren, Trauben, Pflaumen, Orangen, Pfirsichen, Kohl, Brokkoli, Wassermelonen, Äpfeln und Mais. Scharfe Zwiebeln enthalten acht Mal so viele Phytonährstoffe wie süße. Ein Granny-Smith-Apfel verschafft Ihnen drei Mal so viele Phytonährstoffe wie ein Golden Delicious und 13 Mal so viel wie ein Ginger Gold. Und manche alte Apfelsorten enthalten zwei bis drei Mal so viele Antioxidantien wie ein Granny Smith.

Doch nicht nur der Gehalt an Phytonährstoffen bestimmt, wie gesund Obst und Gemüse ist, sondern auch der Anteil von Ballaststoffen, Proteinen, Vitaminen, Mineralien, essenziellen Fettsäuren und Zucker. So kann eine Ofenkartoffel der Sorte Russet den Blutzuckerspiegel ebenso hoch treiben wie ein Sandwich aus zwei Scheiben Weißbrot. Isst man stattdessen eine traditionelle Kartoffelsorte, kann sich der Blutzuckerspiegel sogar *stabilisieren*. Wichtig für Menschen mit Bluthochdruck: Der Verzehr mancher Kartoffelsorten kann den Blutdruck senken. Allein durch die Wahl der richtigen Sorte kann man sich also vor einer ganzen Reihe von Krankheiten und Beschwerden schützen, ganz kostenlos und ohne Extraaufwand.

Doch wie erkennt man nun gesünderes Obst und Gemüse? Eine der neuen Ernährungsregeln lautet, dass wir nach Farbe einkaufen und rote, orange, violette, dunkelgrüne und gelbe Sorten nehmen sollten. Doch

Vorsicht! Von dieser Regel gibt es dutzende Ausnahmen. Weißfleischige Pfirsiche und Nektarinen etwa enthalten doppelt so viele Phytonährstoffe wie ihre gelbfleischigen Verwandten. Zwei Apfelsorten können eine gleichermaßen rot leuchtende Schale haben, doch die eine beinhaltet drei Mal so viele schützende Antioxidantien. Die Artischocke gehört trotz ihrer blassen Farbe zum gesündesten Grünzeug überhaupt. Ihr fahlweißes Herz ist – selbst als Konserve – fast ebenso nährstoffhaltig wie die Blätter. Diese inneren Werte sind von außen unsichtbar. Deswegen brauchen Sie eine Liste für den Einkauf.

NEUE REGELN FÜR DEN UMGANG MIT OBST UND GEMÜSE

Ist Obst und Gemüse erst einmal eingekauft bzw. selbst geerntet, liegt sein weiteres Schicksal allein in Ihren Händen. Je nachdem, wie Sie es lagern, bearbeiten und kochen, können Sie seinen Nährwert ruinieren, erhalten oder sogar steigern. Auch das ist eine relativ neue Erkenntnis. Bis in dieses Jahrhundert wusste man kaum etwas über die gesundheitlichen Vorteile von Phytonährstoffen, entsprechend interessierte auch nicht, wie man sie durch geeignete Lagerung und Zubereitung erhält. In den vergangenen zwei Jahrzehnten hat die Forschung hunderte Methoden entdeckt, wie sich Phytonährstoffe in frischen Produkten bewahren und für den Körper leichter verwertbar machen lassen – denn was nützen uns Nährstoffe, die der Körper nicht aufnehmen kann?

Einige Forschungsergebnisse stellen das, was wir bisher zu wissen geglaubt haben, geradezu auf den Kopf. Die meisten Beeren etwa *steigern* ihre antioxidative Aktivität, wenn man sie kocht. Ob Sie es glauben oder nicht: Dosen-Blaubeeren enthalten mehr Phytonährstoffe als frische – vorausgesetzt Sie trinken auch die Flüssigkeit in der Dose. Eine Tomatensoße nach italienischer Art stundenlang köcheln zu lassen lässt nicht nur die Aromen verschmelzen, sondern unter Umständen auch den Lycopin-Gehalt auf das Dreifache steigen. Und wenn man Karotten erst kocht und dann in Scheiben oder Würfel schneidet, schmecken sie süßer und schützen besser gegen Krebs.

Auch frühere Auffassungen davon, wie man Obst und Gemüse lagern muss, landen gerade auf der Müllhalde der Geschichte. Der Nährwert von Wassermelonen *steigt*, wenn man sie vor dem Verzehr einige Tage auf dem Küchentresen liegen lässt. Kartoffeln lassen sich ohne jeden Verlust an Nährstoffen wochen- und sogar monatelang lagern, doch Brokkoli verliert schon 24 Stunden nach der Ernte seine schützende Wirkung gegen Krebs. Um all die hoch gepriesenen Vorteile von Brokkoli auch nutzen zu können, müssen Sie ihn also selbst ziehen oder direkt beim Bauern kaufen und möglichst bald essen. Viele Lebensmittel leiden unter Massenproduktion und langen Transportwegen, und Brokkoli gehört eindeutig dazu. Seit wir kein örtlich produziertes Obst und Gemüse mehr essen, schmeckt es nicht mehr so gut – und enthält teilweise auch nur noch einen Bruchteil seiner Phytonährstoffe.

ZUR ORIENTIERUNG IM BUCH

Dieses Buch hat zwei Hauptteile. Teil eins widmet sich dem Gemüse, Teil zwei dem Obst. Jedes Kapitel behandelt eine Frucht oder ein Gemüse bzw. eine Familie von Früchten oder Gemüsen. Zu Beginn jedes Kapitels erfahren Sie etwas über die wilden Vorfahren der jeweiligen Pflanze und welche Rolle sie im Leben von Jägern und Sammlern spielten. (Lust auf geschlagenes fermentiertes Fischöl auf gekochten Holzäpfeln?) Danach lesen Sie, wie vierhundert Generationen von Bauern und Pflanzenzüchtern den Nährwert der Pflanze geschmälert haben – ein Krimi ohne eindeutigen Schurken.

Die zweite Hälfte jedes Kapitels widmet sich den Lösungen. Sie erfahren, welche heute erhältlichen Sorten noch am meisten Nährwert haben. Für diesen Teil habe ich mehr als eintausend wissenschaftliche Artikel in Fachzeitschriften ausgewertet. Teilweise sind die Erkenntnisse noch so neu, dass einige der Sorten, die in den Tests am besten abgeschnitten haben, bis heute praktisch unbekannt sind.

Es lassen sich wertvolle Obst- und Gemüsesorten in ganz normalen Supermärkten finden, außerdem natürlich auf Bauernmärkten, in Bioläden oder direkt beim Erzeuger, in Asialäden usw. Wer direkt beim Bauern einkauft, bekommt tagesfrische Ware mit der vollen Ladung Gesundheit. Will man ganz unübliche Sorten probieren, muss man sich die Pflanzen meist selbst ziehen – für Gartenbesitzer nicht weiter schwierig.

Dem Anbau von Obst und Gemüse im eigenen Garten gehört ohnehin die Zukunft.

Dieses Buch präsentiert neue Methoden zur Aufbewahrung und Zubereitung von Lebensmitteln, mit denen sich ihr Geschmack verbessern und der Nährwert erhalten oder sogar steigern lässt. Viele dieser Methoden sind ganz einfach und einprägsam. Jedes Kapitel endet mit einer Zusammenfassung der wichtigsten Punkte.

Wohlgemerkt richtet sich dieses Buch nicht nur an Vegetarier oder Veganer, sondern an jeden, der Obst und Gemüse isst. Denn wer würde sich nicht über schmackhaftere und gesündere Nahrung freuen? Auch Menschen, die wegen Allergien oder chronischer Entzündungen oder Übergewicht Diät halten müssen, finden in diesem Buch wichtige Tipps für ihre Ernährung. Egal, ob Sie für Kinder kochen, für heikle Esser, für appetitlose Senioren oder Fast-Food-Junkies – ich zeige Ihnen, wie sie Ihren Lieben gesunde Dinge unterjubeln.

Ausdrücklich empfehlen möchte ich »wildes Essen« chronisch oder schwer kranken Menschen. Wählt man sein Obst und Gemüse nur richtig, führt man seinem Körper wichtige Abwehrstoffe zu, die nach zehntausend Jahren der Züchtung aus vielen Nahrungsmitteln verschwunden sind. Schon Hippokrates forderte: »Unsere Nahrungsmittel sollten Heil-, unsere Heilmittel Nahrungsmittel sein«. Dieses Buch hilft Ihnen dabei, diese Maxime auch im Alltag umzusetzen.

TEIL EINS

GEMÜSE

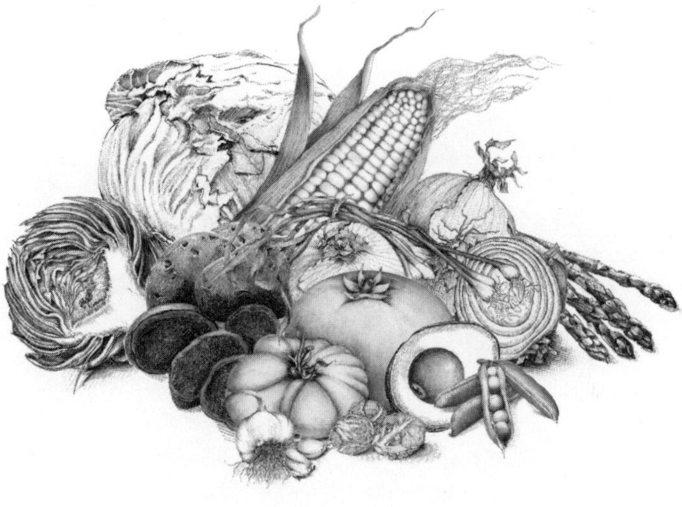

1. KAPITEL

VOM WILDEN GRÜNZEUG ZUM EISBERGSALAT

Weggezüchtete Medizin

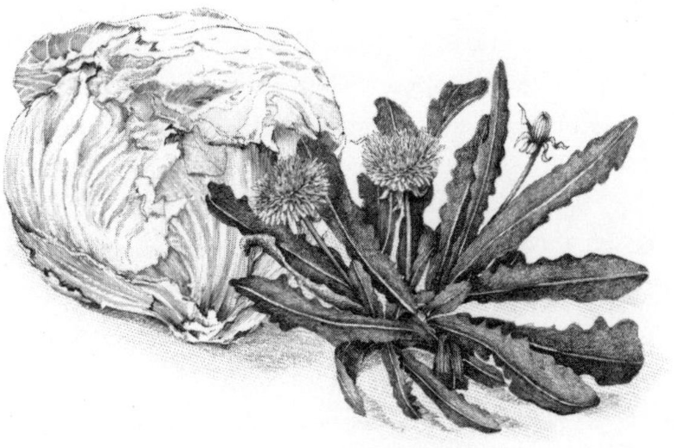

Eisbergsalat und wilder Löwenzahn

Heutzutage können wir zwölf Monate im Jahr frisches Obst und Gemüse kaufen. Irgendwo ist immer Saison, und im Januar kommt unser frisches Grünzeug dann eben aus Chile oder China. Angesichts dieser ständigen Verfügbarkeit von Obst und Gemüse gerät leicht in Vergessenheit, wie kurz die Erntesaison in jeder Region eigentlich ist.

Unsere Vorfahren, die Jäger und Sammler, kannten den Luxus von frischem Salat und Trauben mitten im Winter natürlich nicht. Während der Wintermonate mussten sie von ihren Vorräten leben: Dörrfleisch,

-fisch, -obst, dazu Wurzeln und getrocknete Kräuter. Als der Frühling endlich kam, lechzten sie nach frischer Nahrung. Doch selbst dann bot sich anfangs nicht viel. Wild wachsende Büsche und Obstbäume mussten erst noch blühen, bevor sie Früchte trugen. Pflanzen mit Zwiebeln – Prärielilien, wilde Karotten, Zwiebeln und Erdbirnen – waren noch zu klein zum Ernten. Die wilden Gräser und Hülsenfrüchte mussten erst noch Samen bilden. Um ihren Appetit auf frisches Grün zu befriedigen, aßen unsere Vorfahren große Mengen Sprossen und Frühlingsgrün, die einzig verfügbare frische Nahrung auf ihrem strikt auf die Region und die Jahreszeit beschränkten Speisezettel.

WILDES GRÜNZEUG – NAHRUNG UND MEDIZIN ZUGLEICH

Das wilde Grünzeug, das die Jäger und Sammler zu sich nahmen, war so reich an Phytonährstoffen, dass sie es auch als Heilmittel einsetzten. Von Nordamerika bis Afrika aßen Jäger und Sammler die Blätter des Weißen Gänsefußes (*Chenopodium album*); roh, in Fett gebraten, getrocknet in Suppen oder zum Fleisch. Die Pomo, ein Volk, das im heutigen Nordkalifornien lebte, dämpfte die Blätter und behandelte damit Bauchschmerzen. Die Potawatomi vom oberen Mississippi aßen Weißen Gänsefuß, um ein Leiden zu bekämpfen, das wir heute Skorbut nennen und das durch Vitamin-C-Mangel ausgelöst wird. Die Irokesen machten aus den Blättern eine Salbe und rieben Brandwunden damit ein; das linderte die Schmerzen und beschleunigte die Heilung. Viele Indianerstämme aßen auch die Samen der Pflanze, obwohl die sehr klein und mühsam zu sammeln sind. Kommt Ihnen das schrullig und überholt vor? Falsch gedacht: Heute liegt es wieder absolut im Trend, die Samen von Kultur-Gänsefuß zu verzehren, weil sie ungewöhnlich viel Protein enthalten. Bei uns heißen die Samen »Quinoa«.

Auch im 21. Jahrhundert könnte sich der Weiße Gänsefuß als wichtige Heilpflanze erweisen. Aktuelle Studien zeigen, dass die Blätter viele Phytonährstoffe enthalten, bei der Abwehr von Viren und Bakterien helfen und das Wachstum menschlicher Brustkrebszellen bremsen. Weitere Untersuchungen laufen.

Löwenzahn, die Plage aller Rasenfreunde, galt den Navajos, Cherokee, Irokesen und Apachen als Frühlingsköstlichkeit. Die Blätter wurden roh oder gekocht gegessen, in Suppen und Eintöpfen verwendet. Verglichen mit dem hochgepriesenen Spinat enthält Löwenzahn acht Mal so viele Antioxidantien, doppelt so viel Kalzium, drei Mal so viel Vitamin A und fünf Mal so viel Vitamin K und E. Unser modernes Gemüse wäre für Jäger und Sammler minderwertiges Zeugs gewesen.

Okay, aber wie schmeckt das wilde Grünzeug? Probieren Sie es doch aus! Fangen Sie mit Löwenzahn an. Suchen Sie sich junge Löwenzahnblätter, die nicht mit Herbiziden gespritzt oder von Tieren der Nachbarschaft besucht wurden. Waschen Sie ein Blatt und beißen Sie hinein. Sie werden feststellen, dass das Blatt relativ dick, schwer zu kauen und auf beiden Seiten mit Härchen bewachsen ist. Anfangs schmeckt es erst mal nach wenig. Doch dann kommt der bittere Geschmack durch, erst am Gaumen, dann den Rachen hinunter. Spüren Sie, wie Ihre Zunge und Ihr Mund leicht taub werden? Daran zeigt sich die schmerzstillende Wirkung von Löwenzahnblättern. Nichts im Supermarkt kommt dieser Geschmacksexplosion gleich.

Im Verlauf von zehntausend Jahren Landwirtschaft gelang es unseren Vorfahren, Kulturobst und -gemüse seine Bitterkeit weitgehend auszutreiben – nur sind aber eben leider viele hochgradig gesunde Phytonährstoffe bitter, sauer oder adstringierend. Und so enthält unser gnadenlos weichgespülter Eisbergsalat gerade noch ein Vierzigstel der Phytonährstoffe von Löwenzahn. Da auch Kalzium bitter schmeckt, wurde es unserem modernen Gemüse weitgehend ausgetrieben. Das könnte ein Grund dafür sein, warum heutzutage so viele alte Menschen an Osteoporose leiden – in Deutschland sind es 14 Prozent aller Menschen über 50. Jäger und Sammler, die kalziumreiches wildes Grünzeug aßen, hatten viel dichtere Knochen als wir heute (obwohl sie keine Milchprodukte konsumierten), entsprechend weniger anfällig waren sie für Knochenbrüche.

US-Amerikaner weigern sich strikter als Menschen in anderen Erdteilen, bitteres Grünzeug zu essen. In den USA ist der Eisbergsalat mit großem Abstand der beliebteste Salat, obwohl Legionen von Spitzenköchen, Gesundheitsbewussten und Feinschmeckern Rucola und Mesclun-Salat bevorzugen. Dem amerikanischen Landwirtschaftsministerium zufolge essen US-Amerikaner mehr Eisbergsalat als alles andere Gemüse *zusammengerechnet* – mit Ausnahme von Kartoffeln. Die halbe Bevölkerung hat nie einen anderen Salat gekauft als Eisbergsalat. Um dieser Nachfrage Herr zu werden, stellen Betriebe in Kalifornien und anderen Bundesstaaten jährlich vier Millionen Tonnen dieses geschmackfreien Grünzeugs her.

Mischen Sie mehr nährstoffreiches Gemüse in Ihren Speiseplan; das ist ein exzellenter Start in eine »wildere« Ernährung. Gehaltvolle Salate und Gemüse bekommen Sie überall: in Supermärkten, Salatbars und manchen Restaurants. Noch gesündere Produkte können Sie in Bioläden und auf Bauernmärkten finden oder im eigenen Garten anbauen. In diesem Kapitel erfahren Sie, wie Sie im Supermarkt den gesündesten Salat finden und wie Sie Salat so aufbewahren und zubereiten, dass er optimal schmeckt und seine ganze wohltuende Wirkung entfaltet.

Gartensalate

Beim Einkauf in der Obst- und Gemüseabteilung eines normalen Supermarkts werden Sie feststellen, dass bei manchen Artikeln dabeisteht, um welche Sorte es sich handelt, bei anderen nicht. Bei Äpfeln zeigt in der Regel immer ein Schild an, was man da kauft, einen Gala, Boskop oder Golden Delicious. Auch bei Birnen, Kirschen, Trauben, Avocados, Orangen, Zwiebeln, Pflaumen, Pilzen und etlichen weiteren Obst- und Gemüsesorten wird die Sorte oft angegeben, bei Salat eher selten. Meistens erfährt man nicht, ob der grüne Salat im Regal eine Murielle, ein Maikönig, eine Attraktion oder ein Gelber Trotzkopf ist. Der Abteilungsleiter wird auch keine Ahnung haben.

Glücklicherweise gibt es andere Methoden, die gehaltvollsten Salate im Laden zu finden. Die Sorten mit den meisten Phytonährstoffen lassen sich an zwei Merkmalen erkennen. Erstens an der Farbe: In der Regel enthalten intensiver gefärbte Salate auch mehr Phytonährstoffe. Das gesündeste »Grünzeug« im Laden ist also nicht grün, sondern rot, violett oder rotbraun. Diese Färbung wird von Anthocyanen verursacht, jenen Phytonährstoffen, die Heidelbeeren blau und Erdbeeren rot machen. Anthocyane wirken stark antioxidativ und schützen gegen Krebs, senken den Blutdruck, bremsen den altersbedingten Gedächtnisverlust und verringern sogar die negativen Auswirkungen von stark zucker- und fetthaltiger Ernährung.

Dahinter kommen dunkelgrüne Salate. Dunkelgrüne Salate enthalten viel Lutein, einen ebenfalls stark antioxidativ wirkenden Phytonährstoff, der nachweislich die Gesundheit der Augen schützt und Entzündungen hemmt. Den geringsten Nutzen für die Gesundheit haben in aller Regel Salate mit hellgrünen Blättern.

Das zweite Merkmal ist überraschender: Man kann schon an der Anordnung seiner Blätter ablesen, wie gesund ein Salat ist. Liegen die Blätter dicht gepackt wie bei einem Kohlkopf, hat der Salat typischerweise nur sehr wenige Phytonährstoffe. Das gilt insbesondere für Eisbergsalat und andere Krachsalate. Salate mit locker gepackten Blättern und Schnittsalate ohne echtes »Herz« enthalten ein Vielfaches an Phytonährstoffen. Entsprechend liegen Salate mit teils geöffneten, teils fest gepackten Blättern wie Romana-Salat und Kopfsalat bei den Phytonährstoffen im Mittelfeld.

Doch wie kann die Anordnung der Blätter beeinflussen, wie gesund ein Salat ist? Der Grund dafür: Pflanzen haben eine zwiespältige Beziehung zum Sonnenlicht – einerseits brauchen sie es zum Wachstum und zur Energiegewinnung, andererseits kann der UV-Anteil des Sonnenlichts die Blätter schädigen. Um überleben zu können, müssen Pflanzen sich einen Sonnenschutz zulegen: pigmentierte Antioxidantien, die das schädliche UV-Licht abblocken. Offene Salate brauchen mehr Schutz, weil die meisten ihrer Blätter dem Sonnenlicht ausgesetzt sind. Folglich müssen die Blätter mehr Phytonährstoffe herstellen. Isst man den Salat, nimmt man diese Verbindungen auf und führt sie dem körpereigenen Abwehrsystem zu – wo sie nicht nur gegen UV-Strahlung, sondern auch gegen Krebs, chronische Entzündungen und Herz-Kreislauf-Erkrankungen schützen. Der Schutz der Pflanze wird zu unserem Schutz.

Weil die Blätter im Inneren von Romana- oder Eisbergsalaten ohnehin vor der Sonne geschützt liegen, bilden sie keine Phytonährstoffe. Entsprechend enthalten die Außenblätter eines Eisbergsalats hundert Mal so viele Antioxidantien wie die Blätter im Inneren. Bemerkenswert, oder? Alles wegen der Lage.

Jetzt wissen Sie, wie Sie die wertvollsten Salate im Supermarkt erkennen. *Nehmen Sie intensiv gefärbte Salate – am besten rote oder dunkelgrüne – mit lose gefächerten Blättern.* Lollo Rosso ist die beste Wahl; Labortests haben bestätigt, dass er besonders viele Antioxidantien und

Vitamine enthält. Die nächstbeste Wahl ist dunkelgrüner Lollo, gefolgt von rotem oder dunkelgrünem Butterkopf- und Romanasalat. Eisbergsalat und hellgrüne Butterkopfsalate mögen knackig und frisch aussehen, aber sie liefern nur sehr wenige Phytonährstoffe. Grund dafür sind die hellgrünen Blätter und der hohe Anteil geschützt innen liegender Blätter.

In der Regel haben gehaltvollere Grünsachen im Supermarktregal auch mehr Aroma als ungesündere Sorten. Manche schmecken scharf und pfeffrig, manche bitter, manche sauer. Wenn ein gesunder Salat für Ihren Geschmack zu intensiv schmeckt, mischen Sie ihn mit einem milderen, etwa einem Kopf- oder Romanasalat. Sie können bittere Noten auch überdecken, indem Sie getrocknete oder frische Früchte in den Salat mischen, Avocados dazugeben (Fett ist eines der besten Mittel gegen Bitterkeit) oder ein wenig Honig in die Vinaigrette mischen. (Siehe dazu auch das Rezept für eine Honig-Senf-Vinaigrette auf S. 42)

EINKAUFSTIPPS FÜR SALAT

Geschmack und Nährwert eines Salats hängen auch von seiner Frische ab. Je länger er unterwegs, gelagert oder im Laden gewesen ist, desto bitterer schmeckt er und desto weniger Antioxidantien enthält er. Insbesondere im Winter, wo frisches Obst und Gemüse in deutschen Läden mindestens aus Südspanien oder Nordafrika angereist ist, spielt es eine große Rolle, dass man auch wirklich die frischeste Ware erkennt.

In der Regel sind ganze Salatköpfe frischer als bereits geschnittener Salat, einfach weil die Verarbeitung Zeit erfordert. Außerdem verderben geschnittene Blätter schneller als ganze Köpfe, weil beim Zerteilen der Pflanze Stoffe freigesetzt werden, die den Verrottungsprozess beschleunigen. Untersuchen Sie den Salat. Sind die Blätter saftiggrün bzw. -rot oder haben sie sich teilweise schon gelblich oder bräunlich verfärbt? Wirken sie frisch oder müde? Der Salat sollte sich auch relativ schwer anfühlen; das zeigt an, dass er nicht ausgetrocknet ist und noch einen knackigen Biss haben wird.

Warum mögen manche Menschen bittere Nahrungsmittel?

Menschen haben eine Abneigung gegen bittere, ätzende, saure oder adstringierende Noten. Das gehört zu unserer genetischen Grundausstattung. Dieser eingebaute Widerwille schützt uns davor, giftige Pflanzen zu essen, für die genau diese Geschmacksnoten typisch sind. Wir nehmen einen Bissen und spucken ihn angewidert aus.

Auf nur leicht bittere Nahrung reagieren Menschen aber unterschiedlich. In den USA schätzen 25 Prozent der Bevölkerung Bitterstoffe durchaus und wählen gezielt Nahrung, die diese enthält. 50 Prozent der Menschen tolerieren Bitterstoffe, mögen sie aber nicht besonders. Und die letzten 25 Prozent hassen fast alle Bitterstoffe.

Bitterstoff-Hasser trinken meist keinen Kaffee oder nur mit Milch oder Zucker. Grünen Tee und Sojaprodukte finden sie eklig. Weißwein ist ihnen deutlich lieber als Rotwein. Weißes Grapefruitfleisch finden sie unangenehm bitter. Sie wissen zwar, dass sie mehr Kohl, Spinat und Brokkoli essen sollten, doch sie bevorzugen Kartoffeln, Erbsen und Mais.

Viele Faktoren beeinflussen unsere Toleranz für Bitterstoffe: die Esskultur, die Ernährung während der Kindheit und das vorhandene Nahrungsangebot. In manchen Kulturen essen Kinder (gerne) bittere Nahrung, die von Erwachsenen in anderen Erdteilen angewidert zurückgewiesen würde. Jäger und Sammler fanden Nahrungsmittel köstlich, die wir empört ausspucken würden.

US-Amerikaner haben es nicht so mit bitteren Geschmacksnoten: Die meisten Amerikaner essen lieber süße Äpfel als herbe, trinken lieber Caffè Latte als Espresso und naschen eher Milch- als Bitterschokolade.

Doch beim Bier zeigt sich ihre Abneigung gegen Bitterstoffe am deutlichsten. Die international gebräuchliche Maßeinheit für die Bitterkeit von Bier heißt IBU. Die Skala reicht von 0 bis 100; je höher der Wert, desto bitterer das Bier. Das bekannt bittere irische Guinness liegt zwischen 45 und 60 IBUs. Deutsches Pils geht gelegentlich an die 100, typische Werte reichen eher von 30 bis 45. Amerikanisches Budweiser, ein in den USA sehr beliebtes Bier, hat gerade einmal 8 IBUs. Inzwischen stellen zwar hunderte Kleinbrauereien in den USA kräftig schmeckendes Bier her, doch am besten verkauft sich noch immer Bud Light mit mickrigen 6,4 IBUs. In Sachen Bier sind Amerikaner unübertroffene Weicheier.

Teilweise ist der Widerwille gegen Bitterstoffe schon genetisch bedingt. Jeder von uns hat ein einzigartiges Erbgut, das unsere Reaktion auf Geschmacksnoten mitbestimmt. Die Gene legen etwa fest, wie groß die Geschmacksknospen auf Zunge und Mundschleimhaut sind. Menschen mit vielen kleinen Geschmacksknospen erleben alle Geschmacksnoten intensiver; Physiologen nennen sie »Superschmecker«.

Vielen Superschmeckern wurde in ihrer Kindheit vorgeworfen, sie seien »heikel«, »wählerisch« oder einfach »schwierig«. Dabei haben sie einfach ein viel ausgeprägteres Geschmacksempfinden. Was ein normaler Esser nur leicht bitter findet, schmeckt auf ihrer Zunge extrem bitter. Leute mit derart fein ausgeprägtem Geschmacksempfinden tun sich deshalb mit gesünderem Gemüse, das oft eben auch sauer, bitter oder adstringierend ist, mitunter schwerer. Aber keine Sorge! Ich verrate Ihnen im weiteren Verlauf des Buchs einige Tricks, wie man bittere Noten überdeckt oder gleich vermeidet. Ich streiche auch die Nahrungsmittel besonders hervor, die mild schmecken und trotzdem ungewöhnlich viele Nährstoffe enthalten.

TISCHFERTIGE SALATE

Gewaschene, geschnittene und in Plastik verschweißte Fertigsalate werden immer beliebter. In Kalifornien werden bereits 40 Prozent aller geernteten Salate gleich weiterverarbeitet. Der Kunde muss nur noch die Packung aufreißen, das Grünzeug in eine Salatschüssel geben, (Fertig-) Salatsoße darüber geben – und fertig. Weil Salate so weniger Arbeit machen, kommen sie in vielen Familien öfter auf den Tisch.

Alle fertigen Salatmischungen, egal wie sie nun zusammengesetzt sind, enthalten mehr Phytonährstoffe als Eisberg- oder Romanasalat. Allerdings unterscheiden sich die Mischungen gewaltig. Mischungen aus Kopfsalat, Babyspinat und Eichblattsalat sind ganz zahm, andere schmecken dank Rucola, Radicchio, Braunem Senf oder asiatischen Stängelsalaten ausgesprochen würzig. Die meisten Mischungen liegen irgendwo dazwischen. Manche enthalten bis zu 15 verschiedene Arten, darunter Feldsalat, Kerbelkraut, Rote-Rüben-Salat und Koriander. Am gesündesten sind Mischungen mit vielen rot, dunkelgrün und violett getönten Blättern.

Sehen Sie genau hin, um auch wirklich frische Ware zu finden. Die Schnittkanten der Blätter verfärben sich als erstes. Schlaffe und gilbende Blätter verraten, dass ein Beutel schon zu lange herumliegt. Achten Sie auch auf das Mindesthaltbarkeitsdatum auf der Packung – wobei die Qualität kurz vor dem Verfallsdatum zwar noch okay ist, aber nicht mehr optimal. Die Packungen mit dem spätesten Mindesthaltbarkeitsdatum sind die frischesten.

AUFBEWAHRUNG VON SALAT

Viele Verbraucher lassen gekauften Salat einfach in seiner Plastikhülle, andere schließen ihn in Tüten oder Schüsseln. Beide Methoden eignen sich aber schlecht, um Phytonährstoffe, Knackigkeit und Geschmack des Salats zu erhalten. Wenn Sie nur zehn Minuten investieren, um den Salat für die Lagerung im Kühlschrank vorzubereiten und ihn dann in der richtigen Tüte aufbewahren, hält er sich mehrere Tage länger.

Nehmen Sie Salate sofort nach dem Nachhausekommen auseinander, waschen Sie die Blätter und legen Sie sie zehn Minuten in eiskaltes Wasser. Durch diese schnelle Abkühlung bremsen Sie den Alterungsprozess. Im Wasser nehmen die Blätter wieder Feuchtigkeit auf, wodurch sie länger knackig bleiben. Trocknen Sie sie danach mit einem Küchenhandtuch oder in einer Salatschleuder. Jede verbleibende Feuchtigkeit beschleunigt den Verfallsprozess. Die Feuchtigkeit muss also *in* und nicht *an* die Blätter.

Und jetzt die Überraschung: Wenn man den Salat auseinander nimmt, bevor man ihn in den Kühlschrank steckt, macht man ihn doppelt so wirksam gegen freie Radikale. Denn die lebende Pflanze reagiert auf diese Verletzung, als würde ein Tier an ihm knabbern: Sie produziert einen Schwall Phytonährstoffe, um den Störenfried abzuwehren. Von diesen zusätzlichen Nährstoffen profitieren Sie später beim Verzehr des Salats. Der sollte allerdings innerhalb der nächsten 36 Stunden geschehen, weil das Auseinandernehmen des Salats auch dessen Verfall beschleunigt.

Es gibt eine verblüffend einfache Methode, die in Salat und Gemüse enthaltenen Phytonährstoffe auch während ihrer Lagerung im Kühlschrank zu erhalten: Legen Sie die Blätter in einen luftdicht wiederverschließbaren Plastikbeutel, drücken Sie sanft so viel Luft wie möglich heraus (die Blätter dabei nicht zerquetschen!), verschließen Sie den Beutel und pieksen Sie dann mit einer Stecknadel kleine Löcher hinein – zehn in einen 1-Liter-Beutel, zwanzig in größere. Legen Sie den mikroperforierten Beutel dann ins Gemüsefach Ihres Kühlschranks; dort ist es am kühlsten und feuchtesten.

Warum die Löcher? Die winzigen Öffnungen sorgen für ideale Feuchtigkeit im Beutel und erlauben den wichtigen Austausch von Gasen. Bei der Ernte »stirbt« Obst und Gemüse nicht im herkömmlichen Sinn, auch wenn es vom Rest der Pflanze getrennt wurde. Es »atmet« weiterhin Sauerstoff und wandelt es in Kohlendioxid um. Lagert man Grünzeug in luftdicht verschlossenen Beuteln, reichert sich darin Kohlendioxid an, der Sauerstoffgehalt sinkt. Nach wenigen Tagen sterben die Salatblätter an Sauerstoffmangel, sie schmecken nicht mehr und die meisten Phytonährstoffe verschwinden.

Es wäre aber auch falsch, den Salat offen ins Gemüsefach des Kühlschranks zu legen. In diesem Fall steht *zu viel* Sauerstoff zur Verfügung. Der Salat beginnt sehr schnell zu atmen und den gespeicherten Zucker zu verbrennen. Auch seine Antioxidantien gehen dabei unwiederbringlich verloren. Außerdem werden die Blätter schlaff, weil es im Kühlschrank nicht feucht genug ist, um die innere Feuchtigkeit der Blätter zu erhalten.

Deswegen also sollte man Salat in mikroperforierten Beuteln lagern. Die Feuchtigkeit bleibt erhalten, die Blätter bekommen genug Sauerstoff zum Atmen, aber nicht zu viel. Die durchlöcherten Beutel können Sie später natürlich wiederverwenden. (Markieren Sie sie aber – die Löcher selbst sind unsichtbar.) Diese neue Aufbewahrungstechnik eignet sich übrigens für etliche weitere Obst- und Gemüsesorten; dazu später mehr.

JENSEITS DES SUPERMARKTS

Auf Bauernmärkten oder direkt beim Bauern finden Sie mehr frische Salat- und Gemüsesorten als im Supermarkt. Überdies können Sie auch gezielter bestimmte Sorten kaufen, weil diese normalerweise auf einem Schildchen angegeben sind – oder der Bauer gibt Ihnen diese Information direkt. Sehen Sie sich nur um, und Sie werden Salate mit Blättern finden so dunkel wie Rotwein, etwa Merlot-Salat (sehr passender Name!). Es gibt auch rote Romana-, Kopf- und sogar Eisbergsalate, die allesamt deutlich mehr Antioxidantien enthalten als ihre grünen Brüder. Ebenso wichtig: Die Salate werden makellos frisch sein. Die meisten Bauern ernten das, was sie direkt verkaufen, keine 24 Stunden vorher. Nehmen Sie die Liste empfohlener Sorten vom Ende dieses Kapitels als Leitfaden mit.

Und wenn Sie selbst gärtnern, steht Ihnen der Salathimmel offen. Manche Saatenkataloge bieten mehr als 50 verschiedene Sorten an. Dort finden Sie historische Sorten mit bunten Namen wie »Forellenschuss«, »Devil's Tongue« oder »Drunken Woman«. Eine Liste aller Sorten finden Sie am Ende des Kapitels.

Weitere Salate

Bisher haben wir nur die Familie der Gartensalate behandelt, doch einige der wertvollsten Salatsorten im Geschäft gehören nicht zu dieser Familie. Einige stammen aus der Kohl-Familie, manche sind Kräuter, andere nahe Verwandte des Gartensalats. Viele schmecken leicht bitter oder scharf und sind entsprechend gesund. Je mehr Sie von diesen Sorten in Ihre Salate mischen, desto mehr wilde Nährstoffe nehmen Sie auf.

RUCOLA

Wilder Rucola ist vor allem in Griechenland, Italien und Frankreich sehr beliebt, wo die Menschen im April in die Wälder ziehen, um ihn korbweise zu sammeln. Wild wachsende Sorten sind ernährungstechnisch wertvoller und schmecken intensiver als Kultursorten, doch selbst diese enthalten noch sehr viele Phytonährstoffe. Die Senfrauke (*Eruca vesicaria M.*) ist als Kreuzblütler mit dem Kohl verwandt und enthält wie die meisten Kreuzblütengewächse viele Glucosinolate, Phytonährstoffe mit starker Schutzwirkung gegen Krebs. Schon die alten Germanen aßen Rauke – so der weniger gebräuchliche deutsche Name dieses Salats. Rucola enthält mehr Antioxidantien als die meisten grünen und dunkelgrünen Kopfsalate, nur Kopfsalate mit roten Blättern liefern noch mehr. Rucola enthält auch mehr Kalzium, Magnesium, Folate und Vitamin E als die meisten anderen Salate. Im Supermarkt erkennen Sie ihn an seiner dunkelgrünen Farbe und den scharf gezackten, an Löwenzahnblätter erinnernden Blättern. Rucola verdirbt schneller als die meisten anderen Salate, achten Sie deshalb im Laden besonders darauf, den frischesten auszusuchen. Frischer Rucola ist fest, dunkelgrün und riecht nur sehr schwach. Lagern Sie Rucola in einem mikroperforierten Beutel im Gemüsefach Ihres Kühlschranks.

Einer Studie der Universität Colorado aus dem Jahr 2011 zufolge teilt sich die amerikanische Bevölkerung gleichmäßig in Rucola-Freunde und -Feinde auf. Rucola schmeckt eher pfeffrig als bitter. Wenn Sie ein Superschmecker sind (siehe S. 32) oder Rucola schlicht nicht mögen, können Sie jüngere Pflanzen mit einer Blattlänge von weniger als zwölf Zentimetern kaufen. Die schmecken milder als reifere Pflanzen. Probieren Sie auch, die starken Aromen der Rauke abzumildern, indem Sie sie unter anderen Salat mischen. Am gesündesten ist Rucola, wenn man ihn roh isst. Man kann ihn aber auch sautieren oder in vielen Rezepten statt Spinat verwenden; der Großteil der Schutzwirkung gegen Krebs bleibt dabei erhalten. Kocht man ihn allerdings in Wasser, gehen fast 60 Prozent der Glucosinolate ins Kochwasser verloren.

Inzwischen bekommt man in vielen Restaurants Salate mit Rucola, meist in Vinaigrette, gemischt mit anderen, milderen Salaten und oft auch mit Fruchtstücken. Oder Sie basteln sich daheim eine eigene Version, zum Beispiel mit Feta, harten Eiern, Artischockenherzen usw. Streuen Sie Sonnenblumenkerne, Walnüsse, geröstete Pekannüsse o. Ä. darüber. Oder servieren Sie Scheiben gekochter Roter Bete auf einem Rucolabett und garnieren Sie das Ganze mit roten Zwiebelringen und Feta- oder Gorgonzolabröseln. Erlaubt ist, was gefällt.

Rucola lässt sich auch auf kleinstem Raum im Garten anbauen. Im Frühjahr schießt er geradezu aus dem Boden. Schon nach 30 bis 40 Tagen können Sie sich an den Blättern laben. Nach 60 Tagen allerdings, wenn die Pflanze Samen ausbildet, werden die Blätter sehr scharf und pfeffrig. Sichern Sie sich einen stetigen Nachschub junger, milder Blätter, indem Sie alle paar Wochen neue Samen pflanzen. Adagio, eine neue Sorte, bildet erst viel später Samen als herkömmliche Sorten und eignet sich daher gut für den Hobbygärtner.

RADICCHIO

Bei Radicchio (*Cichorium intybus*) handelt es sich um eine Zichorie. Er schmeckt eindeutig bitter, was Europäer weniger stört als US-Amerikaner. Doch die Bitterkeit hat auch ihre guten Seiten: Radicchio enthält vier Mal so viele Antioxidantien wie Romanasalat. Es täte Ihnen gut, mehr Radicchio zu essen.

Es gibt roten und grünen Radicchio, der bekannteste ist der Rosso di Chioggia. Diese sehr auffällige Sorte hat feste Köpfe mit starker Magenta-Färbung bis ins Herz und weiße Blattrippen. Rosso di Treviso hat die gleiche Farbe wie Rosso di Chioggia, bildet aber keinen festen Kopf. Entsprechend enthält er drei Mal so viele Phytonährstoffe wie der Rosso di Chioggia und zehn Mal so viele wie grüner Radicchio.

SPINAT

Spinat (*Spinacia oleracea L.*) liefert mehr Antioxidantien als die meisten Gartensalate. Wie andere dunkelgrüne Pflanzen enthält er viel Lutein, einen Phytonährstoff, der die Augen schützt und Entzündungen hemmt. Möglicherweise bremst Lutein auch den Alterungsprozess. Alte Ratten, die in einem Experiment eine tägliche Dosis Spinatextrakt bekamen, waren stärker, zeigten ein besseres Gleichgewichtsgefühl und waren geistig reger als ihre Altersgenossen, die ohne Spinat auskommen mussten. Auf der Suche nach der möglichen Ursache dafür stellte sich heraus, dass Spinat die Neuronen im Gehirn der Mäuse empfindlicher machte. Vielleicht erinnern Sie sich, dass Popeye nicht nur kräftige Muskeln, sondern auch einen schnellen Verstand hatte.

Der Trend, Spinat in den Salat zu geben, ist relativ neu, setzt sich aber immer stärker durch. Inzwischen werden große Mengen Spinat zu diesem Zweck angebaut. Die Blätter werden normalerweise geerntet, solange sie noch jung und zart sind, und dann als »Babyspinat« verkauft. Viele Menschen finden reifen Spinat zu bitter, mögen Babyspinat aber gern. Eine Befragung in den USA ergab, dass die meisten Verbraucher Hamburger, Tacos und Sandwiches mit Babyspinat ebenso gern aßen wie solche mit Gartensalat. Auf diese Weise können Sie also versuchen, Ihren Kindern Spinat unterzujubeln.

Frischer und gesünder ist der Babyspinat allerdings, wenn Sie ihn stängelweise kaufen, nicht als bereits verpackte Einzelblätter. Je länger der Spinat in einem Beutel gelegen hat, desto geringer ist seine antioxidative Wirkung. Schon nach einer Woche Lagerung hat sie sich halbiert.

Erstaunlicherweise enthält Spinat mit mittelgroßen Blättern mehr Phytonährstoffe als Babyspinat – und mehr als ausgewachsener Spinat. Legen Sie den Spinat nach dem Einkauf in kaltes Wasser und tupfen oder schleudern Sie ihn dann trocken. Spinat verdirbt noch schneller als Salatblätter, essen Sie ihn also möglichst bald. Sollten Sie ihn für ein paar Tage aufheben, tun Sie das am besten in einem mikroperforierten Beutel.

Zubereitung: Dämpfen Sie Spinat oder garen Sie ihn in der Mikrowelle. Kochen Sie ihn nicht in Wasser – nach zehn Minuten Kochzeit sind drei Viertel aller Phytonährstoffe im Kochwasser gelandet. Es wäre also gesünder, das Kochwasser zu trinken und den Spinat wegzuwerfen, als andersherum. Je grüner das Wasser ist, desto mehr wertvolle Inhaltsstoffe sind verloren gegangen.

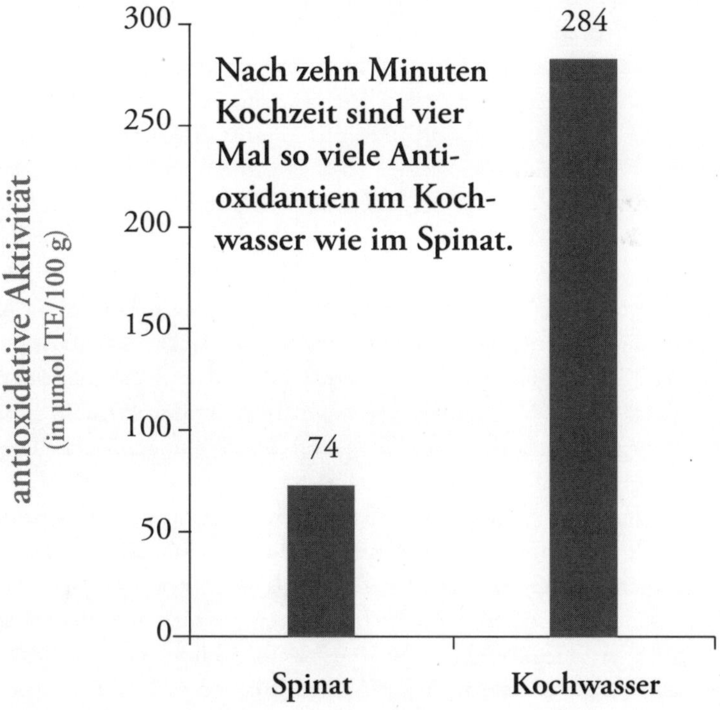

An der Salatbar wild zuschlagen

Aus den folgenden Zutaten lässt sich ein wunderbar gesunder Salat zusammenstellen. Nehmen Sie als Dressing extra natives Olivenöl und Essig oder Zitronensaft.

- Artischockenherzen
- Cocktailtomaten
- Kohl – am besten rot
- Nüsse und Samen statt Croûtons
- Paprikaschoten – Farbe egal
- Radicchio – Sorte egal
- Rucola
- Salatblätter – am besten rot oder dunkelgrün
- Spinat
- Sprossen
- Zwiebeln – rot, gelb oder grün

SALATDRESSINGS

Erst die Soße vervollständigt den Salat. Fertige Salatsoßen sind natürlich sehr bequem. Aber schauen Sie erst die Inhaltsstoffe an, bevor Sie eine kaufen. Die meisten Dressings enthalten eine große Menge Salz und Zucker (Glucose, Fruktose …). Achten Sie auch darauf, eine Soße ohne Glutamat (alias E 621) zu nehmen, wenn Sie diesen Geschmacksverstärker lieber meiden. Suchen Sie sich Soßen, die aus gesunden Zutaten und ohne unerwünschte Zusätze hergestellt wurden.

»Leichte« und ganz »fettfreie« Salatsoßen sind übrigens nicht so gesund, wie man einst glaubte. Noch vor ein, zwei Jahrzehnten riet die Ärzteschaft, weniger Fett zu essen. Diätgurus behaupteten gar: »Nur Fett kann dich fett machen!« Ein fettfreies Dressing auf einem (selbstverständlich fettfreien) Rohkostsalat – das galt als Heiliger Gral der Ernährung. Manche Puristen beträufelten ihren Salat lediglich mit Essig oder Zitronensaft und beließen es dabei.

Mittlerweile weiß man, dass einige der wichtigsten Nährstoffe im Salat nur vom Körper aufgenommen werden können, wenn die Mahlzeit auch Fett enthält. Einer Studie der Purdue University aus dem Jahr 2012 zufolge macht Olivenöl diese Verbindungen am leichtesten für den Körper verwertbar. Für das gleiche Ergebnis bräuchte man etwa sieben Mal so viel Sojaöl – das in den meisten Salat-Fertigsoßen verwendete Öl.

Ich kann nur empfehlen, möglichst selten Fertigdressings zu verwenden. Man braucht keine fünf Minuten, um eine frische, gesunde und leckere Salatsoße selbst zu machen. Am besten verwenden Sie extra natives Olivenöl (»extra vergine«). Noch gesünder ist ein Neuzugang in den Supermarktregalen: *unfiltriertes* extra natives Olivenöl. Es mag überraschen, dass extra natives Olivenöl in aller Regel gefiltert wird, schließlich verbindet man mit »kaltgepresst« doch, dass das Öl auch sonst in keiner Weise verändert und bearbeitet wird. In Wirklichkeit aber wird das meiste hierzulande verkaufte Olivenöl vor der Abfüllung dekantiert, geschleudert und filtriert. Bei diesem Prozess entsteht aus trübem Öl klares, wie die Verbraucher es verlangen. Halten Sie eine Flasche extra natives Olivenöl gegen das Licht. Wenn das Öl durchsichtig ist, wurde es filtriert. Nur weiß man inzwischen, dass bei der Filtrierung die Hälfte aller Phytonährstoffe verloren gehen, zum Beispiel Squalen, das nachweislich vor Krebs und der UV-Strahlung schützt.

Darüber hinaus hält sich unfiltriertes Olivenöl drei Monate länger als filtriertes Öl; die »geretteten« Antioxidantien verhindern, dass das Öl oxidiert und ranzig wird. Bestellen Sie unfiltriertes Olivenöl im Internet, wenn Sie in Ihrer Nähe keines finden. Die Preise reichen von erschwinglich bis unverschämt. In Zukunft werden Sie auch mehr unfiltriertes Olivenöl in den Supermärkten finden, weil sich der Wert dieses Nahrungsmittels allmählich herumspricht.

Auch Apfel-, Rotwein- und Balsamessig (insbesondere natürlich gereifter) und frisch gepresster Zitronensaft enthalten viele Antioxidantien. Der Geschmack des verwendeten Öls und Essigs beeinflusst den Geschmack der Salatsoße entscheidend. Probieren Sie verschiedene Marken aus, bis Sie diejenige gefunden haben, die Ihren Vorstellungen am nächsten kommt.

Doch aufgepasst! Olivenöl behält seinen frischen Geschmack und seinen Nährwert nur bei richtiger Lagerung. Kaufen Sie nicht mehr als den Bedarf von ein, zwei Monaten im Voraus. Fünf-Liter-Kanister mögen zwar preislich günstiger sein, doch wahrscheinlich wird das Öl ranzig, bevor Sie es aufbrauchen können. Lagern Sie Öl in ungeöffneten Gefäßen und an einem dunklen, kühlen Ort. So bannen Sie die drei wichtigsten Bedrohungen für den Nährwert aller Lebensmittel: Sauerstoff, Licht und Wärme. Haben Sie sich teures, edles Öl geleistet, sollten Sie es behandeln wie teuren Wein. Füllen Sie das Öl in eine dunkle leere Weinflasche und versiegeln Sie diese mit einem Vakuum-Verschluss, der Ihnen erlaubt, einen Teil des Sauerstoffs aus der Flasche abzusaugen. Diese Verschlüsse gibt es in Weinhandlungen, Haushaltswarenläden und im Internet.

Die traditionelle griechische Salatsoße, die einfachste von allen, ist auch die ernährungstechnisch beste. Geben Sie extra natives Olivenöl über Ihren Salat, träufeln Sie Zitrone drüber, dann streuen Sie Salz und Pfeffer drauf. Die folgende Salatsoße eignet sich hervorragend, bittere Geschmacksnoten gesunder Salatsorten zu kaschieren. Zwei der Zutaten – Honig und Senf – dämpfen nachgewiesenermaßen hervorstechende Geschmacksnoten. Auch die Schärfe von Knoblauch lenkt von der Bitterkeit des Salats ab.

Honig-Senf-Vinaigrette

Zubereitungszeit: 5 bis 10 Minuten (ergibt ca. 400 ml Dressing)

60 ml Essig Ihrer Wahl
1–2 EL Zitronen-, Limetten- oder Orangensaft, frisch gepresst
1 EL Honig
1–2 Knoblauchzehen, sehr klein geschnitten oder durch eine Knoblauchpresse gedrückt
1 EL Senf (oder 1 TL Senfpulver)
ca. ¾ TL Salz (je nach Geschmack)
frisch gemahlener Pfeffer (je nach Geschmack)
250 ml extra natives Olivenöl, vorzugsweise unfiltriert

Alle Zutaten bis auf das Öl mit einem Löffel, einem Schneebesen oder in einem Blender (mittlere Geschwindigkeit) gut vermischen. Dann das Öl unter ständigem Rühren (Blender: mittlere Geschwindigkeit) langsam hinzugeben. Genug Dressing über den Salat geben, dass die Blätter benetzt werden, aber nicht so viel, dass es sich unten in der Salatschüssel sammelt. Hält sich im Kühlschrank bis zu zwei Wochen. Vor Verwendung auf Raumtemperatur erwärmen.

Sie können dieses Grundrezept variieren, indem Sie eine oder mehrere der folgenden Zutaten hinzufügen: ½ TL Paprikapulver, 1 TL getrocknete Kräuter, 1 TL geriebene Zitronen- oder Orangenschale oder 1 EL gehackte frische Kräuter wie Estragon, Dill, Pfefferminze oder Basilikum.

ZU DEN LISTEN MIT EMPFOHLENEN SORTEN

Jedes Kapitel in den beiden Hauptteilen endet mit einer Auflistung der wertvollsten und schmackhaftesten hierzulande erhältlichen Sorten. Jede empfohlene Sorte wurde wissenschaftlich auf ihren Nährwert hin untersucht, die Ergebnisse wurden im Peer-Review-Verfahren überprüft und in einer Fachzeitschrift veröffentlicht. Die Sorten gehören von ihrem Phytonährstoff-Gehalt her zu den besten zehn Prozent. Viele enthalten auch relativ viele Ballaststoffe, Vitamine sowie Mineralien und haben einen niedrigen glykämischen Index.

Die Sorten sind nach Erhältlichkeit in zwei Kategorien unterteilt. Zunächst werden Sorten empfohlen, die man in den meisten Supermärkten findet. Die zweite Liste führt Sorten auf, die man eher auf Bauernmärkten, in Bioläden oder Saatenkatalogen findet. Eine aktualisierte (englischsprachige) Empfehlungsliste finden Sie auf meiner Website, www.eatwild.com.

Wenn Sie einige der ganz raren Sorten selbst anpflanzen wollen, finden Sie möglicherweise nur sehr schwer Samen und Pflanzen. Suchen Sie im

Internet nach dem Sortennamen. Auf der (englischsprachigen) Website von Mother Earth finden Sie eine nützliche Suchmaschine namens Seed and Plant Finder (www.motherearthnews.com/Find-Seeds-Plants.aspx). Geben Sie dort den gesuchten Sortennamen ein, und das Programm durchstöbert ein gutes Dutzend Saatenkataloge, darunter diejenigen von Anbietern, die sich auf seltene Pflanzen spezialisiert haben.

Bei den meisten empfohlenen Pflanzen habe ich angegeben, wie winterhart sie sind, damit Sie wissen, ob sie für Ihren Garten überhaupt infrage kommen.

Vielleicht fällt Ihnen auf, dass bei den einzelnen Sorten keine detaillierten Angaben über den Nährwert stehen. Ein Grund dafür ist, dass die Einzelinformationen aus verschiedensten Studien stammen, die oft leicht unterschiedliche Maßstäbe oder Methoden verwenden. Man kann nicht Äpfel mit Äpfeln vergleichen, wenn die eine Studie den Phytonährstoff-Gehalt in »Gramm Phenole pro 100 Gramm Trockengewicht« angibt und die andere in »Mikromol pro Liter Saft«. Hier konkrete Zahlen anzugeben, wäre sinnlos und verwirrend. Außerdem kommt es ja auch nicht darauf an, wie viele Phytonährstoffe in einer Pflanze stecken, sondern wie viel davon tatsächlich vom Körper des Essers aufgenommen werden. Details finden Sie in den wissenschaftlichen Artikeln zu den Studien, die ich im Literaturverzeichnis angegeben habe.

Salate – empfohlene Sorten

Im Supermarkt	
TYP	BEMERKUNG
Rucola	Mitglied der Kohl-Familie mit pfeffrigem Geschmack. Wird oft anderen Salaten beigemischt. Enthält viel Lutein und hat einen hohen antioxidativen Wert.
Salatmischung	Typischerweise in Plastikbeuteln erhältlich. Nehmen Sie diejenigen Mischungen, die am frischesten sind und am meisten dunkelgrüne, violette und rote Blätter enthalten.
Friséesalat	Auch krause Endivie genannt, hat gezackte, stark geschlitzte Blätter mit leicht bitterem Geschmack. Es gibt Sorten mit feinen und Sorten mit festeren Blättern.
Schnittsalat	Es gilt die Regel, dass rote Blätter am nährstoffhaltigsten sind, gefolgt von dunkelgrünen und zuletzt helleren Blättern.
Rosso di Chioggia	Radicchio mit magentafarbenen Blättern und weißen Blattrippen. Kompakter Kopf in Form eines Kohlkopfs. Enthält viele Antioxidantien.
Rosso di Treviso	Radicchio mit der gleichen Farbe wie Rosso di Chioggia, aber ohne geschlossene Köpfe. Enthält drei Mal so viele Phytonährstoffe wie der Rosso di Chioggia und zehn Mal so viele wie die meisten grünen Salate. Ein Antioxidantien-Superstar.

Bauernmärkte, Bioläden, Saatenkataloge			
SORTE	TYP	BESCHREIBUNG	INFO FÜR GÄRTNER
Cimarron	Romanasalat	Mix aus grünen, roten und bronzefarbenen Blättern. Wertvoller als grüner Romanasalat. Mit festen Blattrippen, aber einem zarten Kern.	Wird 25 bis 30 cm hoch. Mag auch heißes und kaltes Klima. Hoher Ertrag, schießt spät.

Cocarde	Eichblattsalat	Große, grüne Blätter mit roten oder bronzefarbenen Kanten. Glatte, fast wächserne Oberfläche und weiche Konsistenz. Süß und dennoch geschmackreich.	Schießt spät.
Concept	Bataviasalat	Dicke, saftige, mittelgrüne Blätter. Gutes Aroma, selten bitter. (Bataviasalat hat Eigenheiten von Romana- und Schnittsalat.) Enthält viel Lutein.	Schießt spät.
Dazzle	Romanasalat	Mini-Romanasalat mit burgunderfarbenen äußeren Blättern und knackigem, süßem, fahlgrünem Herzen. Ein kleiner Kopf reicht genau für einen Salat.	Wegen seiner geringen Größe gut für Töpfe und Blumenkästen geeignet.
Eruption	Romanasalat	Intensiv roter Mini-Romanasalat. Glänzende, gekräuselte und gefältelte Blätter, knackig und mild. Viel wertvoller als grüne Romana-Sorten.	Wegen seiner geringen Größe gut für Töpfe und Blumenkästen geeignet. Schießt spät. Widerstandsfähig gegen Blattbräune.
Fire Mountain	Schnittsalat	Große, gekräuselte, burgunderfarbene Blätter.	Wird bei Hitze erst spät bitter.
Flame	Schnittsalat	Milder Geschmack, intensiv rot leuchtende Blattspitzen, die Salate schön bunt machen.	Schießt spät.
Galactic (auch Red Galactic)	Schnittsalat	Glänzende, dunkelrote, leicht gekräuselte, leicht bittere Blätter; fest, aber biegsam, dadurch ideal zum Umwickeln geeignet. Enthält sehr viele Anthocyane und Antioxidantien.	Kann noch unreif geerntet und als Babysalat verwendet werden. Schießt spät.

Lollo Rosso	Schnittsalat	Gewellte, fächerförmige Blätter, 12 bis 20 cm lang, dunkelmagentafarben, unten blassgrün. Knackig, halbsaftig, mit fester Konsistenz und mildem, leicht bitterem, nussigem Geschmack. Besonders reich an Antioxidantien.	Wächst langsam; liebt warme Tage und kühle Nächte. Durch Abernten einer gesamten äußeren Schicht regt man das Nachwachsen an.
Merlot	Schnittsalat	Tiefrotbraun gefärbter Salat mit knackigen Blättern. Enthält sehr viele Anthocyane. Ein bisschen herb.	Schießt gar nicht.
Merveille des Quatre Saisons	Kopfsalat	Diese alte französische Sorte gehört zu den weltweit am meisten angebauten Salaten. Dünne, magentafarbene äußere Blätter, blassgrünes Herz.	Wird früh reif.
Outredgeous	Romanasalat	Einer der rotesten Romanasalate auf dem Markt. Die Blätter stehen aufrecht, sind leicht gewellt, oben intensiv rot und unten hellgrün. Enthält viel mehr Anthocyane und andere Phytonährstoffe als grüner Romanasalat.	Hoher Ertrag.
Prizehead	Schnittsalat	Bronzefarbene Außenblätter und gewellte, hellgrüne Innenblätter. Knackig, süß, zart. Historische Sorte, viele Antioxidantien.	Wächst schnell, früh erntereif.
Red Salad Bowl	Schnittsalat	Roter Eichblattsalat, sehr große Pflanzen, tiefburgunderfarbene Blätter. Leicht bitterer Geschmack.	Spät schießend. Für Frühjahr- oder Herbstanbau.

Red Sails	Schnittsalat	Sehr stark gekräuselte rotbronzefarbene Blätter. Milder Geschmack. Enthält einer aktuellen Studie zufolge mehr Lutein und Betacarotin als alle anderen Salate.	Widerstandsfähig gegen Blattbräune.
Red Velvet	Schnittsalat	Feste, dunkelrote Blätter mit grün getönter Rückseite. Sehr angenehmer Biss.	Die Pflanzen formen lockere Köpfe und schießen spät. Macht sich auch optisch sehr gut.
Revolution	Schnittsalat	Dicke, gekräuselte dunkelrote Blätter, die selbst nach der Lagerung im Kühlschrank noch knackig sind.	Wird 25 bis 30 cm hoch. Schossfest.
Roter Eisbergsalat	Krachsalat	Kupferfarbene Außenblätter um ein grünes bis weißes Herz. Mittelgroß, milder Geschmack. Gut für Salate und Sandwiches. Wertvoller als normaler Eisbergsalat.	Braucht sehr gute, lockere Erde. Ernten Sie jeweils nur die äußeren Blätter, die immer wieder neu nachwachsen.
Rouge d'Hiver	Romanasalat	Große, glatte Blätter; die äußeren rot bis bronzefarben.	Erträgt Kälte, aber keine Hitze.
Ruby Red	Schnittsalat	Fein gekräuselt, intensiv rote Färbung, die auch bei Hitze nicht nachlässt. Süß und saftig. Hübsch als Dekoration; verleiht Salaten Farbe.	Wird früh reif. Hitzeresistent und schossfest.

ZUSAMMENFASSUNG SALAT

1. ***Nehmen Sie rote, braunrote, violette oder dunkelgrüne Sorten.***
Die wertvollsten Salate haben eine starke Färbung und ein lockeres Arrangement der Blätter. Blass gefärbte Blätter aus Sorten, die einen festen Kopf bilden, sind die am wenigsten nahrhaften. Ganze Salatköpfe sind frischer als verpackte Salatmischungen.

2. ***Lagern Sie den Salat sofort nach dem Einkauf / Ernten richtig.***
Teilen Sie Salatköpfe in einzelne Blätter auf bzw. öffnen Sie die Beutel von Salatmischungen und legen Sie das Grünzeug zehn Minuten in eiskaltes Wasser. Trocknen Sie es mit einem Küchenhandtuch oder mithilfe einer Salatschleuder. Wenn Sie die Blätter in mundgroße Stücke reißen, erhöhen Sie den Gehalt an Antioxidantien. Allerdings sollten Sie diesen Salat innerhalb von ein, zwei Tagen verzehren. Legen Sie die Blätter in einen wiederverschließbaren Plastikbeutel, in den Sie zehn bis zwanzig winzige Löcher gestochen haben. Drücken Sie die Luft heraus, versiegeln Sie den Beutel und lagern Sie ihn im Gemüsefach des Kühlschranks. So erhalten Sie Geschmack und Nährstoffe.

3. ***Nehmen Sie nicht nur Gartensalat!***
Rucola, Radicchio, Endivien und Spinat enthalten mehr Phytonährstoffe als die meisten Kopf- und Schnittsalate; mischt man sie in den Salat, steigt dessen Nährwert.

4. ***Wählen Sie bei Salatmischungen die frischesten und buntesten.***
Wenn es schon Salatmischungen sein müssen, nehmen Sie wenigstens welche mit roten und dunkelgrünen Blättern. Lassen Sie Beutel liegen, in denen die Blätter schon welk oder schlaff aussehen. Kontrollieren Sie auch anhand des Mindesthaltbarkeitsdatums die Frische des Inhalts.

5. ***Extra natives Olivenöl eignet sich als Salatöl mit am besten.***
Wenn das Salatdressing kein Fett enthält, kann der Körper die fettlöslichen Vitamine in Salaten nicht aufnehmen. Extra natives Olivenöl

macht die Nährstoffe im Salat am besten umsetzbar für den Körper. Unfiltriertes extra natives Olivenöl ist sogar noch besser, weil es mehr Antioxidantien enthält und länger frisch bleibt.

6. ***Zähmen Sie die wilden Geschmacksnoten bitterer Salate.***
   Viele besonders gesunde Salate schmecken wegen der enthaltenen wertvollen Phytonährstoffe bitter. Wenn Sie oder Ihre Lieben bittere Noten nicht mögen, können Sie kleine Mengen bitterer Blätter unter mildere Salatblätter mischen, Avocados oder getrocknetes oder frisches Obst in den Salat geben oder die Bitterkeit mit einer Honig-Senf-Soße überdecken.

2. KAPITEL

LAUCH

Für jeden etwas

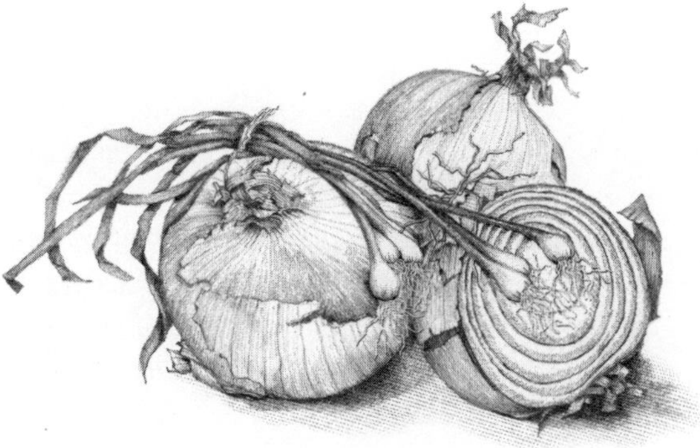

Wilde und moderne Zwiebeln

Seinen Spruch »Unsere Nahrungsmittel sollten Heil-, unsere Heilmittel Nahrungsmittel sein« brachte Hippokrates vielleicht mit einem Kelch Rotwein in der Hand aus, während eines Mahls mit reichlich Zwiebeln und Knoblauch. Knoblauch, Zwiebeln, Schalotten, Weinberglauch, Winterzwiebeln und Porree gehören alle zur Gattung Lauch (*Allium*) und werden seit ewigen Zeiten als wohlschmeckendes Gemüse, unverzichtbare Zutat und lebensrettende Medizin geschätzt.

Schon Jäger und Sammler in aller Welt waren sich dieser vielen Vorzüge bewusst. Die Ureinwohner Nordamerikas sammelten dem Experten Daniel E. Moerman zufolge über einhundert verschiedene Lauch-Arten, als Nahrung oder Medizin. Die Stämme behandelten damit infizierte

Wunden, Appetit- und Antriebslosigkeit, Bienenstiche, Koliken, Krupp, leichtes Fieber, Erkältungen, Halsentzündungen und Ohrenschmerzen.

Weil die Knollen so nützlich waren, verteidigten die Stämme ihre Gebiete, auf denen Lauch wuchs, mitunter verbissen. Die Menominees (ein in der Nähe der Großen Seen beheimateter Stamm) beanspruchten an der Südspitze des Michigansees ein großes Feld, auf dem wilder Knoblauch (oder Nordamerikanischer Ramp-Lauch) wuchs – und zwar in solchen Mengen, dass man es noch kilometerweit riechen konnte. Der Stamm nannte das Gebiet Shikako oder »Stinktier-Ort«. Dieser Name besteht noch heute fort, in leicht veränderter Form: Chicago.

Wilder Lauch riecht intensiver als seine domestizierten Vettern, die wir heute essen. Um seinen Geschmack abzumildern, mischten Jäger und Sammler ihn mit anderen Nahrungsmitteln oder verkochten ihn in Suppen und Eintöpfen – genau so, wie wir es noch heute tun.

Zwiebeln bereiteten sie zu, indem sie sie in grüne Blätter wickelten und an den Rand des Feuers legten. Danach schmeckten sie süß und mild.

Interessanterweise machten sich der Anthropologin Erna Gunther zufolge schon damals Stämme Sorgen, ihr Atem könne nach Zwiebeln riechen. Angehörige der Songish vom Puget Sound aßen auf langen Kanufahrten rohe Zwiebeln, um ihre Ausdauer zu erhöhen. Doch, so Gunther, das taten sie »nur, wenn sie allein reisten«.

Man nimmt an, dass Lauch zuerst in den gebirgigen Regionen Pakistans kultiviert wurde, und zwar schon vor tausenden Jahren. Die wilden Zwiebeln in jener Region sind nur so groß wie unsere Frühlingszwiebeln, aber extrem scharf. Die Schärfe rührt von Nährstoffen auf Schwefelbasis, sogenannten Thiosulfinaten, die in unserem Körper mehrere wichtige Funktionen erfüllen. So schützen sie etwa vor Krebs und senken das Thromboserisiko. Bei Zwiebeln gilt, wie bei so vielen anderen Pflanzen auch: je schärfer, desto gesünder.

Im Laufe der Zeit verbreitete sich das Wissen über den medizinischen Wert von Lauch in aller Welt. Ein 3.500 Jahre alter ägyptischer Papyrus listet 22 Knoblauch-Zubereitungen zur Behandlung verschiedener Leiden von Müdigkeit bis Krebs auf. Den Sklaven, die die Cheopspyramide bauten, gab man Knoblauch, um ihre Ausdauer zu steigern.

Zwiebeln waren eines der ersten (erlaubten) Dopingmittel. Bei den Olympischen Spielen um 700 v. Chr. aßen die Athleten sie, um Kraft und Ausdauer zu erhöhen. Vor dem Wettkampf vertilgten sie pfundweise Zwiebeln, tranken Zwiebelsaft und rieben sich die Körper mit Olivenöl und Zwiebelscheiben ein.

In Zeiten der Pest aßen französische Priester im Mittelalter extra viel Knoblauch und Zwiebeln, in der Hoffnung, so diese schreckliche Krankheit fernzuhalten. Anhand von Kirchenbüchern lässt sich ermitteln, dass französische Priester tatsächlich widerstandsfähiger gegen die Pest waren als ihre englischen Kollegen, die die »übelriechende Bauernnahrung« verschmähten.

Während des amerikanischen Bürgerkriegs stellten Zwiebeln bei den Konföderierten nicht nur eine wichtige Säule der Verköstigung dar, auch Kampfwunden wurden damit behandelt: Infizierte Wunden und Amputationsstellen wurden mit einer Kompresse aus fein gehackten Zwiebeln bedeckt. Zwiebeln spielten für die Verfassung der Truppe eine derart wichtige Rolle, dass Zwiebelknappheit als militärischer Notfall eingestuft wurde. Im Mai 1864 erfuhr General Ulysses S. Grant, dass seine Männer keine Zwiebeln mehr hatten. Er sandte ein dringendes Telegramm ans Kriegsministerium: »Ohne Zwiebeln rühre ich mich hier nicht vom Fleck!« Wenige Tage später trafen drei Eisenbahnwaggons voller Zwiebeln ein.

Im Zweiten Weltkrieg behandelten russische Sanitäter infizierte Wunden mit rohem Knoblauch, wenn sie kein Penizillin hatten. Das englische Militär nannte Knoblauch sogar »russisches Penizillin«. Und noch im Jahr 2009 sollten sich die Soldaten der kleinen osteuropäischen Republik Moldawien mit einer Zwiebel und mehreren Zehen Knoblauch am Tag vor der asiatischen Vogelgrippe schützen.

Dass Knoblauch und Zwiebeln in all den geschilderten (und noch etlichen weiteren) Fällen tatsächlich helfen, ist inzwischen durch die wissenschaftliche Forschung bestätigt worden. Der Ausdruck »russisches Penizillin« trifft den Nagel auf den Kopf: Ein Milligramm Allicin, der wichtigste aktive Bestandteil von Knoblauch, entspricht 15 internationalen Einheiten Penizillin. Jede Zehe enthält zwischen sieben und 13 Milligramm Allicin, drei Zehen wirken also ebenso gut gegen Bakterien wie eine Standarddosis Penizillin. (Die Wirkung unterscheidet sich allerdings, da man Penizillin spritzt und Knoblauch isst.) In einer wichtigen Hinsicht hat Knoblauch Penizillin gegenüber sogar die Nase vorn: Moderne Bakterien sind mit tausendfach größerer Wahrscheinlichkeit gegen aktuelle Antibiotika resistent als gegen Knoblauch. Die Wissenschaftler, die das herausfanden, schlossen: »Offenkundig erfüllt Knoblauch alle Kriterien eines Antibiotikums, außerdem ist es billig und frei von Nebenwirkungen. Die historische Ansicht, dass Knoblauch ›alles heilt‹, ist möglicherweise also nicht völlig falsch.«

Zwiebeln schützen womöglich auch tatsächlich gegen Grippe. Im Jahr 2009 tötete – zumindest *in vitro* – Quercetin, der wichtigste Phytonährstoff in Zwiebeln, Grippeviren vom Typ A besser als das Medikament Tamiflu, damals das Grippemittel erster Wahl.

Knoblauch hat noch einen weiteren medizinischen Nutzen. Im Mittelalter hängten Menschen sich zur Abwehr von Werwölfen Knoblauch um den Hals. Der Werwolf unserer Zeit heißt Krebs: Er kann jederzeit zuschlagen, lässt sich oft nicht effektiv behandeln und führt in vielen Fällen zum Tod. Vielleicht besteht der beste natürliche Schutz gegen diese Krankheit tatsächlich darin, mehr Knoblauch zu essen. In einer Laborstudie wurde die Schutzwirkung verschiedener Gemüsearten, darunter auch Rosenkohl, Grünkohl, Brokkoli und Kohl, gegen Krebs untersucht. Knoblauch schnitt am besten ab. Den kanadischen Autoren der Studie zufolge »hemmte Knoblauch das Wachstum von Tumoren mit Abstand am stärksten« – bei Magen-, Bauchspeicheldrüsen-, Brust-, Prostata-, Lungen-, Nieren- und Gehirnkrebs sogar zu 100 Prozent.

Außerdem schützt Knoblauch nachgewiesenermaßen vor freien Radikalen und Thrombosen – die Knolle ist also ein wahres Wundermittel gegen die verschiedensten Leiden.

Knoblauch

In der Geschichte der Landwirtschaft gab es nie einen organisierten Feldzug, Knoblauchknollen größer, süßer oder milder im Geschmack zu machen. Deswegen haben sie den Großteil ihrer wilden Nährstoffe behalten. Man kann also in den Supermarkt gehen, irgendeine Sorte nehmen und sich immer sicher sein, etwas Gesundes gekauft zu haben.

Entscheidend ist aber, was danach passiert, bei der Zubereitung. Im Jahr 2001 entdeckten israelische Forscher, dass bei herkömmlichen Zubereitungsarten ein Großteil des Potenzials von Knoblauch ungenutzt bleibt. Roher Knoblauch enthält *die Bestandteile* von Allicin, des wichtigsten Wirkstoffs, aber kein Allicin. Das entsteht erst, wenn zwei Stoffe im Knoblauch miteinander in Kontakt kommen: die Aminosäure Alliin und das hitzeempfindliche Enzym Alliinase. In einer intakten Knoblauchzehe sind diese Stoffe voneinander getrennt. Sie kommen erst miteinander in Kontakt, wenn die Zellstruktur zerstört wird – also beim Kleinschneiden, Zerquetschen oder Kauen. Dann beginnt der Tanz.

Doch wenn man Knoblauch direkt nach dem Zerkleinern erhitzt, zerfällt das wärmeempfindliche Enzym, das die Reaktion auslöst. Folglich entsteht kein Allicin. Nach zwei Minuten in der Bratpfanne schmeckt frisch gepresster oder geschnittener Knoblauch zwar köstlich, aber gesund ist er nicht mehr. Noch schneller ruiniert man seine Heilwirkung in der Mikrowelle: Legt man frisch geschnittenen Knoblauch 30 Sekunden in die Mikrowelle, gehen 90 Prozent der vor Krebs schützenden Wirkung verloren. Nach 60 Sekunden bleibt gar nichts mehr davon übrig. Auch die nachgewiesene Fähigkeit von Knoblauch, das Blut zu verdünnen, leidet unter der Wärmebehandlung.

Doch keine Angst! Sie dürfen Ihren Knoblauch weiterhin kochen und braten. Sie müssen die Arbeitsabläufe nur ein bisschen ändern: Zerkleinern Sie die Zehen *und lassen Sie sie dann zehn Minuten lang liegen*. In dieser Zeit entsteht die maximale Menge an Allicin, danach braucht man das hitzeempfindliche Enzym nicht mehr. Sie dürfen den Knoblauch kochen, braten, backen, wie Sie wollen, und es geht nichts mehr verloren. Knoblauch hat so viele gute Eigenschaften, dass es sich gewiss lohnt, die zehn Minuten zu warten.

Gewiss, die Zubereitung vieler italienischer und asiatischer Gerichte beginnt mit dem Anbraten von Knoblauch, aber meist reicht es, die Arbeitsabläufe ein wenig umzustellen. In den zehn Minuten Wartezeit können Sie ja schon mal den Salat machen, die anderen Zutaten schnippeln, den Tisch decken o. Ä.

Wird der Knoblauch roh gegessen – etwa in Pesto, Hummus, Mayonnaise, Aioli, Salatsoßen, Dips, Aufstrichen, auf Knoblauchbrot und Bruschetta –, muss man sich natürlich auch keine Sorgen um die Allicinentstehung machen.

PRESSEN ODER NICHT?

Einige berühmte Küchenchefs verachten die Knoblauchpresse. »Die Knoblauchpresse erledigt die Aufgabe«, mäkelte Julia Child 1996 in ihrem Buch *In Julia's Kitchen with Master Chefs*, »aber sie gilt, zumindest unter gewissen Insidern, als absolutes No-Go und als Werkzeug für Ignoranten.« Julia brachte »echten« Köchen bei, wie man Knoblauchzehen mit der flachen Seite des Messers zerdrückt und dann mit chirurgischer Präzision klein schneidet.

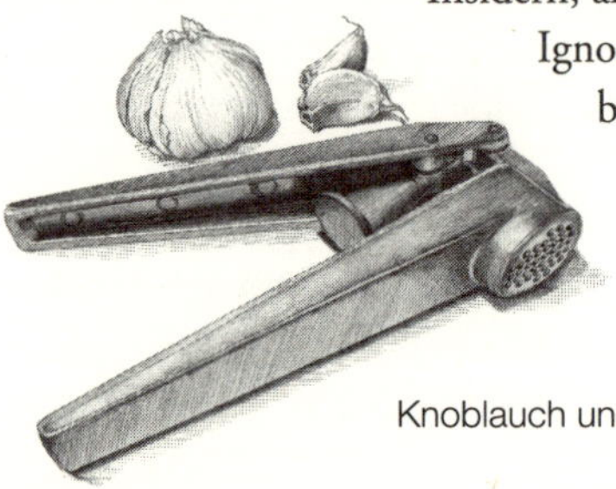

Knoblauch und Presse

Nichts gegen Julia Child, aber ich empfehle Ihnen, meistens eine Knoblauchpresse zu verwenden. Die Presse zerkleinert die Zehen so stark, dass der Geschmack sich gleichmäßig im ganzen Gericht verteilt; man hat nicht mal eine ganze Scheibe Knoblauch im Mund und dann wieder gar nichts. Außerdem geht das Zerquetschen ruckzuck. Klar können Superköche eine Zehe in Nullkommanichts in winzige Würfelchen schnippeln – und trotzdem verwenden auch sie meistens eine Knoblauchpresse.

Beim Einsatz einer Knoblauchpresse werden Alliin und Aliinase ideal miteinander vermischt, wodurch die maximale Menge an Allicin entsteht. Sie bekommen all die Medizin, die in der Zehe steckt, wenn Sie nur das Mantra beachten: *pressen, dann ruhen lassen*. Kaufen Sie sich eine Knoblauchpresse, wenn Sie noch keine haben oder Ihre alte kompliziert zu bedienen ist. Wählen Sie eine Presse mit langem Hebel, in die viel hineinpasst, sodass Sie mehrere Zehen gleichzeitig pressen können. Mit modernen Kombiinstrumenten lässt sich Knoblauch pressen oder schneiden, je nach Bedarf.

EINKAUFSTIPPS FÜR KNOBLAUCH

Die meisten Läden führen nur eine Sorte Knoblauch – weiße, gedrungene Knollen. Es gibt unzählige weitere Sorten, die es aber nie in die Supermärkte schaffen. Das liegt daran, dass die gängigen Marktsorten sich ideal für den Massenanbau eignen. Erstens sind sie äußerst produktiv: Man pflanzt eine Zehe und bekommt eine neue Knolle mit 16 Zehen, ein beeindruckendes Verhältnis von Ertrag zu Aufwand. Zweitens haben die Zehen fest gepackte Häute, die sie vor Austrocknung sowie Insekten, Schimmel und Krankheiten schützen. Folglich hält sich der Knoblauch auch im Geschäft lange.

Doch die gängigsten Sorten haben ihre Nachteile. Die Zehen riechen mitunter sehr penetrant, insbesondere die gegen Saisonende geernteten. Bei langer Lagerung verstärkt sich der unangenehm intensive Geschmack sogar noch. Knoblauch, den man im Juni kauft, hat vielleicht neun Monate im Lagerhaus Zeit gehabt, immer schärfer zu werden, und beißt möglicherweise richtiggehend auf der Zunge.

Vom Geschmack her sind die gängigen Marktsorten weniger komplex als andere. Als ich das erste Mal eine Supermarktknolle mit der traditionellen Sorte Spanish Roja verglich, haute mich der Kontrast schier um. Der Roja war angenehm scharf und schmeckte herrlich nach Knoblauch. Ich nahm gleich noch einen Bissen. Der Supermarktknoblauch (der Sorte California Silverskin) war einfach nur scharf. Ein Bissen reichte mir.

Immerhin sind die Supermarktsorten ebenso gesund wie die anderen, außerdem bekommt man sie überall und zu günstigen Preisen. Wer sie isst, schützt sich vor einer langen Liste von Beschwerden und Krankheiten. Je frischer die Knollen, desto besser schmecken und desto gesünder sind sie. Nehmen Sie Knollen mit fest geschlossener Zwiebel. Wenn die Schale blättert, sind die Zehen vielleicht schon ausgetrocknet. Die Knolle sollte eine feste Konsistenz haben, keine braunen oder Schimmelflecken aufweisen und keine feuchten Stellen haben. Es sollten auch keinerlei Triebe zu sehen sein.

JENSEITS DES SUPERMARKTS

Demjenigen, der sich jenseits der Supermärkte nach Knoblauch umsieht, eröffnet sich eine neue Welt des Wohlgeruchs. In Bioläden und auf Bauernmärkten finden Sie Knoblauch verschiedenster Farben, Formen und Größen. Die einen Sorten schmecken geradezu süß und mild, andere höllisch scharf. Sind Sie hart im Nehmen? Dann beißen Sie mal in eine rohe Zehe Purple Cauldron. Während der von Mai bis September dauernden Erntesaison können Sie aus dutzenden Sorten wählen. Knoblauch-Festivals sind eine tolle Gelegenheit, verschiedene Sorten auszuprobieren. Sie finden typischerweise im Juli oder August statt. Suchen Sie einfach im Internet nach einem Festival in Ihrer Nähe.

ZWEIERLEI KNOBLAUCH

Auf Bauernmärkten und in Saatenkatalogen finden Sie zwei Knoblauch-Varietäten: den eigentlichen Kulturknoblauch (*Allium sativum* var. *sativum,* auch »Softneck« genannt) und den sogenannten Schlangenknoblauch (*Allium sativum* var. *ophioscorodon* oder »Hardneck«). Beide sind sehr gesund, doch im Zweifelsfall hat der Schlangenknoblauch die Nase vorn. Er ist noch näher mit wildem Knoblauch verwandt und hat mehr medizinische Wirkstoffe behalten. (In Supermärkten bekommt man in aller Regel Kulturknoblauch.)

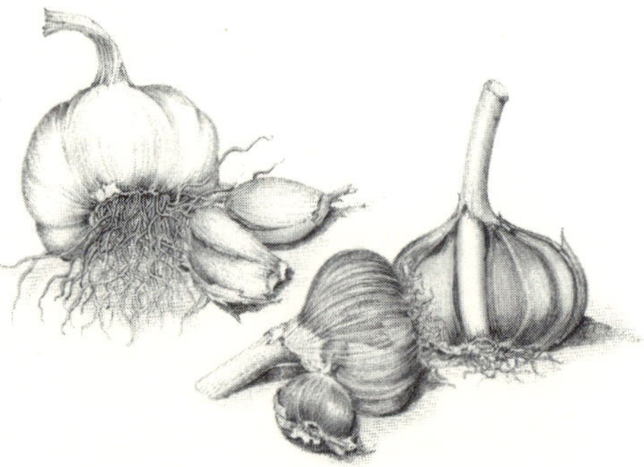

Kulturknoblauch und Schlangenknoblauch

Den Unterschied zwischen den beiden Varietäten erkennen Sie an der Oberseite der Knollen. Beim Schlangenknoblauch steht oben ein hohler, fester »Hals« heraus. Öffnet man ihn, sieht man einen einzelnen Kreis von Zehen um den Stamm herum, der sich bis zu den Wurzeln durchzieht.

Kulturknoblauch, links auf der Abbildung, scheint auf der Oberseite zwar auch einen Stängel zu haben, der besteht in Wirklichkeit aber nur aus verdrillten Schichten papierener Außenhaut und ist entsprechend weich. Im Inneren sieht man mehrere konzentrische Ringe von Zehen, wobei die weiter innen liegenden Zehen kleiner sind. Kulturknoblauch hat mehr Zehen als Schlangenknoblauch, die einzelnen Knollen sind schwerer und gedrungener.

Schlangenknoblauch kostet aus verschiedenen guten Gründen mehr als Kulturknoblauch. Bei seinem Anbau muss man mehr von Hand arbeiten, er braucht länger bis zur Reife, sein Hektarertrag liegt niedriger und er verdirbt schneller. Kurz: Schlangenknoblauch eignet sich schlecht für industriellen Anbau und den klassischen Vertrieb über Supermärkte. Deswegen kostet er auch doppelt bis zehn Mal so viel. Aber lassen Sie sich vom Preis nicht abschrecken. Die Sorte Spanish Roja mag zwar mehr als zehn Euro das Kilo kosten, doch dafür wiegt jede Knolle nur 60 Gramm. Für Ihre zehn Euro bekommen Sie also 16 Knollen, und die reichen wochenlang. Die am Ende des Kapitels empfohlenen Sorten erzielen sowohl beim Geschmack als auch beim Nährwert gute Noten. Suchen Sie in Spezialgeschäften, auf Bauernmärkten oder in Saatenkatalogen nach diesen Sorten. Knoblauch lässt sich auch problemlos verschicken, Sie können ihn also auch online bestellen.

KNOBLAUCH-PRODUKTE

In Lebensmittelläden findet man nicht nur frischen Knoblauch, sondern auch geschälte und eingelegte Knoblauchzehen, Knoblauchsalz, Knoblauchpulver und Knoblauchpaste. All diese Produkte kosten deutlich mehr als frischer Knoblauch – und sparen Ihnen nicht viel Arbeit. Bis Sie die Knoblauchpaste hinten im Kühlschrank gefunden haben, hätten Sie schon längst eine frische Knoblauchzehe pressen können. Vergleichen Sie mal den Geschmack, und Sie haben einen weiteren Grund, frischen Knoblauch zu kaufen. Für den Geschmackstest vermischen Sie am besten das frisch gepresste Knoblauchmus und das fertig gekaufte jeweils mit ein wenig Butter und schmieren das Ganze jeweils auf einen Kräcker oder eine Brotscheibe. Lassen Sie Ihre Geschmacksknospen entscheiden.

Nur ein Knoblauchprodukt ist sein Geld wert: gefriergetrockneter Knoblauch. Knoblauch und andere Lauch-Arten behalten bei der Gefriertrocknung ihre Nährstoffe weitgehend. Suchen Sie in Spezialhandlungen oder im Internet nach diesen Produkten. Bewahren Sie gefriergetrockneten Knoblauch in einem fest verschlossenen Behälter auf, der das Eindringen von Feuchtigkeit verhindert, dann verliert er nichts von seinem Nährwert und seinem Geschmack. Allerdings kostet er mehr als frischer Knoblauch, sodass frischer Knoblauch immer noch die erste Wahl ist.

AUFBEWAHRUNG VON KNOBLAUCH

Sie können Knoblauch auch ein, zwei Monate lang aufbewahren, wenn Sie einige Kleinigkeiten beachten. Kaufen Sie frische Knollen. Packen Sie sie in ein Netz oder eine offene Papiertüte, damit die Luft zirkulieren kann. Lagern Sie sie kühl und dunkel, weder im Kühlschrank noch zu nahe an Geräten, die Wärme abgeben. Eine Möglichkeit ist, die Knollen in einem Knoblauchtopf aufzubewahren, einem Gefäß mit Löchern in den Wänden und einem Deckel, der das Licht abschirmt. Im Internet finden Sie hunderte Modelle.

Im Kühlschrank hält sich Knoblauch länger frisch als bei Zimmertemperatur – solange Sie ihn nicht in das Gemüsefach legen. Dort ist es so feucht, dass der Knoblauch zu keimen beginnt. Aber im übrigen Kühlschrank ist er gut aufgehoben. Legen Sie ihn einfach so hinein, und keine Angst vor dem Geruch: Knoblauch fängt erst zu riechen an, wenn man ihn zerkleinert. Erstaunlicherweise steigt der Allicin-Gehalt während der Lagerung um bis zu tausend Prozent. Entsprechend scharf schmecken die Zehen auch, vielleicht zu scharf für Ihren Geschmack. Nach ein paar Monaten Lagerung schmeckt selbst der ursprünglich mildeste Knoblauch mitunter richtig fies.

Zwiebeln

Bis vor wenigen Jahrzehnten hatten alle hierzulande verkauften Zwiebelsorten ein intensives Aroma und boten eine breite Palette von Phytonährstoffen und Antioxidantien. Doch dann kamen Mitte des 20. Jahrhunderts neue Sorten auf den Markt, die mehr Zucker und viel weniger Medizin enthielten. Die erste süße Sorte soll von dem französischen Soldaten Peter Pieri auf Korsika entdeckt worden sein. Im Jahr 1900 nahm er Samen der ungewöhnlich großen, milden und süßen Sorte mit nach Amerika, wo er sich im Walla-Walla-Tal im Bundesstaat Washington niederließ. Durch gezielte Züchtung versuchte Pieri, die mitgebrachten Zwiebeln noch milder, süßer und größer zu machen. Jedes Jahr hob er diejenigen Zwiebeln, die seiner Vorstellung am nächsten kamen, auf und pflanzte sie wieder aus. Irgendwann in den 1940ern erreichte er sein Ziel, auch dank der Hilfe seiner Söhne und weiterer Bauern. Die Menschen im Bundesstaat liebten Pieris süße, saftige Zwiebeln, und bald verkauften sie sich besser als alle anderen, gröberen Sorten. In den 1960ern erfand ein Marketingmensch den ansprechenden Namen »Walla Walla Sweets« (im Deutschen heißen sie schlicht »Walla Walla«).

In den 1950ern und 1960ern eroberten die Walla Wallas und weitere extra milde, große und süße Zwiebeln wie Vidalia, Texas 101 und Bermuda die Supermarktregale Amerikas. Die Kunden liebten die milden Sorten, was die Branche wiederum dazu veranlasste, noch größere und mildere Sorten zu züchten. Die Namen der heute in den USA beliebtesten Gemüsezwiebeln verraten alles: In Jumbo Sweet, Sweetie Sweet und Candy Cane (»Zuckerstange«) stecken 16 Prozent Zucker – so viel wie in den süßesten Äpfeln. Auf amerikanischen Zwiebel-Festivals kann man rohe Zwiebeln kaufen, die auf einen Stab gespießt und mit Karamell glasiert wurden – eine bizarre Variante des Schokoapfels. Eine kalifornische Supermarktkette mit 155 Filialen verkauft während der Sommermonate ausschließlich süße Zwiebeln. Und die Kunden beschweren sich nicht – ganz im Gegenteil, sie sind sogar bereit, 30 Prozent mehr zu bezahlen als für scharfe Zwiebeln.

Unsere Vorliebe für süße Zwiebeln hat uns aber möglicherweise anfälliger für verschiedene Krankheiten, darunter auch Krebs, gemacht. *In vitro* zerstörte 2004 ein Extrakt stark aromatischer Zwiebeln 95 Prozent aller Leber- und Darmkrebszellen; ein Extrakt süßer Zwiebeln tötete lediglich zehn Prozent der Krebszellen. Süße Zwiebeln verdünnen das Blut auch weniger stark, sie wirken also kaum mehr vorbeugend gegen Herz- und Schlaganfälle.

Auch die Vergrößerung der Zwiebeln verringerte ihren Nährwert. Lebensmittelchemiker haben festgestellt: Je kleiner eine Zwiebel, desto geringer der Wasseranteil und desto höher die Konzentration von Phytonährstoffen. Zwei kleine Zwiebeln enthalten demnach mehr Gesundes als eine doppelt so schwere Knolle der gleichen Sorte. Große, milde, sehr zucker- und wasserhaltige Zwiebeln stellen also den ernährungstechnischen Super-GAU dar, wie von der folgenden Abbildung illustriert: Western-Yellow-Zwiebeln, in der Grafik ganz links, wirken acht Mal so stark antioxidativ wie die Vidalias ganz rechts.

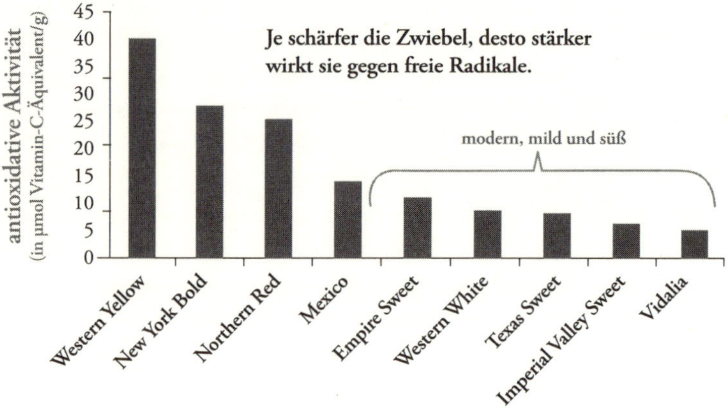

EINKAUFSTIPPS FÜR ZWIEBELN

Schon kleinere Supermärkte führen etliche verschiedene Zwiebeln, darunter weiße, gelbe, rote, Koch-, Perl- und Gemüsezwiebeln. Allerdings verrät das Aussehen der Ware nur bedingt etwas darüber, wie gut sie schmeckt und wie gesund sie ist. In manchen Geschäften steht der Sortenname dabei, was Ihnen die Arbeit enorm erleichtert (eine Aufstellung der empfohlenen Sorten finden Sie am Ende des Kapitels).

Milde Gemüsezwiebeln sind zwar weniger gesund als pikantere Sorten, sind aber eine vernünftige Wahl, wenn man die Zwiebeln roh isst. Western-Yellow-Ringe würden alle anderen Aromen in einem griechischen Bauernsalat erschlagen. Empire Sweet, eine im Osten Amerikas populäre Gemüsezwiebel, enthält vergleichsweise viele Phytonährstoffe (siehe oben stehende Grafik).

Manche rote Zwiebeln sind ausgesprochen scharf, andere aber mild und süß. Den Unterschied können Sie schon an der Form erkennen. Milde rote Zwiebeln sind dick und flach, scharfe sind rund oder eiförmig. Die vielen Antioxidantien in scharfen Zwiebeln treiben Ihnen beim Schneiden Tränen in die Augen – wenn Sie beim Kochen heulen, wissen Sie also, dass Sie gesunde Zwiebeln verwenden. Aber es müssen keine Tränchen kullern: Schneidet man Zwiebeln unter laufendem Wasser, bilden sich weniger irritierende Dämpfe. Manche Köche schwören auch auf Zwiebelbrillen, geschlossene Schutzbrillen vor den Augen (über das Internet erhältlich). Sie können auch vor dem Schneiden ein, zwei Esslöffel Essig über das Schneidbrett geben. Wenn Sie die geschnittenen Oberflächen der Zwiebeln mit Essig benetzen, müssen Sie weniger leiden.

Egal, welche Zwiebelsorte Sie jetzt bevorzugen, achten Sie beim Einkauf auf eine intakte Außenhaut. Diese schützt die Zwiebel vor dem Austrocknen und Pilzbefall. Wenn die äußere Haut schon abgeht oder gar von einem übereifrigen Supermarktmitarbeiter entfernt wurde, ist dieser Schutz beeinträchtigt, und die Zwiebel wird nicht so lange halten.

Interessanterweise enthalten die Schalen so viele Phytonährstoffe, dass sie der wertvollste Teil der Zwiebel sind. Essen kann man sie zwar nicht, wohl aber aufheben und sie später in die Suppe geben. Die Haut gelber Zwiebeln verleiht Suppen eine goldene Farbe. Man kann die Schalen auch zerkrümeln, in ein Tee-Ei oder einen Teefilter geben und so in Suppen oder Eintöpfe hängen. Vor dem Servieren einfach herausholen, fertig.

JENSEITS DES SUPERMARKTS

Auf Bauernmärkten oder in Saatenkatalogen finden Sie eine viel größere Auswahl an Zwiebeln als im Supermarkt. Auf Bauernmärkten geben die Verkäufer in der Regel die Sortennamen an. Halten Sie nach Red-Walking-Zwiebeln Ausschau, die einen festen Bund kleiner dunkelroter Knollen bilden. Red-Baron-Zwiebeln sehen aus wie übergroße Schalotten, die jemand in rote Farbe getaucht hat. Die traditionelle Sorte Red Wethersfield hat abgeflachte Zwiebeln mit rot-violetter Haut. Bei gelben Zwiebeln sollten Sie nach New York Bold und Western Yellow Ausschau halten. Weitere gute Sorten finden Sie in der Aufstellung am Ende des Kapitels.

AUFBEWAHRUNG VON ZWIEBELN

Gemüsezwiebeln halten sich wegen ihres hohen Wasseranteils und ihrer dünnen Haut weniger lange. Lagern Sie sie im Kühlschrank (nicht im Gemüsefach, dort ist es zu feucht) und verbrauchen Sie sie innerhalb von ein, zwei Wochen. Kochzwiebeln halten sich einen Monat und länger. Will man Zwiebeln länger als zwei Wochen aufheben, legt man sie am besten in eine offene Papiertüte oder ein Netz und lagert sie an einem kühlen, dunklen, mäßig feuchten Ort, etwa im Keller oder in einem ungeheizten Raum. Man kann sie auch in der Garage lagern, solange die Temperatur dort nicht unter den Gefrierpunkt fällt.

ZUBEREITUNG VON ZWIEBELN

Anders als Knoblauch darf man Zwiebeln sofort nach dem Zerkleinern erhitzen, ohne dass wichtige Nährstoffe verloren gehen. (Allicin ist kein wichtiger Bestandteil ihres Nährwerts, es ist also unnötig, das hitzeempfindliche Enzym, das seine Bildung erst ermöglicht, zu schonen.) Einer der wertvollsten Bestandteile von Zwiebeln heißt Quercetin, eine Verbindung, die gerade auf ihre Schutzwirkung vor Bakterien, Viren und Krebs getestet wird. Studien zeigen, dass der Quercetin-Gehalt von Zwiebeln sogar *steigt*, wenn man sie sautiert, brät oder röstet. Nur beim Kochen in Wasser sinkt er. Bis die Zwiebeln weich sind, haben sie 30 Prozent ihres Quercetins ans Kochwasser abgegeben. Diesen Verlust können Sie ausgleichen, indem Sie das Kochwasser verwenden.

Gart man scharfe rote und gelbe Zwiebeln, hat das einen weiteren Effekt: Sie werden milder. Selbst die schärfste gelbe Zwiebel schmeckt nach fünfminütigem Anbraten mild und süß. Die Süße war die ganze Zeit da, wurde aber von intensiveren Geschmacksnoten überdeckt. Nehmen Sie aus gesundheitlichen Gründen deswegen immer scharfe Sorten, solange die Zwiebeln nicht roh gegessen werden. Sie können würzige Sorten auch anbraten oder grillen, dann abkühlen lassen und in Salaten und Sandwiches verwenden. Die ehemals bösen Buben schmecken dann so gefällig wie Gemüsezwiebeln, enthalten aber doppelt so viele Antioxidantien. Eine weitere Möglichkeit besteht darin, rohe scharfe Zwiebeln hauchdünn zu schneiden. (Man sollte die Messerklinge beim Schneiden durch die Scheibe hindurch sehen können.) Verwendet man diese hauchdünnen Scheiben in Salaten oder Sandwiches, fällt die Schärfe viel weniger auf.

Aber ich vertrage keine Zwiebeln!

Viele Menschen vertragen gekochte Zwiebeln und Knoblauch problemlos, bekommen aber von rohem Allium Magenschmerzen, Blähungen oder sogar Krämpfe. Andere vertragen Knoblauch und Zwiebeln weder roh noch gekocht.

Meist liegt das am Allicin. Es beeinflusst den Verschlussmechanismus zwischen Speiseröhre und Magen (»Magenmund«). Nach einem Mahl mit Knoblauch oder Zwiebeln öffnet und schließt sich der Magenmund öfter, wobei jeweils ein Teil des Mageninhalts zurück in die Speiseröhre fließt. Das Ergebnis ist Sodbrennen (alias Reflux). Gemüsezwiebeln enthalten weniger Allicin und verursachen entsprechend weniger Probleme.

Andere Menschen wiederum leiden an einer Intoleranz gegen komplexe Kohlehydrate. Normalerweise baut der Körper komplexe Kohlehydrate zu einfachen Zuckern um, doch dafür braucht es ein Enzym namens α-Galactosidase. Wird das nicht in ausreichendem Umfang gebildet (was genetische Ursachen hat und folglich auch vererbbar ist), bleibt die Verdauung der Zucker unvollständig. Unverdauter Zucker gelangt in den Dickdarm, wo er von Bakterien vergoren wird. Die entstehenden Gase verursachen die geschilderten Symptome. Manchen Menschen helfen rezeptfreie Medikamente, die das fehlende Enzym enthalten.

Schalotten

Schalotten (*Allium cepa* var. *aggregatum*) sehen aus wie große Knoblauchknollen, haben allerdings eine farbige Haut – mahagonifarben, rosé, grau oder bernsteinfarben. Julia Child entdeckte während ihrer Ausbildung im *Cordon Bleu*, der berühmten französischen Kochschule, Schalotten für sich. Als 1961 ihr Kochbuch *Mastering the Art of French Cooking* erschien, gab es in den USA in Supermärkten nirgendwo Schalotten, weshalb sie sie in allen Rezepten durch Frühlingszwiebeln ersetzen musste. *Sacre bleu!*

Auch nach Deutschland kam die Schalotte erst mit der gehobenen französischen Küche, inzwischen ist sie aber recht populär geworden, und man findet sie in jedem Supermarkt. Mit ihrem milden, aber komplexen Geschmack eignet sie sich hervorragend für Eiergerichte, cremige Suppen, Soßen sowie kurz gegartes Gemüse und Fleisch. In Olivenöl anbraten und zu frischem Lachs, Heilbutt oder Thunfisch servieren.

Eher unbekannt ist, dass Schalotten auch äußerst gesund sind. Pro Gramm enthalten sie sechs Mal so viele Phytonährstoffe wie normale Zwiebeln. Nur Knoblauch bekämpft Krebszellen noch effektiver. Plinius der Ältere, ein Naturforscher im ersten Jahrhundert n. Chr., beschrieb die medizinische Wirkung von sechs Lauch-Arten und kürte die Schalotte zum Sieger. Zweitausend Jahre später kommt die Nahrungsmittelforschung zum gleichen Ergebnis.

Schalotten kosten ein bisschen mehr als Zwiebeln, was sicher ein Grund dafür ist, dass sie nicht öfter eingesetzt werden. Achten Sie beim Kauf auf fest sitzende äußere Schalen. Schalotten halten sich bei guter

Lagerung (an einem kühlen, dunklen Ort mit guter Luftzirkulation oder im Kühlschrank) etwa einen Monat lang.

Sie eignen sich auch hervorragend für den Anbau zu Hause. Sie brauchen nicht viel Platz und sind nicht anspruchsvoll. Kulinarisch Abenteuerlustigen empfehle ich den Anbau von »Grauen Schalotten« (genau genommen eine eigene Art, *Allium oschaninii*). Sie sind selten und exquisit – die Trüffeln der Lauch-Welt. Sie haben einen komplexeren, weniger »zwiebeligen« Geschmack als andere Schalotten und werden deshalb von vielen europäischen Spitzenköchen sehr geschätzt. Rar sind sie, weil sie sich denkbar schlecht für den industriellen Anbau und Vertrieb eignen. Erstens halten sie sich nicht lange. Zweitens sind sie relativ klein, bringen nur einen schwachen Ertrag pro Hektar und brauchen länger bis zur Reife als andere Schalotten. Und zu allem Überfluss sehen sie auch noch hässlich aus. Graue Schalotten haben eine ledrige, schrumplige, graue Außenhaut. Sie bräuchten dringend mal eine Anti-Faltencreme.

Die Graue Schalotte sieht deswegen so schäbig aus, weil sie noch nicht vom Menschen umgezüchtet wurde. Hierzulande gekaufte Graue Schalotten sind genetisch identisch mit Pflanzen, die noch heute wild in Zentral- und Südostasien wachsen und von den Einheimischen gesammelt werden. Sie sind also im Grunde hundertprozentig naturbelassen – und entsprechend reich an Nährstoffen. Fassen Sie die Graue Schalotte als traditionelle Art auf, deren Wurzeln nicht nur ein, zwei Jahrhunderte zurückreichen, sondern ein paar tausend Jahre. Pro Gramm enthalten Graue Schalotten doppelt so viel Quercetin wie Kulturzwiebeln. Ich gebe ihnen die Höchstnote – für hervorragenden Geschmack und für ihren unübertroffenen naturbelassenen Nährwert. Zwiebeln zum Stecken finden Sie im Internet. In Frankreich werden Graue Schalotten traditionell zur Wintersonnwende gepflanzt und zur Sommersonnwende geerntet. Wenn Sie nicht in einem mediterranen Klima leben, pflanzen Sie besser im Frühjahr.

Porree

Porree (*Allium ampeloprasum* var. *porrum*), auch Gemeiner Lauch oder nur Lauch genannt, wächst aus einer Knolle 60 bis 80 Zentimeter hoch und hat einen großen, kugelrunden Blütenstand. Er sieht aus wie eine

Frühlingszwiebel, der man Wachstumshormone gegeben hat, schmeckt angenehm mild und enthält viele gesunde Phytonährstoffe. Diese konzentrieren sich hauptsächlich in den Blättern und dem grünen Teil des Schafts – also genau jenen Teilen, die der Verbraucher gerne wegwirft. Kaufen Sie den kleinsten angebotenen Porree, wenn Sie die Blätter verwenden wollen – bei kleineren Pflanzen sind die Blätter noch zarter. Schneiden Sie die grünen Teile der Pflanze am besten in drei Millimeter dicke Scheiben und braten Sie sie ein paar Minuten an, bevor Sie den weißen Teil des Lauchs dazugeben. Im Gegensatz zu Knoblauch und Zwiebeln verliert Porree schon nach wenigen Tagen im Kühlschrank einen großen Teil seiner Wirkung gegen freie Radikale. Verarbeiten Sie ihn also möglichst bald nach dem Einkauf / Ernten.

Viele Menschen wissen mit Lauch nicht viel anzufangen. Vielleicht kennen sie noch den Klassiker – Lauchsuppe –, aber das war's dann auch. Deshalb möchte ich Ihnen hier ein köstliches Lauch-Rezept vorstellen, für das die ganze Stange samt den Blättern verwendet wird. Den sautierten Lauch können Sie als Beilage auftischen, als Zutat für Suppen und Eintöpfe. Er macht sich auch in Hamburgern und Sandwiches gut, in Omeletts, Frittaten, als Füllung für Gemüse, zu Fisch, Rind, Schwein, Geflügel und Lamm. Ich mache immer eine große Menge auf einmal und friere den Rest in Portionsbeuteln ein, damit ich immer einen Vorrat habe.

Sautierter Lauch mit Senf und Kreuzkümmel

Vorbereitungszeit: 10 bis 15 Minuten

Zubereitungszeit: 10 Minuten

Gesamtdauer: 20 bis 25 Minuten (ergibt 4 Portionen)

2 mittelgroße Stangen Lauch
60 ml extra natives Olivenöl, vorzugsweise unfiltriert
1 TL Kreuzkümmel-Samen
2 EL Senf
1 TL Honig

Schneiden Sie an den Knollenenden des Porrees die Wurzelreste ab. Schneiden Sie den oberen Teil der Blätter ab, sodass 8 cm dunkles Grün über dem weißen Teil des Lauchs bleiben. Den Lauch dann der Länge nach vierteln und gut waschen. Den weißen Teil des Lauchs von der Knolle beginnend quer schneiden, in 0,5 cm dicke Scheiben. Den grünen Teil in halb so dicke Scheiben schneiden.

Öl, Kreuzkümmel und grüne Teile des Lauchs in eine mittelgroße Bratpfanne geben. Bei mittlerer Temperatur zwei Minuten anbraten, dann die weißen Teile des Lauchs hinzugeben und weitere acht Minuten braten. Oft umrühren. Senf und Honig dazugeben und noch zwei Minuten lang köcheln lassen. Heiß, kalt oder lauwarm servieren.

Schnittlauch und Chinesischer Schnittlauch

Es gibt zweierlei Schnittlauch, den eigentlichen Schnittlauch (*Allium schoenoprasum*) und den Chinesischen Schnittlauch (*Allium tuberosum*), auch bekannt als Knoblauch-Schnittlauch, Knolau, Schnittknoblauch, Thai Soi und Buchu. Die beiden gehören zu den kleinsten Allium-Arten und waren als einzige in der Alten und der Neuen Welt bekannt. Gärtner lieben sie, weil ihre violetten Blüten Bienen anlocken und ihre Wurzeln und Blätter weniger erwünschte Insekten abschrecken.

Hierzulande ist der eigentliche Schnittlauch viel bekannter. Er hat lange, dünne, röhrenförmige Blätter und schmeckt wie milde Zwiebel. Er passt hervorragend zu Omelette und Quiche und schmückt jede Suppe mit seinem Grün. Ofenkartoffeln mit Sour Cream und Schnittlauch ist ein amerikanischer Klassiker. Nur nicht sparen mit dem Schnittlauch! In die klassische französische Kräutermischung *fines herbes* gehören zu gleichen Teilen frisch geschnittener Schnittlauch, Kerbel, Petersilie und Estragon.

Chinesischer Schnittlauch hat flache Blätter und ist in Asien bekannter als im Westen, daher auch der Name. Normaler Schnittlauch wird meist roh gegessen, doch chinesischen Schnittlauch brät man. Er gehört unbedingt in Frühlingsrollen, Stir Frys, sauer-scharfe Suppen und viele Fleisch- und Meeresfrüchte-Gerichte. Die Japaner nennen ihn *nira*. Ein beliebtes japanisches Gericht ist ein Stir Fry aus Leber und *nira*. Auch in *Gyoza*, japanische Teigtaschen, gehört unbedingt *nira*. In Asiamärkten bekommen Sie ihn frisch und günstig.

Pro Gramm enthält Chinesischer Schnittlauch mehr Antioxidantien als die schärfsten roten Zwiebeln. Das liegt daran, dass er durchgehend grün ist und keine weiße Knolle hat. Die traditionelle chinesische Medizin behandelt mit chinesischem Schnittlauch eine ganze Latte von Beschwerden: Ermüdung, Nieren-, Leber- und Magenprobleme. Seine Samen werden auch als Aphrodisiakum verschrieben.

Doch lässt sich diese luststeigernde Wirkung auch wissenschaftlich nachweisen? Die Erziehungsbehörde von Schanghai beschloss, der Frage nachzugehen. In einem Experiment im Jahr 2009 bekamen männliche Ratten vierzig Tage lang den Samen Chinesischen Knoblauchs. Alle zehn Tage brachte man sie mit fruchtbaren Rättinnen zusammen. Am Ende des Testzeitraums bestiegen die derart gedopten Ratten ihre Artgenossinnen doppelt so oft wie vorher. Männchen, die keine Samen bekommen hatten, waren so interessiert wie zuvor. Die Behörde lässt jetzt untersuchen, ob Rättinnen durch die Samen ähnlich inspiriert werden. Experimente am Menschen gab es bisher noch keine.

Schnittlauch sollte nach dem Einkauf / Ernten am besten sofort verzehrt werden. Sollten Sie ihn ein paar Tage aufheben wollen, stecken Sie ihn am besten in einen mikroperforierten Beutel und ins Gemüsefach des Kühlschranks. Manche Geschäfte verkaufen Schnittlauch als lebende Pflanzen (passen Sie aber auf, dass Sie auch wirklich Schnittlauch und nicht ähnlich aussehendes Weizengras erwischen). Den können Sie tagelang frisch genießen. Noch besser ist es, Schnittlauch selbst zu ziehen. Wenn Sie beim Abschneiden zehn Zentimeter stehen lassen, wächst er sehr schnell wieder nach. So können Sie während des Sommers immer wieder von derselben Pflanze ernten. Wie bei allen Kräutern gilt: Je näher Sie sie an die Küche pflanzen, desto öfter werden Sie sie auch verwenden.

Frühlingszwiebeln

Frühlingszwiebeln (*Allium fistulosum*) laufen unter vielerlei Namen, etwa als Winter-, Früh-, Lauch- oder Jungzwiebeln. Sie bilden schlanke weiße Zwiebeln, dunkelgrüne hohle Blätter und eine Quaste dünner Wurzeln. Wie Schnittlauch sollten auch Frühlingszwiebeln möglichst bald verzehrt werden. Zum Lagern sollten Sie sie in einem mikroperforierten Beutel ins Gemüsefach legen.

Dem Anschein und Namen zum Trotz handelt es sich bei Frühlingszwiebeln nicht um kleine Zwiebeln (*Allium cepa*), sondern um eine eigene Art. Neuesten Studien zufolge enthalten sie unfassbare 140 Mal so viele Phytonährstoffe wie normale weiße Zwiebeln – hauptsächlich in den grünen Teilen der Pflanze, wo sie sich nur so ballen. Diese Pflanze könnte uns möglicherweise sehr wirksam vor Krebs schützen. Einer Studie aus dem Jahr 2002 zufolge hatten Männer, die täglich mindestens zehn Gramm Frühlingszwiebeln aßen, ein um 50 Prozent geringeres Prostatakrebs-Risiko als Männer, die das nicht taten. Die Regel, wonach diejenigen Sorten und Arten, die ihren wilden Vorfahren am meisten ähneln, auch am gesündesten sind, bestätigt sich hier wieder: Frühlingszwiebeln kommen wilden Zwiebeln in Aussehen *und* Nährwert am nächsten. Funktion folgt Form.

Bei den meisten Rezepten darf man Zwiebeln getrost durch Frühlingszwiebeln ersetzen, etwa für Buletten, Nudelsoßen, Suppen, Eiergerichten, Soßen, Dips, Sandwiches und auf Pizzen. Wenn man sie in letzter Sekunde in gekochte Gerichte gibt, verleiht das dem Essen einen schönen Biss.

Knoblauch – empfohlene Sorten

Im Supermarkt	
SORTE	BEMERKUNG
Alle Sorten	Alle im Supermarkt erhältlichen Knoblauch-Sorten sind gesund. Suchen Sie sich die Sorte, die Ihnen am besten schmeckt. Alle Sorten halten sich gut, können aber nach langer Lagerung recht scharf werden.

Bauernmärkte, Bioläden, Saatenkataloge			
SORTE	TYP	BESCHREIBUNG	INFO FÜR GÄRTNER
Chilean Silver	Softneck	Ausgewogener, aber pfeffriger Geschmack. Leuchtend reinweiß. Enthält viel Allicin, 15 bis 18 Zehen pro Knolle. Gut lagerbar.	Sie können ihn in großer Menge anbauen, weil er sich ein Jahr lang hält. Gut zu flechten.
Inchelium Red	Softneck	Gewinner mehrerer Geschmackswettbewerbe. Scharfer, aber nicht überwältigender Geschmack. Große Knollen, bis zu 7,5 cm Durchmesser. 9 bis 20 Zehen. Dicke Haut ermöglicht lange Lagerung, bis zu 7 Monate.	Schon Mitte der Saison erntereif.
Music	Hardneck	4 bis 6 sehr große Zehen pro Knolle. Differenzierter, kräftiger Geschmack. Bis zu 9 Monate lagerbar.	Schon Mitte der Saison erntereif. Hoher Ertrag. Widerstandsfähig und kälteresistent. Überwintert, ohne aus dem Boden zu lugen.

Persian Star	Hardneck	Magenta gestreifte Haut, robuster Geschmack. 10 bis 12 leicht zu schälende Zehen. 6 Monate lagerbar.	Winterfest.
Pink Music	Hardneck	Wie Music, aber mit roten Zehenhäuten. Komplexer, würziger Geschmack. 4 bis 6 große, leicht zu schälende Zehen. 9 Monate lagerbar.	Mitte der Saison erntereif. Hoher Ertrag, sehr kälteresistent.
Romain Red	Hardneck	Würzig und scharf, wenn er roh verzehrt wird. 4 bis 5 große, abgeflachte Zehen. Enthält sehr viel Allicin. Hält sich sehr gut.	Zäh und kältetolerant.
Spanish Roja	Hardneck	Sieger in Geschmackstests. Mittelscharf. Schöne, glänzende Haut mit violetten Streifen. Roh oder geröstet gut. 8 bis 10 Zehen pro Knolle. Leicht zu schälen. 2 bis 3 Monate lagerbar.	Zäh. Wächst am besten in Gegenden mit kalten Wintern.

Zwiebeln – empfohlene Sorten

Im Supermarkt	
TYP	BEMERKUNG
Rot und würzig	Alle roten, würzigen Zwiebeln enthalten viele Antioxidantien. Ihre Schärfe mildert sich beim Kochen deutlich ab.
Gelb und würzig	Alle gelben, würzigen Zwiebeln enthalten viele Antioxidantien. Ihre Schärfe mildert sich beim Kochen deutlich ab.
Western Yellow	Diese gelbe, würzige Sorte enthält sehr viele Catechine, wichtige Phytonährstoffe. Schmeckt roh sehr intensiv, gekocht aber milder.

Empire-Sweet	Enthält von allen Gemüsezwiebeln noch am meisten Antioxidantien, aber weniger als würzige Zwiebeln. Milder Geschmack.
New York Bold	Gelbe, würzige Zwiebel, die mit am meisten Antioxidantien enthält. Schmeckt roh derb, gekocht aber milder.
Frühlingszwiebeln (alle Sorten)	Eigene Art; übertrifft fast alle Zwiebeln im Nährstoffgehalt.

Bauernmärkte, Bioläden, Saatenkataloge		
VARIETÄT	BESCHREIBUNG	INFO FÜR GÄRTNER
Karmen (auch Red Karmen)	Mittelgroße, abgeflachte Zwiebel, die aussieht, als wäre sie in roten Lack getaucht worden. Mittelsüßer Geschmack. Roh oder gegrillt gut. Verliert beim Kochen einen Teil der Farbe. Enthält viel Quercetin. Gut lagerbar.	Reift in 65 bis 70 Tagen.
Purplette	Kleine (2 bis 5 cm Durchmesser) Zwiebeln mit violetter Schale. Mild und köstlich.	Reift in 60 bis 65 Tagen. Kann auch im Frühlingszwiebel-Stadium geerntet werden.
Red Baron	Kleine Zwiebeln mit mildem Geschmack. Kräftig burgunderfarben. Enthält besonders viele Phytonährstoffe. Gut lagerbar.	Reift in 60 Tagen. Kann zu Mittsommer als Winterzwiebel geerntet werden. Lässt man sie im Boden, erntet man im Frühling 7 bis 10 cm große Zwiebeln.
Red Wethersfield	Mild-scharfes Fleisch. Große, abgeflachte Zwiebel mit violetter Haut und roten konzentrischen Kreisen. Gut lagerbar.	Braucht 100 Tage bis zur Reife.
Red Wing	Mittelgroße Zwiebel mit roter Haut. Scharf. Abwechselnd rote und weiße Ringe. Roh, gegrillt und gebraten gut. Enthält viele Antioxidantien.	Braucht 100 bis 120 Tage bis zur Reife.

ZUSAMMENFASSUNG LAUCH

1. ***Knoblauch ist sehr gesund.***
   Achten Sie auf Knoblauch mit gedrungenen, festen Zehen, die von einer intakten Außenhaut fest umschlossen sind. Die maximale Menge Allicin bekommen Sie, wenn Sie den Knoblauch nach dem Zerkleinern zehn Minuten ruhen lassen, bevor Sie ihn erhitzen. Die beste Auswahl finden Sie auf Bauernmärkten und in Spezialgeschäften, wo Sie sich die Sorte aussuchen können, die Ihnen vom Geschmack und der Schärfe am meisten entgegenkommt.

2. ***Je intensiver der Geschmack einer Zwiebel, desto gesünder ist sie.***
   Scharfe rote und gelbe Zwiebeln sind am gesündesten. Beim Kochen werden sie milder, süßer – und noch wertvoller. Kleine Zwiebeln enthalten pro Gramm mehr Nährstoffe als größere Zwiebeln. Gemüsezwiebeln sind weniger gesund als Kochzwiebeln. Kocht man Zwiebeln in Wasser, gehen viele Nährstoffe ins Kochwasser verloren.

3. ***Schalotten sind mild und gesund.***
   Sie enthalten noch mehr Nährstoffe als die meisten Zwiebelsorten. Wegen ihres milden Geschmacks eignen sie sich zur Verwendung in Eiergerichten, Cremesuppen und Soßen. In Asiamärkten sind sie am billigsten. Oder ziehen Sie selbst welche; sie brauchen nur wenig Platz und sind anspruchslos.

4. ***Beim Porree nicht nur die weißen Teile verwenden.***
   Die grünen Teile des Porrees enthalten mehr Phytonährstoffe als die weißen. Die Antioxidantien in Porree gehen schnell verloren, essen Sie ihn also bald nach dem Kauf, möglichst innerhalb von ein paar Tagen.

5. ***Essen Sie massenhaft Schnittlauch und Chinesischen Schnittlauch.***
   Schnittlauch mit seinen hohlen Halmen finden Sie in fast jedem Supermarkt. Chinesischer Schnittlauch hat flache Blätter und ist schwerer erhältlich. Den frischesten und billigsten bekommen Sie in Asiamärkten. Innerhalb von wenigen Tagen verbrauchen oder in mikroperforierten Beuteln lagern.

6. ***Frühlingszwiebeln sind gesünder als die meisten anderen Lauchgewächse.***
   Frühlingszwiebeln kommen wilden Zwiebeln vom Aussehen und Nährwert am nächsten. In den grünen Blättern sind die Nährstoffe stärker konzentriert als in den schmalen weißen Zwiebeln. Lagern wie Schnittlauch.

3. KAPITEL

MAIS AUF DEM KOLBEN

Wie supersüß er ist!

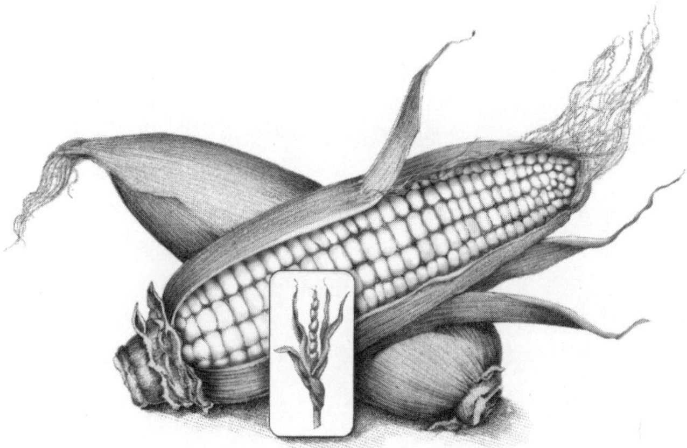

Teosinte und moderner Mais

Der Mais, den wir heute essen, sieht völlig anders aus als sein wilder Vorfahr, die Teosinte. Teosinte (*Zea mexicana*) ist ein Süßgras aus Zentralmexiko. Ihre »Ähren« sind gerade einmal zwölf Zentimeter lang und tragen fünf bis zwölf Körner, die in einer Reihe angeordnet sind. Jedes der dreieckigen Körner ist von einer harten Schale umgeben. Knackt man sie, findet man ein Körnchen trockene, stärkehaltige Nahrung. Auf einen Grill würde man Teosinte nicht werfen – doch die Jäger und Sammler, die sich die Mühe machten, die Samen zu ernten, bekamen ihre Belohnung: Teosinte enthält doppelt so viel Protein und deutlich weniger Stärke als heutiger Mais.

Es brauchte 7.000 Jahre Zucht von der Teosinte bis zum heutigen Giganto-Maiskolben mit seinen Hunderten saftigen, schalenlosen, supersüßen Körnern. Zu dieser Entwicklung trugen ein paar spontane Mutationen bei, hunderte Generationen menschlicher Zuchtwahl und – in jüngster Zeit – direkte Eingriffe ins Erbgut der Pflanze. Infolge dieser Änderungen unterscheidet sich der moderne Mais stärker von seinen Vorfahren als jede andere essbare Pflanze. Mais ist so schmackhaft und produktiv geworden, dass er heute 25 Prozent aller Kalorien liefert, die die Weltbevölkerung zu sich nimmt.

In unserem Bestreben, immer größere, süßere, weichere und saftigere Körner zu bekommen, haben wir es vielleicht ein wenig übertrieben: Aktuelle supersüße Sorten enthalten bis zu 40 Prozent Zucker, der Name »Zuckermais« passt also perfekt. Allerdings sind die meisten Phytonährstoffe unterwegs verloren gegangen. Blauer Mais, der den Hopi und anderen Stämmen im Südwesten Amerikas heilig war, enthält extrem viele Anthocyane und wirkt 30 Mal stärker antioxidativ als moderner Kulturmais. Auch Mais mit bunten Kolben enthält erhebliche Mengen dieser Verbindungen.

Eines der Anthocyane im blauen Mais, das Cyanidin-3-Glucosid (CG3), ist möglicherweise pure Medizin. In Tierversuchen hat CG3 das Wachstum von Darmkrebs gebremst, Entzündungen gehemmt, Cholesterin- und Blutzuckerwerte gesenkt und sogar die Gewichtszunahme durch eine fettreiche Ernährung verringert. Weißer und gelber Mais enthält weder Anthocyane noch CG3. Pigmentierter Mais wird in den USA dagegen fast nur noch als Dekoration angebaut, nicht zum Verzehr.

In Südamerika wird weiter viel violetter Mais gegessen, *maíz morado* bzw. Lila-Mais. Dort macht man auch (mit Ananasschalen und Zimt) ein traditionelles Erfrischungsgetränk daraus, die *chicha morada*. Dieses violette Getränk enthält mehr Resveratrol als Rotwein. (Der Phytonährstoff Resveratrol wirkt blutverdünnend, entzündungshemmend und vorbeugend gegen Krebs.) Es enthält auch mehr Anthocyane als die meisten Heidelbeeren. Nachdem sich die Kunde von dem südamerikanischen Superdrink in den USA herumgesprochen hatte, wollten die Menschen ihn dort auch kaufen. Man bekommt ihn dort inzwischen in Bioläden

– für etwa sieben Euro die Flasche. Lesen Sie aber das Etikett, bevor Sie zuschlagen: Einige Marken enthalten sehr viel Zucker (in traditioneller *chicha morada* ist gar keiner drin).

VON DEN MUTATIONEN DER NATUR ZUR ATOMBOMBE

Heute würde niemand Mais essen, wenn das Erbgut der Pflanze nicht im Lauf der Jahrtausende vier, fünf zufällige Mutationen durchgemacht hätte. Jede Mutation betraf jeweils nur ein einziges Gen. Doch im Zusammenspiel sorgten diese winzigen Änderungen für eine Totalverwandlung. Eine kurze, buschige Pflanze mit mehreren Stängeln, kleinen Ähren und gerade einmal einem Dutzend Körnchen entwickelte sich zu einer hochwachsenden Pflanze mit einem oder zwei Stängeln, viel größeren Ähren und hundert und mehr Körnern pro Kolben – alles ohne menschliches Zutun.

Die frühen Bauern machten sich diese Änderungen schnell zunutze und fingen an, Mais in großer Menge anzubauen. Schon vor 5.000 Jahren war Mais im südlichen Zentralmexiko Grundnahrungsmittel; er ersetzte Nüsse, Wurzeln, Grünzeug und sogar Wild, die bisherigen Nahrungsmittel der dort ansässigen Jäger und Sammler.

Im Laufe der nächsten Jahrtausende breitete sich der Maisanbau nach Norden und Süden aus, bis der Mais schließlich in ganz Nord- und Südamerika zu den Grundnahrungsmitteln gehörte. Christoph Kolumbus machte als einer der ersten Europäer Bekanntschaft mit dem Korn der Neuen Welt. Als er im heutigen Kuba anlandete, schenkten ihm die Einheimischen ein Fladenbrot aus Maismehl. Kolumbus notierte in seinem Tagebuch, das Korn »schmeckte gut, wenn es getrocknet, gemahlen und dann gebacken wurde«. Die Zigmillionen Menschen, die jeden Tag Tortilla essen, würden dem sicher zustimmen.

Als Ende des 16., Anfang des 17. Jahrhunderts die ersten englischen Siedler an der Ostküste Nordamerikas landeten, begegneten sie Einheimischen, die in großen Mengen Mais anbauten. John Winthrop, der erste Gouverneur der Massachusetts Bay Colony, schrieb in sein Tagebuch, dass die Stämme der Massachusett, der Nauset und der Wampanoag vielfarbigen Mais anbauten: »Die Natur hat sich den Spaß erlaubt, diesen

Mais mit einer großen Vielzahl von Farben zu verschönern … Sie bauen weißen, schwarzen, kirschroten, gelben, blauen, strohfarbenen, grünlichen und gepunkteten Mais an.«

Die Pilgerväter erlebten in den ersten Jahren extreme Not. Hunderte Menschen starben und ganze Kolonien verschwanden wieder. Den Siedlern der Plymouth Colony wurde dieses Schicksal erspart, was sie vor allem dem Mais zu verdanken haben. Teilweise erhielten sie ihn von den örtlichen Stämmen geschenkt, teilweise tauschten sie ihn ein, teilweise stahlen sie ihn einfach. Auch wenn ihre Nachfahren nicht mehr gerne darüber sprechen, wäre die Kolonie doch vermutlich zugrunde gegangen, wenn eine Gruppe verhungernder Siedler nicht einfach Mais- und Bohnenvorräte der Wampanoag geplündert hätte. William Bradford, der erste Gouverneur der Plymouth Colony, sprach von »Gottes Vorsehung«, die die Siedler gerettet habe. Ohne sie wäre die Ansiedlung vielleicht eine Fußnote der Geschichte geblieben, wie so viele andere auch.

Schließlich lernten die Pilgerväter, wie man Mais anbaut, dank der Anleitung durch einen amerikanischen Ureinwohner namens Tisquantum, besser bekannt als Squanto. Er verriet den Siedlern, wann und wie sie die Körner säen müssen. Er wies sie auch an, einen toten Fisch unter den Nestern aus drei bis fünf Körnern zu vergraben. Ohne den Fisch, warnte er, würde der »Mais nichts werden«. Bauern, die auf diesen natürlichen Dünger verzichteten, mussten erkennen, wie recht er gehabt hatte. Mit ihrem eigenen Mais besiegten die Siedler den Hunger und verringerten ihre Abhängigkeit von den örtlichen Stämmen. Sie waren begeistert: Mais brachte doppelt so viel Ertrag wie jedes Getreide, das sie in Europa angebaut hatten – und das mühselige Pflügen konnte man sich auch noch sparen. In ihren Augen war der Mais eine Wunderpflanze. Auch in Europa wird Mais heutzutage in gewaltigen Mengen angebaut, nur fällt das weniger auf, weil Europäer in der Regel ihren Mais nicht selbst essen, sondern an ihre Tiere verfüttern.

DER ERSTE ZUCKERMAIS

Irgendwann in der Kulturgeschichte des Maises, möglicherweise schon vor über zweitausend Jahren, fand eine spontane Mutation statt, die den

Mais für Menschen noch attraktiver machte: Ein Gen, das in den Maiskörnern die Umwandlung von Zucker in (deutlich weniger gut schmeckende) Stärke regelt, mutierte, sodass der Mais viel länger süß blieb und erst ganz am Ende des Reifungsprozesses mehlig wurde. Als die Europäer anlandeten, bauten viele Irokesen-Stämme diese Leckerei bereits an.

Allerdings sah der Zuckermais der Irokesen ganz anders aus als heutiger Mais. Die Kolben hatten nur acht Reihen mit Körnern, nicht 14 bis 16, wie man es heute gewohnt ist – und der Kolben war scharlachrot. Die Irokesen verkauften den Siedlern diesen Mais, Papoon genannt – was übersetzt so viel heißt wie »Mais für Babys«, weil er so weich und süß war, dass sie daraus Maisbrei für ihre Kinder machten –, und über sie gelangte er 1779 nach Europa.

Doch die Siedler störten sich an der Farbe des Papoon. In den 1830ern gelang es einem Züchter, dem Mais »den Nachteil seiner gelben Farbe auszutreiben«. Leider hatte er ihm unwissentlich das Betacarotin weggezüchtet, einen sehr gesunden Stoff, wie man allerdings erst 100 Jahre später erkannte.

In Europa war Mais viel weniger populär als in Amerika, erst im 19. Jahrhundert begann man nach einer Kartoffelseuche, überhaupt Maissorten zu züchten, die für das strengere Klima etwa in Mittel- und Norddeutschland geeignet waren. Dennoch blieb Mais immer unbedeutend, bis in die 1970er-Jahre. Erst danach wurden in Europa die Anbauflächen gewaltig ausgeweitet – zur Gewinnung von Viehfutter.

In Amerika hingegen, wo Mais große Bedeutung für die Ernährung hatte, wurde intensiv an der Verbesserung der Sorten gearbeitet. Im frühen 20. Jahrhundert setzten Züchter Maispflanzen gezielt erbgutverändernden Einflüssen aus, bombardierten sie mit Röntgenstrahlung, ultraviolettem Licht und sogar radioaktiver Strahlung, um zu sehen, was dabei herauskam. Trauriger Höhepunkt dieses Programms war ein Versuch, bei dem Maiskörner (neben Ziegen und Schweinen) absichtlich der Strahlung ausgesetzt wurden, die sich bei einem Atombombentest am Bikini-Atoll gebildet hatte. Die dabei entstandenen Mutanten kamen in eine Genbank und konnten von Forschern zur Untersuchung ausgeliehen werden wie Bibliotheksbücher. Bei einer dieser Pflanzen entdeckte Genetiker John Laughnan Ende der 1950er-Jahre eine Mutation, die den Mais unfassbare zehn Mal süßer machte als den damals bekannten Mais. Und, noch besser: Der Mais blieb über Tage hinweg süß. In normalem Zuckermais fängt die Umwandlung von Zucker in Stärke schon wenige Stunden nach der Ernte an; nach acht Stunden hat sich die Hälfte des Zuckers in mehlig schmeckende Stärke verwandelt. Maisgourmets setzten daher schon das Kochwasser auf, *bevor* sie ihren Mais ernteten. Der mutierte Mais hingegen blieb – sofern er richtig gekühlt wurde – sensationelle zehn Tage lang süß. Bevor er den Zuckermais vermarkten konnte, musste Laughnan jedoch noch einen Weg finden, die Samen leichter sprießen zu lassen. Durch den enorm hohen Zuckeranteil und den Stärkemangel überstanden die Pflanzen nämlich häufig die ersten kritischen Wochen nicht. Also kreuzte Laughnan seine Samen mit denen von traditionellem Zuckermais und hatte so eine Maissorte geschaffen, die immer noch süßer als andere Varietäten war und dies auch lange blieb.

Zum ersten Mal in der Geschichte schmeckte Mais, der im Mittleren Westen des Landes angebaut wurde, noch immer zuckersüß, wenn er an den Küsten in die Lebensmittelgeschäfte kam. Eine Revolution für die ganze Branche! Bauern und Verbraucher waren hingerissen.

Kein Wunder, dass Amerikaner heute (da der Mais dank der Gentechnik nochmal süßer, zarter und cremiger geworden ist) 30 Prozent mehr frischen Mais essen als noch vor Jahrzehnten. Macht man Gemüse süßer – mit welchen Methoden auch immer – kaufen und essen die Menschen es lieber.

Warum wir Zucker lieben

Zucker spricht direkt unsere Belohnungszentren im Hirn an. Wenn wir Süßes schmecken, schicken Rezeptoren auf der Zunge und in der Mundschleimhaut Blitznachrichten an diese Zentren, woraufhin Wohlfühlhormone (wie Dopamine und Endorphine) ausgeschüttet werden – ebenjene Hormone, die auch den Körper fluten, wenn wir in einem Wettbewerb siegen, beim Glücksspiel gewinnen, shoppen gehen oder Sex haben. Das Hirn belohnt uns dafür, dass wir Süßes essen – also tun wir es gerne wieder. Kein anderes Nahrungsmittel ließ in allen bisherigen Tests die Belohnungszentren so verlässlich anspringen wie Zucker. Übrigens erkennt das Gehirn den Unterschied zwischen kalorienfreiem Süßstoff und Zucker, auch wenn unsere Geschmacksknospen getäuscht werden: Im Kernspin zeigte sich, dass bei Probanden nur drei Belohnungszentren im Gehirn ansprangen, wenn sie Süßstoff aßen. Bekamen sie stattdessen Zucker, erwachten weitere sieben Belohnungszentren.

Doch woher kommt diese tief verwurzelte Vorliebe für Zucker? Weil Zucker Energie ist, und zwar sofort verwertbare. Und genau darum ging es ja in der Menschheitsgeschichte bei der Nahrungsaufnahme fast immer. Dass Nahrung heute für Milliarden Menschen im Überfluss bereit steht, ist noch zu neu, als dass die Verdrahtung im Gehirn sich daran schon hätte anpassen können.

Einkaufstipps für Mais

In Europa wird so wenig Mais gegessen, dass es im Supermarkt kaum Auswahl gibt. Wählen Sie wenigstens den am intensivsten gefärbten Mais – dunkelgelber Mais enthält bis zu 58 Mal so viel Betacarotin und die verwandten Verbindungen Lutein und Zeaxanthin wie weißer Mais. Lutein und Zeaxanthin schützen vor zwei häufig auftretenden Augenkrankheiten: Makuladegeneration und Grauem Star.

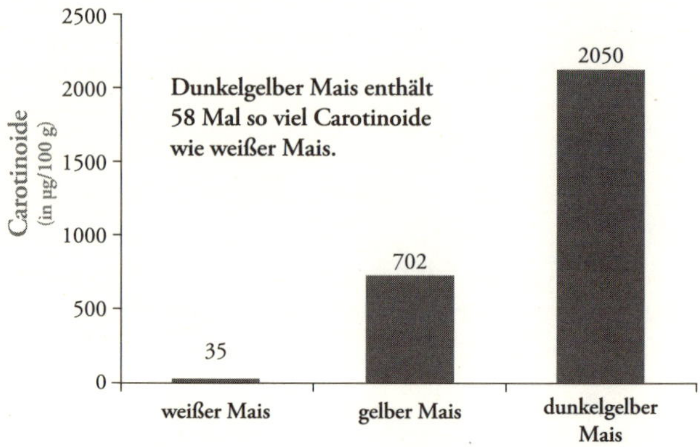

JENSEITS DES SUPERMARKTS

Blaue, violette, orange, schwarze und rote Maissorten sind sehr gesund, aber schwer aufzutreiben. Auf Bauernmärkten und in großen Gemüsehandlungen finden Sie vielleicht wenigstens dunkelgelben Mais.

EIGENANBAU VON MAIS

Wohl für fast alle die einzige Möglichkeit, richtig gesunden Mais zu bekommen. Doch Vorsicht bei den Saaten; die meisten Sorten sind süß bis extrasüß. Bei alten Sorten sollte man den Mais nach der Ernte möglichst noch am gleichen Tag verzehren. Wartet man nur einen Tag, wird der meiste Zucker in den Körnern schon zu Stärke umgewandelt sein.

ZUBEREITUNG VON MAIS

Den Maiskolben einfach die Hüllblätter abreißen und sie in kochendes Wasser werfen, geht gar nicht: Wie bei den meisten Gemüsearten wandert beim Kochen der Großteil der wasserlöslichen Nährstoffe ins Kochwasser. Es gilt also, den Mais möglichst ohne Kontakt mit Wasser zu garen.

Sie können ihn dämpfen oder, was jetzt vielleicht überraschend klingt, in die Mikrowelle geben (ohne dass dabei Popcorn entsteht). Legen Sie dazu den Mais mit seinen Hüllblättern in die Mikrowelle; schneiden Sie lediglich die oben herausstehenden Härchen ab, weil die leicht verbrennen. Lassen Sie die Mikrowelle bei voller Leistung laufen, drei bis vier Minuten für einen Kolben, fünf bis sechs für zwei Kolben und für jeden zusätzlichen Kolben eine Minute länger. Überprüfen Sie dann vorsichtig, ob der Mais durch ist, indem Sie ein Hüllblatt ein wenig herunterziehen und ein Maiskorn entnehmen. Schließen Sie die Hülle wieder, wenn der Mais noch nicht durch ist, und lassen Sie ihn eine weitere Minute garen. Lassen Sie den Mais danach fünf Minuten abkühlen, bis Sie Hüllblätter und Härchen entfernen. Der intensive Mais-Geschmack wird Sie begeistern.

Sie können Mais natürlich auch grillen – aber bitte in seiner Hülle. Legen Sie ihn etwa fünf Minuten lang auf den Grill, drehen Sie ihn mehrmals, entfernen Sie Hüllblätter und Härchen und legen Sie den Kolben noch einmal kurz auf den Rost, bis er von allen Seiten leicht gegrillt ist. Essen Sie ihn so, wie er ist, oder mit Butter und Salz. Wer ein bisschen mehr Schnickschnack mag, kann ihn auch mit Limettensaft beträufeln und Chilipulver oder Tabasco drübergeben.

MAISMEHL & CO.

Man kann Mais auch in Form von Polenta, Tortillas und Chips zu sich nehmen, aber alle Lebensmittel, die aus Maismehl entstehen, leiden daran, dass bei der Herstellung von Maismehl meist Samen und Schalen entfernt werden, die viel Vitamin E bzw. Ballaststoffe und Antioxidantien enthalten. Dadurch geht viel an Geschmack und Nährwert verloren.

Nehmen Sie daher nach Möglichkeit Mais-Vollmehl (erhältlich in Bioläden und großen Supermärkten), am besten aus knallgelbem oder sogar blauem Mais (selten!). So holen Sie sich einige der Phytonährstoffe zurück, die dem Mais in den letzten paar Jahrhunderten weggezüchtet wurden: Antioxidantien, Magnesium, Phosphor, Kalium, Cholin und Betain. Da im Mais-Vollmehl auch die öligen Samen stecken, hält es sich deutlich weniger lang. Kaufen Sie nur die Menge, die Sie in einem

Monat verbrauchen, packen Sie das Mehl in eine Dose oder einen Beutel und lagern Sie es im Kühlschrank oder im Eisfach. Mithilfe des folgenden Rezepts können Sie sich ein leckeres Maisbrot selbst zubereiten.

Buntes Maisbrot

Vorbereitungszeit: 15 bis 20 Minuten

Garzeit: 20 bis 25 Minuten

Gesamtdauer: 35 bis 45 Minuten (ergibt ca. 6 Portionen)

150 g Vollkornmehl aus violettem, blauem, rotem oder gelbem Mais
100 g ungebleichtes Weizenmehl
2 TL Backpulver
½ TL Backnatron
½ TL Salz
2 Eier
60 ml warmer Honig
3 EL zerlassene Butter
150 g Joghurt
150 ml Milch

Backofen auf 225 Grad vorheizen und eine ca. 20 x 20 cm große Backform einfetten.

Die trockenen Zutaten in einer mittelgroßen Schüssel vermischen. Eine Mulde in die Mitte drücken.

Die flüssigen Zutaten in einer kleineren Schüssel verquirlen, in die Mulde gießen und umrühren, bis alles vermischt ist. Den Teig in die eingefettete Backform füllen und diese auf die mittlere Schiene des Ofens schieben.

20 bis 25 Minuten backen, bis die Oberseite goldbraun ist und das Maisbrot elastisch nachgibt, wenn man es in der Mitte eindrückt. Leicht abkühlen lassen und in Würfel schneiden. Warm oder lauwarm servieren.

DOSEN- UND TIEFKÜHLMAIS

Die meisten Menschen halten Dosenobst und -gemüse für weniger gesund. Der Grund dafür ist, dass beim notwendigen Erhitzen einige Vitamine (etwa Vitamin C) verloren gehen können. Im Licht der aktuellen Forschung muss man dieses Bild allerdings relativieren: Inzwischen weiß man, dass Vitamin C bei vielen Obst- und Gemüsesorten nur für einen Bruchteil der antioxidativen Wirkung verantwortlich ist. Viel größer ist der Anteil der Phytonährstoffe. Und im Unterschied zu Vitamin C behalten diese beim Erhitzen ihre Fähigkeit, freie Radikale zu binden. Teilweise steigt die antioxidative Aktivität sogar, weil die Wärme Phytonährstoffe in aktivere Formen umwandelt oder für den Körper leichter zugänglich macht. Das erklärt, warum Dosenmais sogar *mehr* Carotinoide enthält als frischer Mais. Dosenmais schmeckt zwar nicht so gut wie frischer, aber er ist mindestens genauso gesund.

Tiefgefrorener gelber Mais ist genauso gesund wie frischer. Den gefrorenen Mais (achten Sie darauf, keine allzu süße Sorte zu nehmen) direkt in den Dämpfer geben, nicht vorher auftauen. Bitte nicht in Wasser kochen, sonst gehen die meisten Nährstoffe verloren.

Mais – empfohlene Sorten

Im Supermarkt	
TYP	BEMERKUNG
Gelber Mais	Alle Sorten mit gelben oder dunkelgelben Körnern enthalten mehr Betacarotin als Sorten mit weißen oder blassgelben Körnern. Die meisten gelben Maissorten im Supermarkt enthalten allerdings sehr viel Zucker.

Bauernmärkte, Bioläden, Saatenkataloge			
SORTE	TYP	BESCHREIBUNG	INFO FÜR GÄRTNER
Golden Bantam	Zuckermais	Traditionelle Sorte mit tiefgelben Körnern. Klassischer Geschmack. Gut zum Einfrieren und Grillen.	Reift in 85 Tagen.
Blauer Hopi	Indianermais	Uralte Sorte. Mittelgroße, rotblaue Kolben. Schmeckt süßlich, wenn man ihn jung erntet und grillt. Wird meistens zur Mehlgewinnung verwendet; enthält viel Protein.	Reift in 75 bis 110 Tagen und wird nur 1,50 m hoch. Genügsamer Mais, der auch auf kargem Boden gute Erträge bringt.
Doux Miner	Zuckermais	Schöne, gelbe, süße Körner. Als junge Kölbchen ernten.	Vorziehen Ende März bis April, im Mai ins Freiland. Liebt Hitze, braucht guten Boden.
Rainbow Inka	Zuckermais	Bunt: gelb, rot, blau. Wird über 2 m hoch.	Vorziehen Ende März bis April; im Mai ins Freiland.

ZUSAMMENFASSUNG MAIS

1. ***Nehmen Sie farbigen Mais.***
   Dunkelgelber, roter, blauer, schwarzer oder violetter Mais enthält mehr Phytonährstoffe als weißer oder blassgelber.

2. ***Essen Sie alte oder nur mäßig süße Sorten.***
   Der moderne supersüße Mais jagt den Blutzuckerspiegel nach oben. Die frischeste Ware bekommen Sie direkt vom Bauern.

3. ***Mais dämpfen, grillen oder in der Mikrowelle garen – nicht in Wasser kochen.***
   Beim Kochen gehen wichtige Nährstoffe verloren. Am meisten Nährstoffe bleiben erhalten, wenn man den Mais in seiner Hülle gart.

4. ***Dosen- und Tiefkühlmais kann so gesund sein wie frischer Mais.***
   Beim Eindosen geht zwar Vitamin C verloren, die Phytonährstoffe bleiben aber erhalten. Das Einfrieren von Mais beeinträchtigt den Gehalt an Nährstoffen kaum. Die tiefgefrorene oder eingedoste Ware aus dem Supermarkt ist allerdings meist aus supersüßen Sorten gemacht.

5. ***Verwenden Sie zum Kochen Mais-Vollmehl.***
   So profitieren Sie auch von den Nährstoffen, die in der Schale und dem Samen enthalten sind. Gekühlt lagern. Noch gesünder und abwechslungsreicher wird es, wenn Sie mit rotem, blauem oder violettem Vollmehl kochen.

6. ***Kaufen Sie Bio-Mais, um weniger Pestiziden ausgesetzt zu werden.***
   Supersüßer Mais muss mitunter massiv gespritzt werden, aber auch normaler Mais ist nicht unbedenklich. Mit Ware aus dem Bioladen sind Sie auf der sicheren Seite.

7. ***Bauen Sie Ihren eigenen Mais an.***
   Wählen Sie die buntesten Sorten oder bauen Sie traditionellen Zuckermais an. Diesen sollten Sie allerdings sofort nach der Ernte verarbeiten, sonst verwandelt sich der Zucker in Stärke.

4. KAPITEL

KARTOFFELN

Von wilden Knollen zu Pommes Frites

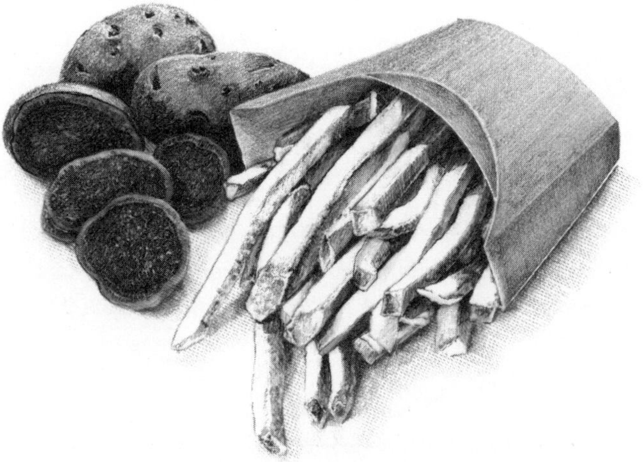

Wilde Kartoffeln und moderne Pommes Frites

Die Mall of America in Bloomington (Minnesota) ist mit über 40 Millionen Besuchern im Jahr die beliebteste Shopping Mall der Welt. Selbstverständlich muss in der Mall niemand hungrig bleiben; über 25 Fastfood-Ketten sind dort vertreten, darüber hinaus gibt es dutzende unabhängige Restaurants. Kartoffeln gehören in der Mall zu den beliebtesten Stärkungen. Man bekommt sie als Pommes Frites, Chips, Wedges, Puffer, Püree, Salat und als Ofenkartoffeln mit einem Dutzend verschiedenen Toppings.

Auch sonst essen US-Amerikaner gerne Kartoffeln, knapp 60 Kilo pro Person und Jahr. Die Deutschen liegen mit 57 Kilo pro Person und Jahr nur knapp dahinter. Dabei ist allerdings bemerkenswert, dass sich der Verbrauch in Deutschland seit den 1960er-Jahren halbiert hat, während er sich in den USA verdoppelte. In Deutschland fand man mit wachsendem Wohlstand, man könne sich inzwischen »Besseres« leisten als Kartoffeln. Dass die US-Amerikaner heute doppelt so viel Kartoffeln essen wie vor 50 Jahren, liegt am Wachstum der Fastfood-Ketten. Amerikaner essen 3,3 Milliarden Kilo Pommes im Jahr – 13 Kilo pro Kopf. Allein am Superbowl-Wochenende verschlingen Amerikaner acht Millionen Kilo Kartoffelchips. US-Teenager essen ein Drittel ihres Gemüses in Form von Fritten, und auch Erwachsene essen ihr Gemüse zu 32 Prozent in Form von Kartoffeln. Von dunkelgrünem Gemüse und Kreuzblütlern (Kohl & Co.) hingegen essen sie gerade mal ein Prozent der empfohlenen Tagesdosis. Stärke siegt.

400 Jahre vor der Eröffnung der Mall of America gehörte der Grund, auf dem sie steht, den Sioux. Sie jagten Rotwild, Elche und Karibus und suchten nach wilden Früchten und wildem Gemüse. Ihre liebste Wurzel war die Amerikanische Erdbirne (*Apios americana*). Ihre Knollen sind erbsen- bis grapefruitgroß und reihen sich entlang der dünnen Wurzeln wie Perlen an einer Kette. Die klugen Sioux sparten sich die mühsame Suche nach den Knollen und plünderten stattdessen die Vorratskammern von Feldmäusen, wo sie manchmal kiloweise Knollen fanden.

Hunderte Jahre nachdem die Amerikanische Erdbirne vom Speisezettel verschwunden war, fragten sich Wissenschaftler, was sie uns ernährungstechnisch zu bieten gehabt hätte. Sie fanden heraus, dass Amerikanische Erdbirnen drei Mal so viel Protein enthalten wie moderne Kartoffeln. Außerdem enthalten sie sehr viel Genistein. Dieses Phytoöstrogen, das auch in der Sojabohne steckt (die wie *Apios* zur Familie der Bohnen gehört), vermindert möglicherweise das Risiko für Brust- und Prostatakrebs. (Interessanterweise machten die Sioux eine Paste aus Apios und trugen sie direkt auf Hauttumore auf.) Möglicherweise stabilisiert die Pflanze auch das Herz-Kreislauf-System. Im Tierversuch senkte diese fast vergessene Pflanze den Blutdruck von Ratten mit zu hohem Blutdruck um zehn Prozent. Trotz dieser Vorzüge wird es in den Restaurants der Mall of America nie Apios zu kaufen geben. Erstens wächst die Pflanze zu langsam: Erst nach drei Jahren produziert sie Knollen, die groß genug wären, heutige Konsumenten zu befriedigen. Vor allem kämen aber lausige Fritten und Chips heraus, weil keine Schneidemaschine mit den unregelmäßigen Formen und Größen der Knollen zurechtkäme. Da die Pflanze wirtschaftlich uninteressant ist, betrachtet man sie heute als störendes Unkraut.

Die große, gut verarbeitbare, schnell wachsende Knolle, die wir heute essen, *Solanum tuberosum*, besser bekannt als »Kartoffel«, stammt aus Chile und Peru. Ihre ursprüngliche Heimat liegt 3.500 Meter über dem Meeresspiegel, im Hochplateau zwischen den Andenketten. Dort gedeihen die Knollen seit zehntausenden Jahren trotz schlechten Bodens, starker Winde und harscher Winter mit Temperaturen bis minus 30 Grad.

Es gibt satte 5.000 Varietäten wilder Kartoffeln, murmel- bis fußballgroße, weiße, schwarze, hellbraune, rote, violette, blaue, dunkelbraune, gelbe, orange und grüne. Neben den heute erhältlichen einheitlichen braungelben Knollen wirken die exotischen Varietäten knorrig und vielfältig.

Vor etwa 8.000 Jahren begannen die ersten Bauern in Peru, an den Hängen der Anden auf bewässerten Terrassen Kartoffeln anzubauen. Natürlich wählten sie dafür die süßesten, größten, am wenigsten bitteren und fasrigen Kartoffeln. Die weniger bitteren Sorten anzubauen war aber nicht nur eine Geschmacksfrage – das Überleben hing davon ab. Denn Kartoffeln enthalten wie andere Nachtschattengewächse bitteres Solanin, eine Verbindung, die tödlich wirken kann wie Strychnin.

Anders als heutige Landwirte bauten die Peruaner nicht ein oder zwei Sorten an, sondern dutzende. Selbst heute noch pflanzen Bauern in hohen Regionen bis zu 45 Sorten nebeneinander an. Eine übliche Praxis ist, fünf Sorten in ein einziges Loch zu pflanzen. So steigt die Wahrscheinlichkeit, dass noch unter widrigsten Umständen irgendeine Sorte überlebt. Genetische Vielfalt ist hier eine Versicherung gegen Ernteausfälle.

Im Lauf der Jahrtausende fanden die Bauernfamilien unzählige Möglichkeiten, die Knollen zu lagern und zuzubereiten. Eine Konservierungsart besteht etwa darin, die reifen Knollen auszugraben und auf dem Feld liegen zu lassen. Während der Nächte gefrieren sie, am Tag werden sie von der Sonne getrocknet. Dieser Prozess der Gefriertrocknung zieht sich wochenlang, bis die Knollen so trocken sind, dass sie schier zerkrümeln. Derart gefriergetrocknete Knollen lassen sich als Ganzes oder in Flockenform (als *chuñu*) aufbewahren. *Chuñu* macht man, indem man die getrockneten Kartoffeln auf einen Haufen stapelt und darauf herumläuft. Lagert man *chuñu* kalt und trocken, halten sich die Flocken bis zu zehn Jahre lang. Will man wieder Nahrung daraus machen, gibt man einfach Wasser dazu, wie bei gekauftem Kartoffelpüree.

Während des Koreakriegs besuchten Ernährungsspezialisten des US-Militärs die Bauern der Andenregion, um sich diese einfache und geniale Lagermethode anzusehen. Beeindruckt fuhren sie nach Hause und entwickelten daraus ein Instant-Kartoffelprodukt zur besseren Versorgung des Militärs.

VERBESSERUNG DER KARTOFFEL

Heute wachsen in hunderten Ländern in aller Welt neue und verbesserte Kartoffelsorten. Alle »Nachteile« der wilden Vorfahren sind längst beseitigt. Inzwischen sind die meisten Kartoffeln mindestens mittelgroß und einheitlich, als wären sie geklont. Ein Großteil des Solanins wurde ihnen weggezüchtet, man muss sich also keine Sorgen mehr machen, an einer giftigen Kartoffel zu sterben. Der erstaunlichste Erfolg aber wurde bei der Ergiebigkeit erzielt: Allein in den letzten 80 Jahren *versechsfachte* sich der Ertrag pro Hektar. Würde man den Rasen der Münchner Allianz Arena umpflügen, mit Ammoniumsulfat düngen, mit Saatkartoffeln bepflanzen und ausreichend wässern, könnte man nach vier Monaten auf dieser Fläche 20 Tonnen Kartoffeln ernten.

Kartoffeln gehören inzwischen zu den produktivsten Feldfrüchten dieser Welt – mit ihrem Nährwert geht es allerdings seit Jahrhunderten bergab. Irgendwo zwischen den Hochplateaus der Anden und den Weiten Niedersachsens sind enorm viele Nährstoffe verloren gegangen. Der Hauptgrund dafür liegt im Verschwinden der Farbe. Die violette peruanische Kartoffel (*Solanum tuberosum* ssp. *andigena*) ist eine kleine knubbelige Knolle, die schon seit Jahrtausenden angepflanzt wird. Sie als traditionelle Sorte zu bezeichnen wäre, als würde man Methusalem einen älteren Herren nennen. Ihr hoher Gehalt an Anthocyanen macht diese Subspezies zu einer der gesündesten Kartoffeln überhaupt. Pro Gramm enthält sie 28 Mal so viele Phytonährstoffe wie die in den USA überaus beliebte Russet Burbank und 166 Mal so viele wie die Sorte Kennebec.

In wilden Kartoffeln steckt weniger Zucker und leicht verdauliche Stärke als in heutigen Kulturkartoffeln. Die meisten modernen Sorten haben einen hohen glykämischen Index, ihre Zucker gehen sehr schnell ins Blut. Damit kann unser Körper nicht sehr gut umgehen; ernährt man sich über längere Zeit mit solchen Lebensmitteln – wie es die Amerikaner und zunehmend auch die Europäer tun –, erhöht sich das Risiko für Prädiabetes, auch »metabolisches Syndrom« genannt, die wiederum zu einer Diabetes Typ 2 führen kann (siehe unten stehender Text). Diabetes Typ 2 ist bei uns der Hauptgrund für Erblindungen, Amputationen, Neuropathie und Herz-Kreislauf-Erkrankungen. Diabetiker und gefährdete Menschen sollten sich bei Kartoffeln zurückhalten.

Wie Stärke und Zucker Ihren Stoffwechsel durcheinanderbringen

Nimmt man raffinierte Zucker und Kohlehydrate zu sich, werden diese vom Verdauungssystem in einen einfachen Zucker namens Glukose umgewandelt und im Blut bereitgestellt. Glukose ist überlebenswichtig, es ist die wichtigste Energiequelle für alle Körperzellen, für Gehirnzellen sogar die einzige.

Der Körper läuft am besten, wenn man Nahrungsmittel mit niedrigem glykämischen Index zu sich nimmt, die ihre Energie über mehrere Stunden hinweg ins System abgeben anstatt in einem einzigen Schwall. Der Blutzuckerspiegel steigt nur mäßig; als Reaktion darauf schüttet die Bauchspeicheldrüse auch nur geringe Mengen von Insulin aus, einem Hormon, das an Rezeptoren von Fett- und Muskelzellen andockt und diese dazu veranlasst, Zucker aufzunehmen und ihn zu verbrennen oder zur späteren Verwendung zu speichern. Ohne die richtige Menge Insulin kann die Glukose nicht aus dem Blut verschwinden; das Zusammenspiel von Zucker und Insulin läuft wie ein exakt abgestimmter Tanz.

Nahrungsmittel mit hohem glykämischen Index enthalten große Mengen schnell verdaulicher Kohlehydrate und Zucker. Nach dem Verzehr solcher Lebensmittel schießt der Blutzuckerspiegel in die Höhe – woraufhin eine Menge Insulin ausgeschüttet wird, damit er wieder sinkt. Läuft alles glatt, sorgt das Insulin dafür, dass der Zucker wieder aus dem Blut verschwindet und der Blutzuckerspiegel wieder auf einen normalen Wert fällt.

Isst man aber zu häufig solche Lebensmittel (wie es immer mehr Menschen machen, nicht nur in den Industriestaaten), sinkt die Empfindlichkeit der Fett- und Muskelzellen für Insulin. Ärzte sprechen in diesem Fall von »Insulinresistenz«. Als Folge davon ist der Blutzuckerspiegel chronisch erhöht. Der Körper merkt das natürlich und weist die Bauchspeicheldrüse an, immer mehr Insulin zu produzieren, bis sie einfach nicht mehr hinterherkommt. Immer mehr Zucker reichert sich im Blut an, was auf Dauer zu erheblichen Störungen führen kann, vor allem zu Bluthochdruck, Neuropathie und Netzhauterkrankungen bis hin zur völligen Erblindung.

Früher nahm der Mensch automatisch Nahrungsmittel mit niedrigem glykämischen Index zu sich. Heute müssen wir schon bewusst darauf achten, solche Nahrungsmittel zu uns zu nehmen, um den Körper genau mit der Energie zu versorgen, mit der er umgehen kann. Unsere Belohnung dafür besteht in einem deutlich verringerten Risiko für Fettleibigkeit und Diabetes mit all ihren schlimmen Folgen.

VERBORGENE PESTIZIDE

Jahr für Jahr gelangen Kartoffeln in das »dreckige Dutzend«, die Aufstellung der zwölf am stärksten belasteten Lebensmittel in den USA. Kartoffelpflanzen werden auf dem Feld mit Fungiziden und Insektiziden gespritzt, das Keimen der geernteten Knollen wird mit Chemikalien unterdrückt. Einige dieser Stoffe dringen durch die Kartoffelschalen, selbst durch Schälen bekommt man nur 70 Prozent von ihnen wieder weg, der Rest bleibt als unerwünschte Zutat in der Kartoffel.

Leider sind ausgerechnet die Schalen das Wertvollste der ganzen Kartoffel. In ihr steckt die Hälfte aller Antioxidantien. Beim Schälen gehen auch Ballaststoffe verloren, die die Abgabe von Zucker ins Blut verzögern. Und wie löst man dieses Dilemma nun? Indem man Biokartoffeln kauft und die Schalen mitisst. Inzwischen kosten Biokartoffeln nur noch unwesentlich mehr als herkömmlich erzeugte Kartoffeln.

Kauft oder pflanzt man gezielt gesunde Sorten und achtet auf schonende Zubereitung, können Kartoffeln selbst für Diabetiker gesunde Nahrungsmittel sein.

EINKAUFSTIPPS FÜR KARTOFFELN

Fast jeder Supermarkt führt mehrere Kartoffelsorten, zu den in Deutschland beliebtesten gehören Sorten wie Linda, Laura und Sieglinde. Die am meisten angebaute Sorte, Agria, ist bei Verbrauchern kaum bekannt, weil sie vorwiegend industriell genutzt wird.

Frühkartoffeln sind Kartoffeln, die früh im Jahr geerntet und rasch verkauft werden. Sie haben ein wächsernes, cremiges Fleisch, das sich perfekt für Kartoffelsalat und Aufläufe eignet. Ihre Schale ist dünner als diejenige späterer Kartoffeln, weshalb sie häufiger mitgegessen wird. Außerdem lässt der Verzehr von Frühkartoffeln den Blutzucker weniger massiv ansteigen, teilweise nur halb so stark.

Und zuletzt werden Frühkartoffeln nicht gelagert und folglich auch nicht mit Chemikalien zur Unterdrückung der Keimung behandelt – ein weiterer Vorteil. (Spätkartoffeln werden völlig reif geerntet und müssen vor dem Verzehr ein paar Wochen lagern.) Europäer essen mehr Früh-

als Spätkartoffeln – angesichts der gerade erläuterten Vorteile eine gute Wahl.

Inzwischen führen einige Supermärkte sogar bunte Kartoffeln, auch weil sie einfach attraktiv aussehen. Viele dieser Sorten sind enorm gesund. Kartoffeln mit roter, blauer oder schwarzer Schale und intensiv gefärbtem Fleisch enthalten annähernd so viele Phytonährstoffe wie ihre wilden Vorfahren. Doch aufgepasst – es gibt auch Sorten mit farbiger Haut, aber blassgelbem Fleisch. Fragen Sie im Zweifelsfall nach oder lassen Sie sich eine Kartoffel aufschneiden.

JENSEITS DES SUPERMARKTS

Eine größere Auswahl haben Sie, wenn Sie in Bioläden oder großen Gemüsehandlungen einkaufen oder selbst Kartoffeln anbauen; empfohlene Sorten finden Sie wie immer am Ende des Kapitels. Drei Sorten auf dieser Liste – Mountain Rose, Purple Majesty und All Blue – wurden speziell auf hohen Phytonährstoff-Gehalt hin gezüchtet, und zwar mit traditionellen Methoden, ohne Genmanipulation. Im Tierversuch hemmte Mountain Rose das Wachstum menschlicher Brustkrebszellen, die Mäusen implantiert worden waren, erheblich. Purple Majesty enthält mindestens 235 Milligramm Anthocyane pro Portion – den Züchtern zufolge »doppelt so viel wie jedes andere Obst oder Gemüse«. Eine Studie aus dem Jahr 2012 schloss, dass der Verzehr von Purple Majesty den Blutdruck senken kann – und zwar so weit, dass das Risiko für einen Schlaganfall um 34 und das für einen Herzinfarkt um 21 Prozent fällt.

LAGERUNG VON KARTOFFELN

Frühkartoffeln lassen sich nicht gut lagern, weil ihre dünne Schale sie schlecht gegen Austrocknung, Schimmel und Krankheit schützt. Legen Sie sie in den Kühlschrank und verbrauchen Sie sie innerhalb einer Woche. Voll ausgereifte Kartoffeln hingegen kann man monatelang aufheben, ohne dass ihr Nährwert leidet. Ihre dicke Schale verhindert das Austrocknen.

Im Kühlschrank sollten sie allerdings maximal zwei Wochen lang liegen. Die kalten Temperaturen sorgen nämlich dafür, dass der ohnehin schon hohe Zuckergehalt weiter ansteigt und die Kartoffeln sich beim Kochen verfärben. Außerdem sondern die Kartoffeln Ethylen ab, ein Gas, das Gemüse schneller verderben lässt. Kartoffeln sollten idealerweise an einem kühlen, dunklen, gut belüfteten Ort gelagert werden. Früher hatte man dafür einen eigenen Kartoffelkeller, aber heute gibt es in den meisten Häusern keinen guten Lagerplatz mehr: Im Kühlschrank ist es zu kalt, überall sonst zu warm. Am besten eignen sich noch ungeheizte Keller und Garagen. Legen Sie die Kartoffeln in ein Netz, eine offene Papiertüte oder eine Kiste mit münzgroßen Löchern, damit sie genug Luft bekommen. Wenn Sie weder Keller noch Garage haben, kaufen Sie Kartoffeln am besten immer nur in kleinen Mengen, die Sie bald verbrauchen.

SO HOLEN SIE DAS MEISTE AUS KARTOFFELN

Es gibt einen tollen Kniff, wie man den Zuckerschub vermeidet, den Kartoffeln mit hohem glykämischen Index verursachen: Man kocht die Kartoffeln und stellt sie dann vor dem Verzehr 24 Stunden lang kalt. In den niedrigen Temperaturen verwandelt sich die schnell verwertbare Stärke in den Kartoffeln in eine »widerspenstigere« Stärke, die ihre Energie langsamer an den Körper abgibt. So lassen sich Gerichte wie Kartoffelsalat oder Salade Niçoise, für die kalte Kartoffeln verwendet werden, »entschärfen«.

Der Effekt bleibt sogar dann, wenn Sie die Kartoffeln vor dem Essen wieder erwärmen: Ihr Blutzuckerspiegel steigt um 25 Prozent weniger, wenn Sie am Vortag gebackene und wieder aufgewärmte Ofenkartoffeln essen. Klar erfordert diese Methode ein wenig Vorausplanung, doch wenn Sie oder andere Haushaltsmitglieder mit Übergewicht, hohem Blutzuckerspiegel, Prädiabetes oder gar Diabetes zu kämpfen haben, lohnt sich der Aufwand. Mit diesem einfachen Kniff können Sie tausende Jahre menschlicher Eingriffe ausgleichen, die eine nahrhafte Knolle in einen gefährlichen Dickmacher verwandelt haben.

Bereitet man Kartoffeln in Fett zu oder isst man sie mit Fett, verzögert sich die Aufnahme des Zuckers ins Blut. Pommes Frites lassen den

Blutzuckerspiegel also langsamer ansteigen als Ofenkartoffeln. Gibt man Essig über die Pommes, wie Briten es gerne machen, verstärkt sich der Effekt sogar noch.

Das folgende Rezept für Kartoffelsalat nutzt all diese Tricks. Die Kartoffeln werden in ihrer Schale gekocht und kommen danach einen Tag lang in den Kühlschrank, die Soße enthält sowohl Öl als auch Essig. Überdies schmeckt der Salat gut und ist also nicht nur etwas für Diabetiker. Am gesündesten wird der Salat, wenn Sie blaue, rote oder violette Kartoffeln verwenden, doch auch herkömmliche Sorten tun es.

Kartoffelsalat mit sonnengetrockneten Tomaten und Kalamata-Oliven

Vorbereitungszeit: 15 Minuten

Zubereitungszeit: 20 bis 45 Minuten, je nach Methode

Kühlzeit: 24 Stunden (ergibt 5 Portionen)

900 g ungeschälte Kartoffeln (neue oder reife), am besten mit rotem, blauem oder violettem Fleisch
50 g Dörrtomaten, in Öl eingelegt; Öl abtropfen lassen und Tomaten klein schneiden
1 rote Zwiebel oder mehrere Frühlingszwiebeln (den weißen und den grünen Teil verwenden!), klein geschnitten
80 ml extra natives Olivenöl, vorzugsweise unfiltriert
3 EL Rot- oder Weißweinessig
1 EL Zucker
1–2 Knoblauchzehen, durch eine Knoblauchpresse gedrückt
1 TL Senf
80 g Kalamata-Oliven, entsteint und klein geschnitten
100 g rohen Schinken, klein geschnitten, oder Speckwürfel (optional)

Die ungeschälten Kartoffeln in Dampf oder in der Mikrowelle garen, bis sie durch sind. Abkühlen lassen und 24 Stunden in den Kühlschrank legen. Die gekühlten Kartoffeln vierteln, in halbzentimeterdicke Scheiben schneiden und in eine große Schüssel geben. (Schale nicht entfernen!)

Die übrigen Zutaten in einer kleinen Schüssel vermischen und über die Kartoffeln geben. Gut mischen. Kalt oder lauwarm servieren.

Kartoffeln – empfohlene Sorten

Im Supermarkt	
TYP ODER SORTE	BEMERKUNG
Frühkartoffeln	Frühkartoffeln treiben den Blutzucker weniger nach oben als Spätkartoffeln.
Farbige Sorten	Kartoffeln mit blauen Schalen und blauem Fleisch sind die gesündesten, gefolgt von Kartoffeln mit roter Färbung.
Nicola	Schale und Fleisch gelb, festkochend. Gängige Sorte, für jeden Einsatz geeignet. Niedriger glykämischer Index.

Bauernmärkte, Bioläden, Saatenkataloge		
SORTE ODER VARIETÄT	BESCHREIBUNG	INFO FÜR GÄRTNER
All Blue	Sehr viele Anthocyane. Mittelgroße, ovale Knollen mit tiefblauer Schale und fast violettem Fleisch. Ideal für den Ofen, z. B. als Ofen-Pommes.	Mittelfrühe Sorte, reift nach 90 Tagen.
Cranberry Red (auch All Red)	Mittelgroße bis große Kartoffel mit intensiv roter Schale und rosa durchzogenem Fleisch. Behält beim Kochen die Farbe. Feine, feuchte Konsistenz, gut für Kartoffelsalat. Gut lagerbar.	Mittelfrühe Sorte, reift nach 80 bis 95 Tagen.
Mountain Rose	Innen und außen rot. Gut für den Ofen, für Kartoffelpüree und -salat.	Frühe bis mittelfrühe Sorte, reift nach 70 bis 90 Tagen.
Peru Purple	Schale und Fleisch tiefviolett, kleine bis mittelgroße Knollen mit vielen Augen. Erdiger Geschmack. Gut für Pfanne und Ofen. Sehr viele Anthocyane. Alte Sorte aus Peru. Selten.	Späte Sorte, reift nach 100 bis 120 Tagen.
Purple Majesty	Einheitlich, oval; innen und außen violett. Gut zum Braten in Pfanne und Ofen sowie für Kartoffelsalate. Sehr viele Anthocyane.	Frühe bis mittelfrühe Sorte, reift nach 85 Tagen.

ZUSAMMENFASSUNG KARTOFFELN

1. ***Nehmen Sie die farbigsten Kartoffeln.***
   Achten Sie darauf, dass möglichst auch das Fleisch intensiv gefärbt ist. Blaue, violette und rote Kartoffeln enthalten mehr Antioxidantien als gelbfleischige.

2. ***Essen Sie die Haut mit.***
   In ihr steckt die Hälfte aller Antioxidantien einer Kartoffel. Da sie auch reich an Ballaststoffen ist, verzögert sie die Aufnahme des Zuckers in den Körper, was den glykämischen Index der Kartoffel senkt.

3. ***Kaufen Sie Biokartoffeln.***
   Konventionell angebaute Kartoffeln werden massiv gespritzt. Selbst durch Abbürsten und Schälen bekommt man nicht alle unerwünschten Chemikalien weg. Biokartoffeln sind insbesondere dann empfohlen, wenn Sie die Schalen mitessen.

4. ***Lagern Sie Kartoffeln an einem dunklen, kühlen Ort mit genügend Luftzirkulation.***
   Frühkartoffeln halten sich im Kühlschrank ein, zwei Wochen. Spätkartoffeln lagert man am besten in einem ungeheizten Keller, bei Temperaturen zwischen acht und zehn Grad. Lagern Sie Kartoffeln in einer offenen Papiertüte oder in einer Kiste mit münzgroßen Löchern, um eine ausreichende Luftzirkulation zu gewährleisten.

5. ***Vermeiden Sie den Zuckerschub.***
   Frühkartoffeln lassen den Blutzuckerspiegel weniger schnell ansteigen als Spätkartoffeln. Sie können den glykämischen Index von Kartoffeln weiter senken, indem Sie a) die Schale mitessen, b) etwas Fettiges dazu essen, c) die Kartoffeln nach dem Kochen 24 Stunden lang kühlen und d) Essig über die Kartoffeln geben.

5. KAPITEL

WEITERE RÜBEN UND KNOLLEN

Karotten, Rüben und Süßkartoffeln

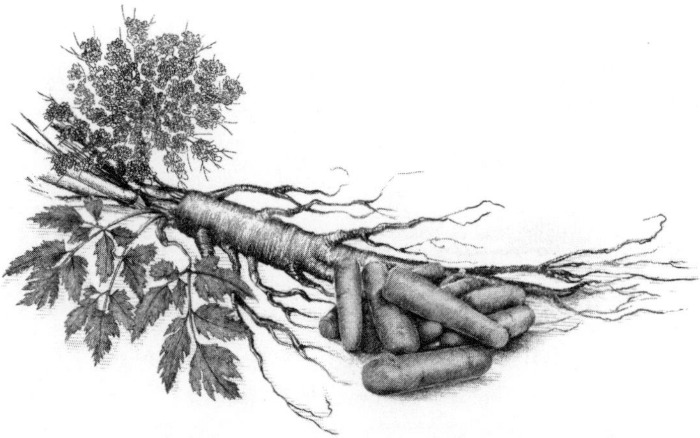

Wilde Karotten und moderne Babykarotten

Bei den meisten Stämmen vollzog sich der Übergang vom Jagen und Sammeln zur Landwirtschaft über mehrere Jahrhunderte hinweg. Doch mitunter läuft diese Revolution auch innerhalb von ein, zwei Generationen ab, wie das Beispiel der Makus zeigt. Makus leben in der nordwestlichen Ecke des Amazonasgebiets so isoliert, dass sie bis weit ins 20. Jahrhundert kaum Kontakt zum Rest der Welt hatten. 1927 wurden sie von einem Anthropologen beobachtet, der später schrieb, der Stamm ernähre sich von Fisch, wilden Pflanzen, Insekten und kleinen Wildtieren, die man mit Pfeil und Bogen erlege. Von Landwirtschaft fand der Forscher keine Spur.

1972, nur 45 Jahre später, besuchte der Anthropologe Peter Silverwood-Cope den Stamm erneut – und stellte erstaunt fest, dass die Makus in großem Stil Maniok anbauten (auch bekannt als Cassava; Tapioca-Mehl besteht aus Maniok). Wie das ging, hatten sie sich bei einem Nachbarstamm abgeschaut. Und obwohl die Makus erst seit zwei Generationen Landwirtschaft betrieben, deckten sie bereits 80 Prozent ihres Kalorienbedarfs mit Maniok. Sie erinnerten sich zwar noch an die Zeiten, als man wild wachsende Pflanzen sammelte, aber seit sie die Maniokpflanze für sich entdeckt hatten, gab es kein Zurück mehr.

Maniok ist weltweit für eine halbe Milliarde Menschen Grundnahrungsmittel. Die Wurzelknollen enthalten zwar nur wenig Protein, Phytonährstoffe und Vitamine, aber massenweise Kohlehydrate: Maniok liefert mehr Kohlehydrate pro Quadratmeter Anbaufläche als alle anderen Feldfrüchte dieser Welt, mit Ausnahme von Rohrzucker und Zuckerrüben.

RÜBEN UND KNOLLEN IN DER WESTLICHEN WELT

In den Industrieländern spielt Maniok für die Ernährung kaum eine Rolle; an Rüben und Knollen essen wir (von der Kartoffel einmal abgesehen) hauptsächlich Karotten, Rüben und Süßkartoffeln – die im Gegensatz zu Maniok durchaus gesund sind. Früher, als man Lebensmittel noch nicht eindosen oder einfrieren konnte, waren Rüben und Knollen beliebter als heute, denn sie ließen sich in eigenen Rübenkellern lagern, bis man sie brauchte. In diesen dunklen, kalten Räumen waren sie vor Frost, Austrocknung, Fäule und Austreiben geschützt. Unsere modernen Kühlschränke können da nicht annähernd mithalten.

Karotten, Rüben und Süßkartoffeln sind gesund und bieten eine sehr breite Palette an verschiedenen Geschmacksnoten. Wenn man die richtigen Sorten wählt und richtig zubereitet, tut man seinem Körper Gutes. So hat etwa eine Studie gezeigt, dass man dank der richtigen Rübe unter Umständen schneller laufen, müheloser gehen und sogar sein Schlaganfall-Risiko senken kann.

Karotten

Die Karotte gehört zu den ältesten Kulturpflanzen und war schon den Bauern der Jungsteinzeit bekannt. Ihr Vorfahr ist die Wilde Möhre, die auch heute noch in Europa weit verbreitet ist. Wer weiß, wonach er Ausschau halten muss – nach handtellergroßen, weißen Blütendolden auf 50 bis 100 Zentimeter hohen Stängeln –, wird im Sommer am Wegesrand schnell fündig werden. Die essbare Wurzel der Wilden Möhre ist dürr und bleich, sieht also ganz anders aus als die Karotten, die wir heutzutage essen. Knackt man die Wurzel aber und riecht daran, fällt die Familienähnlichkeit sofort auf: Das Aroma ist unverwechselbar.

DIE GARTENMÖHRE

Ihre Farbe hat die heute gängige Karotte vermutlich von einem afghanischen Verwandten der Wilden Möhre, der ebenfalls schon seit tausenden Jahren von Menschen angebaut wird. Im Jahr 1300 wuchsen in Spanien, Frankreich, Deutschland und den Niederlanden violette Karotten, später wurden auch zwei Mutationen – weiße und gelbe Karotten – angebaut. Im Europa des 16. Jahrhunderts gab es Karotten in vier Farben: rot, gelb, violett und weiß. Vorherrschend war die gelbe Rübe – im Süddeutschen sagt man bis heute »gelbe Rübe« statt »Karotte«.

Vielleicht ist Ihnen aufgefallen, dass orange Karotten bisher noch nicht erwähnt wurden. Tatsächlich gibt es sie erst seit 400 Jahren, als niederländische Züchter eine mutierte gelbe Karotte aus Afrika mit einer örtlichen roten Karotte kreuzten. Das machten sie allein aus optischen Gründen: Die orange Karotte war als Tribut an die niederländischen Könige (aus dem Haus Oranien) gedacht.

Das neue Designer-Gemüse hieß anfangs »lange, orange, niederländische Karotte« und wurde bald so beliebt, dass die Händler sie – neben ihren höchst populären Tulpenzwiebeln – bald auch ins Ausland exportierten. In den nächsten 200 Jahren setzten sich die orangen Karotten in der gesamten westlichen Welt durch. Violette Karotten findet man zwar noch auf Märkten in Ägypten, Indien, Japan und China, doch fast alle Läden im Westen führen nur noch orange Karotten.

Pech für uns, dass das niederländische Königshaus nicht »von Violettien« heißt – nur wegen eines patriotischen Züchters vor ein paar hundert Jahren sind unsere Karotten heute viel weniger gesund, als sie sein könnten. Wie bei den meisten Obst- und Gemüsesorten zeigt auch bei Karotten die Farbe ziemlich zuverlässig an, welche und wie viele Phytonährstoffe in ihnen stecken. Violette Karotten sind reich an Anthocyanen, die stärker antioxidativ wirken und vermutlich deutlich gesünder sind als das Betacarotin in unseren Karotten.

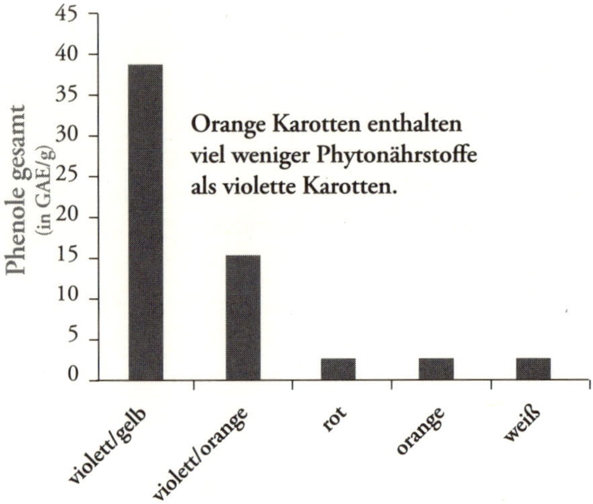

SO HOLEN SIE DAS MEISTE AUS ORANGEN KAROTTEN HERAUS

Orange Karotten schützen zwar weniger gut vor einigen Krankheiten als violette Karotten, sind aber trotzdem gesund. Die Mahnung »iss deine Karotten« hat schon ihren Sinn. Karotten enthalten viele Ballaststoffe und Betacarotin und dabei wenig Fett und Kohlehydrate. Sie haben ihre Energie zwar hauptsächlich in Form von Zucker gespeichert, doch eine Portion Karotten enthält nicht genug Zucker, um Ihren Blutzuckerspiegel durcheinanderbringen zu können.

Außerdem können Sie mit ein paar einfachen Kniffen den Nährwert von Karotten verdreifachen und gleichzeitig ihren Geschmack verbessern. Erstens: Überlegen Sie sich gut, ob Sie sogenannte Babykarotten kaufen wollen. Diese praktischen kleinen Knabberdinger sind bereits gewaschen, man darf also in den Plastikbeutel greifen und sofort losnaschen. In Wirklichkeit sind »Babykarotten« voll ausgereifte, große, aber unförmige Karotten, von denen man alles wegschneidet bis auf den inneren Kern. Nur steckt leider in der Rinde (der äußeren Schicht), wie Ernährungswissenschaftler inzwischen wissen, viel mehr Nahrhaftes als im Mark der Rübe. Wie so häufig bei Obst und Gemüse konzentrieren sich auch bei Karotten die Nährstoffe in den äußersten Zellschichten. Das ist auch logisch, weil ja das Äußere der Pflanze die vorderste Verteidigungslinie gegen UV-Strahlung, Pilze, Tiere und Krankheiten darstellt. Je mehr Phytonährstoffe dort bereitstehen, desto besser kann die Pflanze Bedrohungen abwehren. Ein Drittel aller Phytonährstoffe werden bei der Herstellung von Babykarotten einfach weggeworfen. Gesünder wäre, reife Karotten in Sticks zu schneiden und diese als Snack zu verzehren.

Am besten und frischesten schmecken Karotten, die man mitsamt ihrem Schopf gekauft hat. Denn dann sind sie maximal ein paar Wochen alt – ohne Schopf verkaufte Karotten waren mitunter schon monatelang gelagert und haben einen bitteren Beigeschmack bekommen. (Schneiden Sie den Schopf aber ab, bevor Sie die Karotten in den Kühlschrank legen, damit sich die Feuchtigkeit in der Rübe besser hält.)

Manchem Gemüse macht das Einfrieren ja nichts aus, doch bei Karotten ist das anders. Beim Einfrieren und Auftauen gehen bis zu 50 Prozent der Antioxidantien verloren. Nehmen Sie sich also die Viertelstunde Extrazeit und kochen Sie mit frischen Karotten.

Karotten werden in Deutschland gerne als Rohkost verspeist, dabei wären sie gekocht deutlich gesünder. Beim Kochen weichen die harten Zellwände der Rüben auf und die enthaltenen Phytonährstoffe werden für den Körper leichter zugänglich. 1998 zeigte sich in einem Experiment, dass Menschen, die einen Monat lang gekochte Karotten aßen, drei Mal so viel Betacarotin aufnahmen wie eine Kontrollgruppe, die rohe Karotten bekam. Die chinesische Heilkunst weiß das schon seit Jahrtausenden; sie empfiehlt Patienten, Karotten stets zu kochen.

Allerdings spielt es eine große Rolle, *wie* man Karotten gart. Kocht man sie in Wasser, gehen viele wasserlösliche Phytonährstoffe ins Kochwasser verloren. Anbraten und Dämpfen sind deshalb besser.

Relativ neu ist die Erkenntnis, dass im Ganzen gegarte und *hinterher* geschnittene Karotten mehr Nährstoffe liefern als *vor* dem Garen geschnittene. Forscher der Universität Newcastle haben herausgefunden, dass nach dem Garen geschnittene Karotten 25 Prozent mehr Falcarinol enthalten, einen Stoff, der möglicherweise vor Krebs schützt. Außerdem schmecken im Ganzen gegarte Karotten auch noch süßer: In einem Test mit 100 Freiwilligen bevorzugten 80 Prozent der Probanden den Geschmack im Ganzen gegarter Karotten. Es spricht also alles für diese Art der Zubereitung.

Viertens sind Karotten am gesündesten, wenn man sie zusammen mit etwas Fett- oder Ölhaltigem isst. Das liegt daran, dass Betacarotin fettlöslich ist.

Beachtet man bei Karotten diese vier Punkte – (1) keine Babykarotten essen, (2) Karotten dämpfen oder braten statt in Wasser kochen, (3) die Rüben im Ganzen garen und (4) zusammen mit öl- oder fetthaltigen Lebensmitteln essen –, kann man die Menge des aufgenommenen Betacarotins verachtfachen.

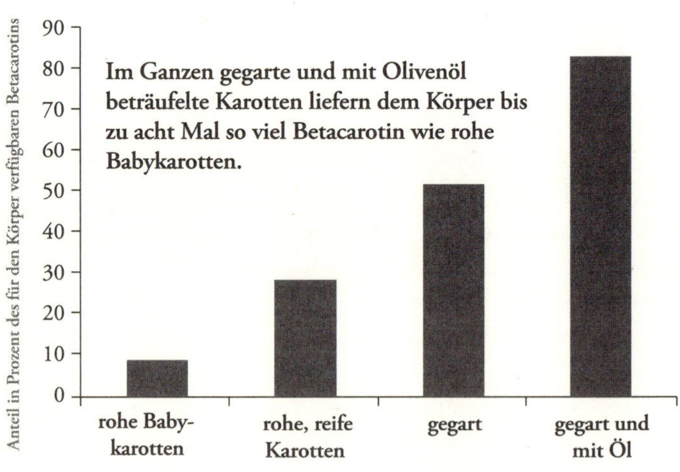

DAS COMEBACK DER BUNTEN KAROTTEN

Endlich lösen sich die Menschen von ihrer Fixierung auf orange Karotten, die in den Niederlanden begann. Auf Bauernmärkten, in Bioläden, Saatenkatalogen und sogar in einigen größeren Supermärkten findet man inzwischen mitunter auch gelbe, rote und violette Karotten. Tun Sie das nicht als reine Farbspielereien ab, sondern betrachten Sie bunte Karotten als Rückkehr zu den Wurzeln unserer Ernährung.

Wie bereits erläutert, sind violette Karotten wegen der enthaltenen Anthocyane gesünder als alle anderen. In ihnen steckt aber auch mehr Betacarotin und das verwandte α-Carotin, das in einer Langzeitstudie über 15 Jahre hinweg mit einer Verringerung des Sterberisikos in Verbindung gebracht wurde.

Zumindest im Tierversuch können violette Karotten viele Nachteile unserer heutigen Ernährungsweise ausgleichen. Australische Forscher fingen an, eine Schar gesunder Ratten fett- und kohlehydratreich zu ernähren. Selbst das Trinkwasser ersetzten sie durch eine Lösung mit 25 Prozent Zucker, um die Ernährungsweise von Menschen in Industrieländern nachzuahmen.

Schon nach zwei Monaten Völlerei zeigten die ehemals so gesunden Ratten viele altbekannte Symptome: Übergewicht, Bluthochdruck, verdickte Herzwände, Fettablagerungen in der Leber, beginnende Insulinresistenz, erhöhte Triglyzerid- und Cholesterinwerte.

Die Forscher ernährten die Ratten weitere acht Wochen lang auf diese ungesunde Weise, danach bekam die eine Hälfte zusätzlich zu ihrem Zuckerwasser Saft aus violetten Karotten. In dieser Gruppe verbesserte sich schon nach zwei Monaten der Zustand von Herz und Leber. Die Ratten der Karottengruppe verloren Gewicht, hatten weniger chronische Entzündungen, einen niedrigeren Blutdruck, normale Cholesterin- und Triglyzeridwerte, selbst die Reaktion auf Insulin normalisierte sich wieder – *und all das, obwohl die Ratten sich weiterhin fett- und kohlehydratreich ernährten*. All das bewirkten die Anthocyane im Saft violetter Karotten.

Brauchen Sie noch mehr Gründe, violette Karotten zu probieren? Dann sei Ihnen gesagt, dass sie süßer sind als orange. Professionellen Nahrungsmitteltestern zufolge schmecken sie auch weniger nach »Benzin« als ihre orangen Cousins. Halten Sie als Hobbygärtner Ausschau nach folgenden Sorten: Purple Haze, Cosmic Purple, Deep Purple und Purple Rain. Mit Abstand am meisten Anthocyane enthalten Deep Purple.

LAGERUNG VON KAROTTEN

Karotten »atmen«, wie andere Wurzeln und Knollen auch, nur sehr wenig und lassen sich ohne Nährwertverlust wochenlang lagern. Allerdings sollte man sie getrennt von Obst und Gemüse aufbewahren, das Ethylen absondert, weil dieses Gas in Karotten die Bildung bitterer Verbindungen anregt. Ethylen geben ab: Äpfel, Cantaloupe-Melonen, Frühlingszwiebeln, Tomaten, Pflaumen, Kartoffeln und dutzende weitere Obst- und Gemüsesorten, von denen viele im Kühlschrank gelagert werden. Verschließen Sie Karotten deshalb zum Schutz vor dem Gas in einem luftdichten Beutel und lagern Sie sie im Gemüsefach des Kühlschranks oder an einem anderen dunklen, kühlen und feuchten Ort. (Karotten atmen so wenig, dass die Lagerung in einem luftdichten Beutel den Geschmack nicht beeinträchtigt.)

Wie gesund waren Jäger und Sammler?

Jäger und Sammler nahmen viel mehr Phytonährstoffe, dafür weniger Fett und Zucker zu sich als wir heute. Wie wirkte sich das auf ihre Gesundheit und Lebenserwartung aus? Bekanntermaßen lebten Jäger und Sammler nicht annähernd so lang wie wir. Anthropologen schätzen die Lebenserwartung eines Menschen vor 10.000 Jahren auf 25 bis 35 Jahre, während ein heute geborenes Baby in der westlichen Welt durchschnittlich mindestens 80 Jahre alt wird.

Aber warum leben wir länger? Nicht, weil wir uns besser ernähren oder gesünder leben würden, sondern wegen enormer Fortschritte bei Medizin und Hygiene.

Noch im Jahr 1770 hatten die meisten Europäer eine durchschnittliche Lebenserwartung wie damals zu Jäger- und Sammlerzeiten. In Schweden lag die Lebenserwartung im Jahr 1750 gerade einmal bei 34 Jahren. Erst nach der Entwicklung von Impfungen gegen Pocken und andere Infektionskrankheiten sank die Sterblichkeit dramatisch. Die Verbesserungen bei Trinkwasserver- und Abwasserentsorgung sorgten dafür, dass viel weniger Menschen an Cholera starben als zuvor. Danach kamen Penizillin, moderne Chirurgie, effektive Pharmazeutika gegen alle möglichen Leiden, hochentwickelte Diagnosegeräte usw.

Ohne moderne Medizin und Hygieneeinrichtungen würden wir vermutlich um nichts länger leben als unsere Vorfahren vor 10.000 Jahren. Und es gibt noch etwas zu bedenken: Unsere Lebensspanne wird zwar immer länger, doch unsere »Gesundheitsspanne« schrumpft rapide. In den USA leidet die Mehrheit aller Menschen an Übergewicht oder sogar krankhaftem Übergewicht. 26 Millionen Bürger der USA haben Diabetes Typ 2; bei Menschen über 65 ist bald jeder Dritte betroffen. Weitere 79 Millionen Erwachsene haben erhöhte Blutzuckerwerte und laufen Gefahr, Diabetes zu bekommen. Der American Heart Association zufolge haben über 76 Millionen Amerikaner zu hohen Blutdruck und somit ein erhöhtes Herzinfarkt- und Gehirnschlagrisiko. Bis Ende des 20. Jahrhunderts litten wenigstens nur Erwachsene an diesen Krankheiten, doch nun häufen sich die Fälle von Teenagern und sogar Kindern mit Diabetes.

Nach heutigem Wissen hatten Jäger und Sammler mit solchen Problemen nicht zu kämpfen, auch nicht im Alter. Woher wissen wir das? Wir können ja schlecht in die Vergangenheit reisen und die Menschen von damals untersuchen. Was Anthropologe und Mediziner aber tun können: Gesellschaften erforschen, die bis ins 19. oder 20. Jahrhundert hinein mehr oder weniger ohne Kontakt zur Außenwelt als Jäger und Sammler existierten.

Die Ergebnisse waren erstaunlich: Bei der überwältigenden Mehrheit aller Jäger und Sammler lag der Blutdruck um den Idealwert von 120 zu 80 oder darunter. Auch im Alter stieg er nicht. Sogar manche Siebzigjährige hatten Werte von 105 zu 60. Entsprechend wenige Herz-Kreislauf-Erkrankungen kamen vor. Fettleibigkeit gab es gar nicht, Krebs kaum. Jäger und Sammler waren zwar schlank, aber keineswegs gebrechlich oder ausgezehrt. Ganz im Gegenteil hatten sie die Ausdauer und Kraft heutiger Spitzenathleten, wie Experimente zeigten.

Heute ist es zum ersten Mal möglich, das Beste aus beiden Welten zu kombinieren: eine gesunde Ernährung und die Vorteile der modernen Medizin. Wir könnten also die gesündesten Menschen werden, die je diesen Planeten bevölkerten.

Rote Rüben

Der wilde Vorfahr unserer Roten Rübe (alias Rote Bete) ist die an den Küsten des Mittelmeers beheimatete Wilde Rübe oder Meer-Rübe (*Beta vulgaris* subsp. *maritima*). Sie wächst dort noch immer, sieht aber eher aus wie Mangold, nicht wie die Rote Rübe, die wir aus dem Supermarkt kennen. Ihre Wurzel ist so klein, dass sich das Essen gar nicht lohnt. Vor 6.000 Jahren begannen unsere Vorfahren, sie zu kultivieren, aßen jedoch mehrere tausend Jahre lang nur die Blätter – und auch wir essen ja bis heute die Blätter des Mangolds und werfen die Wurzeln weg. Die Wurzeln verwendete man zum Färben, für Umschläge, man machte Tee daraus und gab sie als Mittel gegen Magenbeschwerden.

Doch schon zu Zeiten der alten Römer waren sie durch sorgfältige Zucht größer und süßer geworden, und man begann, sie ebenfalls zu essen. Man schrieb ihnen gesundheits- und sogar lustfördernde Eigenschaften zu. Und daran mag durchaus etwas dran sein, denn sie enthalten relativ viel Bor, ein Element, das bis vor Kurzem eher dafür bekannt war, die Knochenbildung zu fördern.

Im Jahr 1987 zeigte eine kleine Studie an Menschen einen weiteren Effekt: Bor sorgt bei Männern und Frauen für eine »deutlich erhöhte« Testosteron-Ausschüttung, die wiederum bei beiden Geschlechtern mit erhöhter sexueller Lust einhergeht. Nach dem Verzehr von Roten Rüben entspannen und erweitern sich die Blutgefäße, wodurch das Blut besser durch den Körper fließt. Rote Rüben könnten sich also als pflanzliches Viagra erweisen.

Als die Wurzeln dank der Züchter immer größer und süßer wurden, vergaßen die Menschen allmählich, dass man die Laubblätter oben auch essen konnte. Inzwischen isst sie kaum mehr jemand; in aller Regel werden die Rüben schon ohne ihren grünen Schopf verkauft. Das ist schade, denn dank der Lebensmittelforschung wissen wir, dass in den Blättern mehr Antioxidantien stecken als in den Rüben selbst. Unsere Vorfahren machten das schon richtig.

Doch selbst ohne ihre Blätter gehören Rote Rüben zum gesündesten Gemüse, das wir so essen. Rote Rüben schmecken zwar süß, haben aber einen erstaunlich geringen Einfluss auf unseren Blutzuckerspiegel. Außerdem enthalten sie viele Ballaststoffe, viel Folsäure und Kalium. Aber ihre erstaunlichste Eigenschaft wurde erst 1991 entdeckt: *Sie wirken stärker antioxidativ als irgendein anderes Gemüse im Supermarkt, abgesehen von Artischocken, rotem Kohl, Grünkohl und Paprikaschoten.* Sie enthalten pro Gramm neun Mal so viele Antioxidantien wie eine typische Tomate und 50 Mal so viele wie eine herkömmliche Karotte.

Rotes Obst und Gemüse bekommt seine Farbe in der Regel von Anthocyanen oder Lycopin, doch Rote Rüben haben ihre Farbe von Betalainen. Dieser Phytonährstoff hat sich als gutes Abwehrmittel gegen Krebs erwiesen. Zumindest *in vitro* kann Saft aus Roten Rüben die Vermehrung von menschlichen Tumorzellen in Bauchspeicheldrüse, Magen, Prostata, Lunge und Gehirn zu 85 bis 100 Prozent stoppen. Eine Umfrage ergab, dass Menschen, die regelmäßig Rote Rüben essen, ein verringertes Risiko für Krebsleiden, Herz-Kreislauf-Erkrankungen, Diabetes, Fettsucht und Krankheiten des Verdauungssystems haben.

Tipp für Sportler: Das Nitrat in Roten Rüben kann die Leistung auf zweierlei Weise steigern. (Die Nitrate und Nitrite, die Fleisch bei der Verarbeitung zugegeben werden, sorgen möglicherweise für ein erhöhtes Krebsrisiko, doch das in Roten Rüben enthaltene Natriumnitrat wirkt in seiner natürlichen Form gesundheitsfördernd.) Erstens kann Nitrat den Blutdruck senken, wodurch sich die Blutversorgung der Muskeln verbessert. Zweitens verringert es den Sauerstoffbedarf der Muskeln bei Anstrengung. Um die Wirkung von Roten Rüben auf die Ausdauer zu testen, gaben Wissenschaftler von der Universität Exeter gesunden Probanden ein Glas Saft Roter Rüben zu trinken und schickten sie dann auf das Laufband, wo sie bis zur Erschöpfung rennen sollten. Das Ergebnis: Die Probanden, die Rübensaft getrunken hatten, hielten 15 Prozent länger durch als die Kontrollgruppe, die nur einen Placebosaft bekommen hatte.

Doch der Saft Roter Rüben ist auch etwas für Faulenzer, wie die gleiche Studie bewies: Probanden, die Rübensaft getrunken hatten, kostete es zwölf Prozent weniger Anstrengung, eine vorgegebene Entfernung zu gehen, als Teilnehmer der Kontrollgruppe, die nur Placebosaft bekommen hatte. Nach Ansicht der Forscher kann man insbesondere älteren Menschen und Patienten mit Lungen- oder Herz-Kreislauf-Erkrankungen daher dringend empfehlen, regelmäßig Saft Roter Rüben zu trinken.

Eine 2012 in Großbritannien durchgeführte Studie ergab, dass fitte Menschen, die zuvor einige Tage lang je eine Portion Rote Rüben zu sich genommen hatten, schneller laufen konnten als nach dem Verzehr anderen Gemüses – auf einer Fünf-Kilometer-Strecke machte der Unterschied immerhin 41 Sekunden aus. Aufgrund dieser Studie tranken bei der Sommerolympiade 2012 einige britische Leichtathleten vor ihren Wettkämpfen Rote-Bete-Saft statt Gatorade, unter anderen Mohamed Farah, der spätere Goldmedaillengewinner über 5.000 und 10.000 Meter. Bei Drucklegung dieses Buchs ist Rote-Bete-Saft noch nicht als Dopingsubstanz verboten – trinken Sie also!

SO ERKENNEN SIE DIE GESÜNDESTEN ROTEN RÜBEN

Bei Roten Rüben ist es wichtig, die richtigen Sorten zu wählen, denn einige enthalten keine Betalaine und tragen folglich nichts dazu bei, das Risiko für Krebs und Herz-Kreislauf-Erkrankungen zu senken. Leider steht in den wenigsten Supermärkten dabei, welche Sorte verkauft wird, deshalb werden Sie vermutlich allein anhand der Farbe entscheiden müssen. Kaufen Sie die dunkelrotesten Sorten – wenn es denn überhaupt eine Auswahl gibt. In Gelber Bete steckt viel Lutein, aber wenige Betalaine. Und Weiße Bete sind Albinos, die weder Lutein noch Betalaine enthalten. Ihr einziger Vorteil liegt darin, dass sie beim Kochen nicht abfärben.

Toll ist natürlich, wenn Sie das enorm gesunde Kraut mitkaufen können. Es enthält sieben Mal so viele Antioxidantien wie Romana-Salat und hat insgesamt einen so hohen Nährwert wie Grünkohl. Verwenden Sie die Blätter im Salat, beim Kochen an Stelle von Spinat, oder servieren Sie sie zusammen mit den Rüben, wie im unten stehenden Rezept.

Es gibt einen weiteren Grund, Rüben zu kaufen, die ihr Kraut noch haben: Sie sind wahrscheinlich die frischesten im Laden. Die Blätter alter Rüben werden gelb und welk – dann müssen sie aus den Auslagen verschwinden. Rote Rüben ohne Kraut können wochenlang im Laden liegen, weil man ihnen ihr Alter kaum ansieht.

Wie Maiskörner werden auch Rote Rüben durch Konservierung sogar noch ein wenig gesünder. Rote Bete aus dem Konservenglas oder der Dose schmecken zwar nicht so gut wie frische Rote Rüben, doch sie enthalten mehr Antioxidantien.

JENSEITS DES SUPERMARKTS

Orientieren Sie sich beim Einkauf auf Bauernmärkten oder im Saatenkatalog an den Sorten, die ich am Ende des Kapitels aufliste. Zwei davon, Ox Blood und Red Ace, sind tiefrot und besonders gesund. Ox Blood hat mit ihrem nuancenreichen, süßen Geschmack mehrere Geschmackstests gewonnen. Oder kaufen Sie Sorten mit besonders vielen Blättern, wie Early Wonder Tall Top und Bull's Blood. Die Blätter von Bull's Blood haben einen tiefroten Burgunderton und enthalten eine Extraladung Betalaine. Im Salat bieten sie auch eine schöne optische Ergänzung zum Grün anderer Salatblätter.

AUFBEWAHRUNG UND ZUBEREITUNG VON ROTEN RÜBEN

Lagern Sie Kraut und Rüben getrennt, wenn Sie Rüben mit Kraut bekommen haben. Schneiden Sie das Kraut ab, waschen und trocknen Sie es und geben Sie es in einen mikroperforierten Beutel. Es verdirbt schnell, essen Sie es also innerhalb von ein, zwei Tagen. Legen Sie die Rüben offen in das Gemüsefach des Kühlschranks und verbrauchen Sie sie innerhalb der nächsten zwei Wochen.

Rüben werden gesünder, wenn man sie dämpft, in der Mikrowelle gart oder im Ofen brät. Putzen Sie die Rüben gründlich und kochen Sie sie mitsamt ihrer Schale. So bleiben die wasserlöslichen Nährstoffe in der Rübe. Nach dem Kochen lässt sich die Schale ganz leicht abziehen. Tragen Sie Gummihandschuhe, wenn Sie keine roten Finger mögen. Rote Rüben verfärben sogar hölzerne Schneidbretter.

Gedämpfe Rote Rüben mit sautiertem Kraut, Blauschimmelkäse und Balsamessig

Vorbereitungszeit: 20 Minuten

Zubereitungszeit: 40 bis 60 Minuten (ergibt 4 Portionen)

8 bis 10 mittelgroße Rote Rüben samt Kraut
2 Knoblauchzehen
60 ml extra natives Olivenöl, vorzugsweise unfiltriert
½ pikante rote oder gelbe Zwiebel, gehackt
120 ml Balsamicoessig
50 g Blauschimmelkäse, zerkrümelt
Geriebene Zeste einer Zitrone

Das Kraut abschneiden und die Rüben in Dampf garen (dauert ca. 40 bis 60 Minuten; die Rüben sind gar, wenn man eine Gabel leicht hineinstechen kann).

Den Knoblauch pressen oder klein schneiden, während die Rüben kochen. Dann das Kraut gründlich waschen und etwa fünf Zentimeter lange Blattstücke von den Stängeln reißen. Die Stängel wegwerfen. Die Blätter mit einer Küchenrolle oder in der Salatschleuder trocknen.

Öl in einer mittelgroßen Pfanne auf mittlerer Flamme erhitzen, die Zwiebeln drei bis vier Minuten anbraten, bis sie weich sind. Dann Knoblauch und Kraut hinzugeben. Umrühren, sodass das Kraut überall mit Öl benetzt ist, und bei niedriger Flamme etwa fünf Minuten lang braten, bis das Kraut weich, aber noch immer hellgrün ist.

Den Balsamessig in einem kleinen Soßentopf auf mittlerer Hitze zum Kochen bringen. Ohne Deckel auf die Hälfte des Volumens einkochen lassen (dauert ca. vier bis fünf Minuten).

Wenn die Rüben gar sind, abkühlen lassen, die Spitzen kappen und die Rüben schälen. Die geschälte Rübe in sechs bis acht Millimeter dicke Scheiben schneiden und diese gleichmäßig über vier Salatteller verteilen. Die Scheiben mit dem sautierten Kraut bedecken und die Balsamicoreduktion darüber träufeln. Darüber streuen Sie den zerkrümelten Käse und die Zitronenzeste. Den Salat können Sie warm, lauwarm oder gekühlt servieren, je nach Vorliebe.

WARUM MANCHE LEUTE KEINE ROTEN RÜBEN MÖGEN

Obwohl Rote Rüben süß und saftig sind, sind sie in den USA wie in Europa nicht besonders beliebt. Amerikaner essen etwa 40 Mal mehr Kartoffeln als Rote Rüben. Viele Menschen mögen keine Rote Rüben, weil diese Geosmin enthalten, eine erdig riechende und schmeckende Verbindung. Nach einem Regenschauer ist die Luft erfüllt von Geosmin. Menschen sind extrem empfindsam für Geosmin; wir schmecken es noch in 200-millionenfacher Verdünnung. Leute, die das Aroma nicht mögen, können daher mit Roten Rüben nichts anfangen.

Geosmin ist weder gesund noch ungesund, deshalb dürfen Sie sorglos geosminarme Sorten nehmen, etwa Detroit Dark Red oder Crosby Green Top.

Erdige Geschmacksnoten lassen sich außerdem mit den richtigen Zutaten kaschieren. Dunkler Balsamico etwa überdeckt mit seinem süßsauren Aroma Geosmin recht gut, ebenso Senf oder Meerrettich. Wie wenig sich unsere Geschmacksvorlieben in der Geschichte verändert haben, zeigt sich an einem der ersten überlieferten Kochbücher, *De re coquinaria* (Die Kunst des Kochens), aus dem ersten Jahrhundert unserer Zeitrechnung: Darin wird empfohlen, gekochte Rote Rüben mit einem Dressing aus Senf, Öl und Essig zu servieren.

Sie wissen vielleicht, dass sich nach dem Verzehr von Roten Rüben Urin und Stuhl rot färben können. Nur keine Sorge; dieses Phänomen tritt bei zehn bis 15 Prozent der Bevölkerung auf und ist völlig unbedenklich.

Süßkartoffeln

Trotz der Namensähnlichkeit sind unsere gewöhnliche Kartoffel (*Solanum tuberosum*) und die Süßkartoffel (*Ipomoea batatas L.*) nicht eng miteinander verwandt. Die Süßkartoffel stammt aus Mittelamerika oder dem nördlichen Südamerika, die gewöhnliche Kartoffel aus Peru. Als Christoph Kolumbus in der Neuen Welt anlandete, gehörte auf den westindischen Inseln die Süßkartoffel zu den Grundnahrungsmitteln. Nach Ansicht von Biologen ist sie eine der ältesten Kulturpflanzen überhaupt. Die Süßkartoffeln, die Kolumbus zurück nach Spanien brachte, waren nicht besonders süß und schmeckten eher wie Karotten, nicht wie unsere heutigen Süßkartoffeln. Trotzdem übernahm man sie sehr gerne. Später entdeckten spanische Eroberer auf den westindischen Inseln eine süßere Sorte, die von den Einheimischen »Batatas« genannt wurde. Schon bald verdrängten Batatas im südlichen Europa die vorher eingeführten Sorten.

Heute verzehren in Afrika, Südostasien, der Karibik und im pazifischen Raum Millionen Menschen große Mengen an Süßkartoffeln. In Europa sind sie aber Exoten, wobei es uns gut anstünde, mehr davon zu essen. Denn Name und Geschmack täuschen: Süßkartoffeln haben einen viel niedrigeren glykämischen Index (45) als weiße Kartoffeln (75 bis 100). Menschen, die auf ihren Blutzuckerspiegel achten müssen, dürfen also völlig bedenkenlos Süßkartoffeln essen. Außerdem enthalten Süßkartoffeln mehr Antioxidantien als normale Kartoffeln und sind schon nach der halben Kochzeit durch.

Süßkartoffeln findet man meist nicht in Supermärkten, sondern in Asiamärkten oder in Biomärkten. Zwei Haupttypen sind zu unterscheiden: gelbfleischige Süßkartoffeln und Yamswurzeln mit dunklerem, weicherem Fleisch. Lassen Sie sich von den Namen nicht täuschen; Yamswurzeln sind nur eine weitere Süßkartoffel-Sorte. Wie immer gilt: Je intensiver das Fleisch gefärbt ist, desto mehr Antioxidantien enthält es. Süßkartoffeln mit dunkler Färbung sind also gesünder als welche mit gelbem oder weißlichem Fleisch. Nun lässt sich aber die Farbe des Fleisches von außen nicht erkennen. Fragen Sie den Verkäufer. Wenn der sich nicht auskennt, nehmen Sie am besten die Süßkartoffeln mit der dunkelsten Schale.

Auf Bauernmärkten und in Saatenkatalogen können Sie gezielt Sorten auswählen. Welche sich am besten eignen, finden Sie am Ende des Kapitels.

LAGERUNG UND ZUBEREITUNG VON SÜSSKARTOFFELN

Süßkartoffeln können eine Woche lang bei Zimmertemperatur aufbewahrt werden. Länger halten sie, wenn sie wie Kartoffeln in einer offenen Tüte an einem kühlen, dunklen Ort mit guter Luftzirkulation aufbewahrt werden. Rohe Süßkartoffeln gehören nicht in den Kühlschrank, dort leidet ihr Geschmack. Beim Dampfgaren, Braten oder Backen kann sich ihre antioxidative Wirkung verdoppeln, beim Kochen im Wasser sinkt sie. Die Haut ist gesünder als das Fleisch, essen Sie also die ganze Wurzel.

Karotten – empfohlene Sorten

Im Supermarkt	
TYP	BEMERKUNG
Orange Karotten	Satt dunkelorangefarbige Karotten enthalten am meisten Betacarotin. Mit ihrem Kraut verkaufte Karotten sind frischer als ohne Kraut angebotene. Von den in Plastikbeuteln verkauften Babykarotten ist das Wertvollste weggeschnitten worden.
Blaue, violette, gelbe und rote Karotten	Bekommt man gelegentlich in Biomärkten. Die meisten enthalten mehr Antioxidantien als normale orange Karotten.

Bauernmärkte, Bioläden, Saatenkataloge		
SORTE	BESCHREIBUNG	INFO FÜR GÄRTNER
Atomic Red	Korallenrot, Farbe wird beim Kochen noch intensiver. Auch Konsistenz und Geschmack verbessern sich. Viel Lycopin.	Reifezeit 70 bis 80 Tage, Imperator-Typ.
Bolero	Süß und knackig, viel Falcarinol.	Reifezeit 70 bis 80 Tage, hervorragender Ertrag. Nantais-Typ.
Carlo	Orange Karotte, sehr einheitliche Form, glatte Oberfläche, stumpfe Enden.	Reifezeit 90 bis 120 Tage. Kältetolerant, hervorragender Ertrag. Samen können schwer aufzutreiben sein. Nantais-Typ.

Cosmic Purple	Dunkelviolettes Äußeres, oranges Inneres. Würzig und süß. Reich an Anthocyanen und Betacarotin. 2005 eingeführt.	Frühe Sorte, reift in 65 bis 75 Tagen. Imperator-Typ.
Deep Purple	Durchgehend violett, nur in der Mitte heller. Über 30 cm lang, milder Geschmack, roh und gekocht gut. Reich an Anthocyanen, zehn Mal so viele Antioxidantien wie andere Sorten.	Reifezeit 70 bis 80 Tage, Imperator-Typ.
Nutri-Red	Durchgehend feuerrot, Farbe wird beim Kochen noch intensiver. Intensiver Geschmack, aber nicht süß. Enthält pro Gramm doppelt so viel Lycopin wie Tomaten.	Reifezeit 70 bis 80 Tage, Imperator-Typ. Robust. Reift am besten bei einer Tagestemperatur von 7 bis 23 Grad.
Purple Haze	Violettes Äußeres, oranges Inneres. Süß, mit milder Knackigkeit. Farbe verblasst mit dem Kochen. Doppelt so viele Antioxidantien wie Cosmic Purple.	Reifezeit 70 bis 80 Tage, Imperator-Typ.

Rote Rüben – empfohlene Sorten

Im Supermarkt	
TYP	BEMERKUNG
Tiefrot oder violett	Je intensiver die Färbung, desto besser. Goldene, weiße und gemischtfarbige Rüben wie die Tonda di Chioggia sind weniger gesund. Rüben mit Schopf sind frischer als ihre rasierten Brüder. Das Kraut selbst ist auch sehr gesund.

Bauernmärkte, Bioläden, Saatenkataloge		
SORTE	BESCHREIBUNG	INFO FÜR GÄRTNER
Bull's Blood	Abwechselnd pinkfarbene und rote Ringe auf der Rübe. Intensiv rotviolette Blätter, süß und aromatisch. Junge Blätter machen sich farblich und geschmacklich hervorragend in Salaten.	Reift in 65 Tagen. Köstlich und zart, wenn sie frühzeitig, als Babyrüben, geerntet werden. Farbe intensiviert sich mit zunehmender Reife.
Cylindra	Dunkelblutrote, zylindrische Rüben. Süß mit feiner Textur. Roh, eingedost, tiefgefroren und eingelegt sehr gut. Leicht zu schälen und zu schneiden. Blätter sind süßer als diejenigen anderer Sorten.	Reift in 60 Tagen. Relativ nah aneinander pflanzen, weil die Pflanzen eher lang als breit wachsen. Hält sich im Boden gut, wird weder zäh noch fasrig.
Detroit Dark Red	Alte Sorte von 1892. Runde Rüben mit ca. 7 cm Durchmesser. Süß und glatt, tiefrotes Inneres und Äußeres mit schöner Konsistenz. Die jungen Blätter schmecken in Salaten und als Beilage gut. Enthält wenig Geosmin, schmeckt also nicht erdig.	Reift in 58 Tagen. Gut für kleine Gärten, weil die Blätter wenig Platz brauchen und die Pflanzen nah aneinander gesetzt werden können.
Red Ace	Süße, zarte, glatte und einheitliche Rüben mit bis zu 50 Prozent mehr Pigmenten als Standardsorten. Frischgrüne, glänzende Blätter, die sich gut in Salaten oder als Beilage machen. Rüben lassen sich gut in Scheiben und Würfel schneiden oder, insbesondere wenn sie jung sind, im Ganzen servieren.	Reift in 55 Tagen. Kräftig; keimt gut, wächst im Frühjahr schnell, widerstandsfähig gegen Krankheiten.

Süßkartoffeln – empfohlene Sorten

Im Supermarkt	
TYP	BEMERKUNGEN
Sorten mit dunklem Fleisch	Süßkartoffeln haben einen niedrigeren glykämischen Index und enthalten mehr Antioxidantien als Kartoffeln. Die gesündesten Sorten haben oranges, intensiv oranges oder sogar violettes Fleisch und laufen oft unter dem Namen Yamswurzel.

Bauernmärkte, Bioläden, Saatenkataloge		
SORTE	BESCHREIBUNG	INFO FÜR GÄRTNER
Beauregard	Langgezogene Knollen mit dunkelrot-oranger Schale und zartem, saftigem, süßem, intensiv orangem Fleisch. Reich an Betacarotin. Eine der beliebtesten Sorten.	Reift in 90 Tagen, wenig für Süßkartoffeln. Auch geeignet für kühles Klima.

ZUSAMMENFASSUNG RÜBEN UND KNOLLEN

1. ***Holen Sie aus orangen Karotten alles heraus.***
Kaufen Sie ganze, frische Karotten, keine Babykarotten. Karotten, die ihren Schopf noch haben, schmecken frischer als ihre geschorenen Brüder. Gekocht sind Karotten gesünder als roh. Essen Sie sie zusammen mit Fett oder Öl. Gart man Karotten im Ganzen und schneidet sie erst danach, schmecken sie besser und sind gesünder.

2. ***Violette und violett-orange Karotten sind gesünder als rein orange Karotten.***
Violette, rote und gelbe Karotten findet man in manchen Bioläden und auf großen Märkten. Die violetten Sorten sind wegen ihrer Anthocyane am gesündesten. Anthocyane konnten im Tierversuch die

mit einer fett- und kohlehydratreichen Ernährung einhergehenden Gesundheitsprobleme komplett beheben.

3. ***Essen Sie mehr Rote Rüben – samt Kraut.***
Rote Rüben enthalten viele Betalaine, die möglicherweise Krebs und weiteren Leiden vorbeugen können. Trinkt man Saft aus Roten Beten, kostet einen Bewegung weniger Anstrengung, die sportliche Leistungsfähigkeit steigt. Ihr Kraut ist sogar noch gesünder als die Rübe selbst. Schneiden Sie gleich nach dem Einkaufen den Schopf ab und lagern Sie die Blätter getrennt von der Rübe im Kühlschrank – die Blätter in einem mikroperforierten Beutel, die Rübe offen im Gemüsefach. Brät, dämpft oder gart man Rote Rüben in der Mikrowelle, erhöht man ihre antioxidative Wirkung. Den erdigen Geschmack von Roten Rüben kaschieren Sie am besten mit einer Soße aus Senf, Meerrettich oder Essig.

4. ***Süßkartoffeln sind gesünder als normale Kartoffeln.***
Sie gehören einer anderen Art an, enthalten mehr Antioxidantien und haben einen niedrigeren glykämischen Index. Die gesündesten Sorten haben rotes, dunkeloranges, violettes oder quietschgelbes Fleisch. Yamswurzeln sind ebenfalls Süßkartoffeln. Nicht im Kühlschrank lagern, dort leidet ihr Geschmack. Wie Kartoffeln an einem kühlen, dunklen, gut belüfteten Ort aufbewahren.

6. KAPITEL

TOMATEN

So holen Sie sich Geschmack und Nährwert zurück

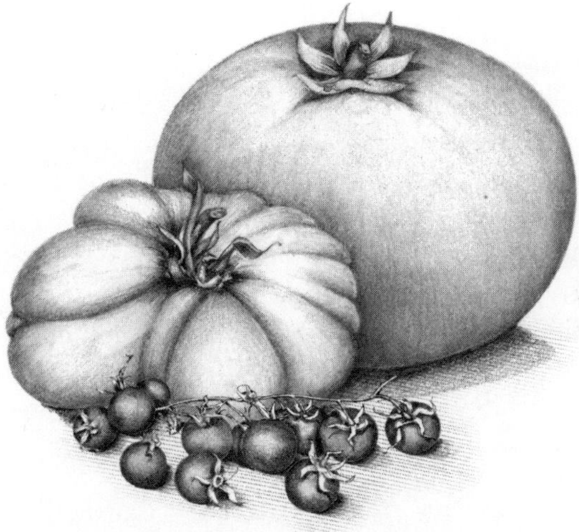

Moderne, traditionelle und wilde Tomaten

Wir lieben Tomaten: Der Durchschnittsamerikaner verzehrt jedes Jahr 40 Kilo, ein Deutscher 22 Kilo, davon die Hälfte in verarbeiteter Form, als Ketchup, Pizzasoße, Nudelsoße, Fertigsuppe, Tomatenmark und Dosentomaten. Insgesamt essen wir zwar mehr Kartoffeln als Tomaten, doch Tomaten stehen unserem Herzen näher. In den 1820ern formulierte der italienische Maler Michele Felice Cornè diesen Unterschied in der Wertschätzung so: »Die Kartoffel wächst im Dunklen, mit fahlen, strähnigen Wurzeln; sie hat keinen Geschmack, sie lebt unterirdisch. Die Tomate hingegen wächst im Sonnenschein, hat eine edle rosige Farbe und einen exquisiten Geschmack. Sie ist rundum erbaulich und wenn man sie in die Suppe gibt – herrlich!«

Würden wir heutzutage noch Oden an Supermarkt-Tomaten schreiben? Meistens sehen sie rot und appetitlich aus, enttäuschen dann aber. Verglichen mit gartenfrischen Tomaten fehlt es ihnen erschreckend an Aroma. Wir Verbraucher kaufen sie zwar weiter, doch ohne Begeisterung. Auch die Nahrungsmittelindustrie hat bemerkt, dass ihr Geschmack dünn geworden ist, und setzt ihren Tomatenprodukten zum Ausgleich gerne einen chemischen Stoff zu, der sich »natürliches Tomatenaroma« nennt. Tomatenaroma steckt nicht mehr *in* Tomaten, sondern muss den Tomaten *beigefügt* werden.

Dass der Geschmack nicht mehr der gleiche ist, merkt jeder, doch der Verlust an Phytonährstoffen lässt sich nur mithilfe teurer moderner Technik nachweisen. Im Labor zeigt sich, dass die meisten Supermarkt-Tomaten fast nichts Gesundes mehr enthalten – wie übrigens einige alte Sorten auch. Wenn man nicht weiß, welche Sorten man nehmen muss, kann es passieren, dass man sündteure Sorten auf dem Bauernmarkt einkauft und trotzdem ernährungstechnisch nichts Vernünftiges bekommt. In diesem Kapitel erfahren Sie, welche modernen und alten Sorten sowohl gesund als auch wohlschmeckend sind. Darüber hinaus werden Sie lernen, wie Sie ihren Nährwert steigern und ihren Geschmack verbessern können.

DIE KONTINUIERLICHE NEUERFINDUNG DER TOMATE ÜBER 2.000 JAHRE HINWEG

Um verstehen zu können, was wir der Tomate angetan haben, müssen wir ihre Anfänge betrachten. Die wilden Vorfahren unserer Tomate stammen aus Südamerika, von den trockenen Plateaus zwischen Pazifik und der Andenkette. Dort wachsen sie bis heute in felsigem Terrain, Pflanzen mit wilden, langen Ranken. Die meisten unserer modernen Tomatenpflanzen sind determiniert, das heißt, sie wachsen bis zu einer bestimmten Höhe und hören dann auf – typisch für eine Kulturpflanze. Wilde Tomaten hingegen wachsen einfach den ganzen Sommer weiter und würden sich über jeden Versuch lustig machen, sie an einem Stab oder in einem Käfig zu bändigen. Erst bei genauer Betrachtung findet man an den Ranken Ansammlungen winziger Tomaten, klein wie Heidelbeeren und weniger als ein halbes Gramm schwer. 450 dieser Zwerge wiegen so viel wie eine moderne Fleischtomate.

Die Ähnlichkeit zur Heidelbeere geht noch weiter, denn Tomaten sind gar kein Gemüse, sondern Früchte, und zwar Beeren. (Wenn eine Frucht oder ein »Gemüse« Samen oder einen Stein hat, ist es eine Frucht.) Die Riesentomaten, die wir im Supermarkt sehen, sind also in Wirklichkeit Monsterbeeren.

In den vergangenen Jahren haben mehrere Forscherteams die strapaziöse Reise nach Peru unternommen, um mehr über diese Früchtchen zu erfahren. Acht verschiedene Arten haben sie bisher gefunden. Die gesündeste ist das tiefrote *Lycopersicon pimpinellifolium*. Bei Geschmack und Nährwert liegen Welten zwischen diesen wilden Tomaten und unseren modernen Giganten. Pro Gramm enthalten sie 40 Mal so viel Lycopin wie moderne Fleischtomaten, und im Mund explodiert ihr Geschmack geradezu und erinnert einen daran, wie Tomaten früher einmal geschmeckt haben.

DIE ERSTEN KULTURTOMATEN

Vermutlich vor zweitausend Jahren begannen Bauern in Südamerika, die Samen wilder Tomaten aufzuheben und in ihren terrassierten Gärten an den Hängen anzusäen. Man weiß nur wenig darüber, welche Sorten sie anbauten, aber es gibt Hinweise darauf, wie sie sie aßen. Für das älteste Rezept mit Tomaten, in Hieroglyphen verfasst, braucht man Tomaten, Chili und Salz – die erste Salsa.

Im folgenden Jahrtausend verbreitete sich die Tomate durch ganz Mittelamerika bis nach Mexiko, vermutlich mithilfe von Zugvögeln. Und noch einmal fünfhundert Jahre später kam die Tomate endlich nach Europa: 1519 landeten die Spanier unter Hernán Cortés auf der Halbinsel Yucatán, wenig später beschrieb der mitgereiste Priester Bernardino de Sahagún die auf den Dorfmärkten angebotenen »xitomatl«. Er berichtete, die Händler führten »große und kleine Tomaten, blatt-, schlangen- und brustwarzenförmige Tomaten« in den verschiedensten Farben: »gelb, rot, feuerrot, rötlich, hellrot, rosafarben«. Er beschrieb auch den Geschmack; manche Tomaten seien so bitter, dass »sie im Hals kratzen oder den Speichel schmatzen lassen« (adstringierend wirken). Andere »brennen im Hals«. Ganz offenkundig eigneten sich nicht alle Tomaten für feinfühlige Gaumen.

Cortés und seine Leute müssen ein paar Sorten gefunden haben, die ihnen schmeckten, denn sie brachten die Tomaten heim nach Spanien, neben den geraubten Gold- und Smaragdschätzen. Vermutlich nahmen sie Samen der süßesten, saftigsten Früchte mit, nicht derjenigen, die im Hals brannten oder den Speichel schmatzen ließen. Die Tomaten, die sich schließlich über ganz Europa verbreiteten, stammten aus diesem sehr beschränkten Genpool.

Nur zwei Jahrzehnte nach Cortés' Rückkehr wuchsen Tomaten in spanischen, italienischen und französischen Gärten. Schon 1544 notierte der italienische Botaniker Pietro Mattioli in seinem Tagebuch, dass seine Landsleute Tomaten (*pomi d'oro*, »Goldäpfel«) in Scheiben schnitten und mit Olivenöl, Salz und Pfeffer anrichteten. Das erste gedruckte italienische Kochbuch aus dem Jahr 1692 enthielt auch ein Rezept, wie man *Sauce alla Spagnuolo*, »Spanische Tomatensoße«, zubereitet. Und die Franzosen schätzten die rote Frucht so sehr, dass sie sie zunächst *Pomme d'amour*, »Liebesäpfel«, tauften.

Im nördlicheren Europa empfing man die Tomate deutlich kühler. Kritisch beäugte man die Blätter, die doch sehr an Nachtschattengewächse erinnerten. Und tatsächlich gehören Tomaten dieser giftigen Familie an, deren Namensgeber, *Atropa belladonna*, schon in kleinen Dosen tödlich wirkt. Und auch Alraunen und Stechäpfel (aus der Familie) lassen Gourmetherzen nicht gerade höher schlagen. Im Gegensatz zu ihren Verwandten ist die Tomate zwar nicht giftig, doch im nördlichen Europa ließ man im Zweifelsfall lieber die Finger von diesem neumodischen Kram. Dieses unbegründete Vorurteil hielt sich ewig – in Deutschland hielten manche Menschen die Tomate bis ins 20. Jahrhundert hinein für giftig.

DIE ERSCHAFFUNG DER PERFEKTEN TOMATE

Wie so vieles Obst und Gemüse durchliefen auch Tomaten im 19. und 20. Jahrhundert eine massive Veränderung. Ziel der Züchter, insbesondere in den USA, war, Tomaten ertragreicher, einheitlicher und attraktiver zu machen. Auf das Aussehen wurde großen Wert gelegt. Denn die Sorten unserer Urgroßväter unterschieden sich dramatisch von den glatten, glänzenden, einheitlichen Tomaten unserer Tage. Manche Tomaten hatten grobe, an Sandpapier erinnernde Haut, andere waren gedrungen oder gerippt. Manche hatten einen harten Kern, manche waren haarig und viele waren innen hohl wie Paprikaschoten.

Mit Leidenschaft machten die Züchter sich daran, Tomaten ihre »Nachteile« auszutreiben, und schon Anfang des 20. Jahrhunderts erwarteten die Verbraucher in den USA von Tomaten, dass sie groß, glänzend, dünnhäutig, saftig, rund und ohne Hohlräume waren. Sie mussten auch ganz einheitlich rot gefärbt sein.

Erst ein Jahrhundert später fand man heraus, was dieser Umstand für den Nährwert der Tomate bedeutete: 2012 berichteten Forscher in der Zeitschrift *Science*, dass die Tomaten nur aufgrund eines mutierten Gens ganz einheitlich rot wurden. Nachteil des mutierten Gens: Es verringerte den Lycopin-Gehalt der Früchte. Praktisch alle modernen Sorten tragen dieses mutierte Gen in sich und haben einen entsprechend geringeren Nährwert.

VORZEITIGE ERNTE – DER TODESSTOSS FÜR DEN GESCHMACK

Mitte des 20. Jahrhunderts lief der Tomatenanbau fast schon im industriellen Stil, halb Europa bezog seine Tomaten aus niederländischen und später auch spanischen Gewächshäusern. Die Früchte mussten über hunderte oder gar tausende Kilometer zum Verbraucher gebracht werden. Nur, wie sollten sie das überstehen? Vollreife Tomaten lassen sich kaum transportieren; egal wie weich man sie auch packt, sie bekommen fast unweigerlich Druckstellen oder platzen auf. Selbst wenn sie heil ankommen, sind sie inzwischen überreif, von Fruchtfliegen belagert und schon am Verrotten.

Doch die Branche fand eine Lösung für dieses Problem: die Früchte vorzeitig pflücken. Durch Versuch und Irrtum fand man heraus, dass einem zwei Wochen blieben, wenn man Tomaten erntete, wenn sie die ersten Anzeichen von Färbung zeigten. Erntete man sie noch früher, reiften sie gar nicht. Also blieb nur dieses enge Zeitfenster von zwei Wochen zwischen Ernte und Verkauf.

Inzwischen hat die Milliardenbranche ihre Methode noch weiter verfeinert: Tomaten werden geerntet, sobald sie erste Anzeichen von Farbe zeigen, in verbrauchernahe Lagerhäuser gebracht und dort mit exakt bemessenen Mengen Ethylen begast. Wenn sie rot genug sind für die Ansprüche des Kunden – aber noch nicht vollreif –, werden sie in die nahe gelegenen Läden gebracht. Idealerweise sollen sie dort oder beim Verbraucher zu Ende reifen. Derart zwangsgereifte Tomaten sind dann zwar wunderschön tomatenrot, aber weniger süß als sonnengereifte Tomaten. Vor allem aber haben sie kaum Aroma.

Auf ihrer Suche nach Tomaten, die noch nach etwas schmecken, steigen viele Verbraucher auf Strauchtomaten um, im Glauben, dass wenigstens diese Früchte in der Sonne gereift sind. Doch dem ist nicht so. Strauchtomaten werden zwar ein, zwei Wochen später geerntet, doch auch sie reifen erst im Lagerhaus aus. Die zusätzlichen Tage in der Sonne verleihen den Tomaten zumindest ein bisschen mehr Geschmack. Dennoch schmecken auch diese Früchte längst nicht so gut und sind nicht annähernd so gesund wie vollreif gepflückte Tomaten. Machen Sie die Geschmacksprobe. Sind die etwas teureren Strauchtomaten ihr Geld überhaupt wert? Wählen Sie beim Einkauf von Strauchtomaten feste, dunkelrote Früchte an biegsamen, hellgrünen Ästchen.

ZEIT FÜR DIE NÄCHSTE ÜBERARBEITUNG DER TOMATE

Offenkundig herrscht Handlungsbedarf. Bei der nächsten Überarbeitung muss das Augenmerk auf Geschmack und Nährwert gelegt werden statt auf Ertrag und Transportfähigkeit. Glücklicherweise wurden bereits erste Anstrengungen unternommen; einige Züchter haben mit traditionellen Methoden neue Sorten geschaffen, die den wilden Tomaten an Geschmack und Nährwert wieder näherkommen.

Majid Foolad von der Pennsylvania State University etwa kreuzte wilde Tomaten aus Südamerika, *Lycopersicon pimpinellifolium*, mit modernen Arten und erhielt – nach jahrelangen Versuchen – Tomaten und Cocktailtomaten, die drei Mal mehr Lycopin enthalten als Supermarkt-Tomaten. Diese Sorten werden bald für Heimgärtner erhältlich sein.

EINKAUFSTIPPS FÜR TOMATEN

Zum Glück müssen Sie nicht tatenlos warten, bis gesündere und wohlschmeckendere Sorten auf den Markt kommen. Wer weiß, worauf er beim Einkauf achten muss, kann schon heute zwei bis drei Mal mehr Lycopin für sein Geld bekommen – und ein tolles Aroma. Noch steht nur selten angegeben, welche Sorten Tomaten da angeboten werden. Stattdessen werden Tomaten in vier Kategorien unterteilt: große, gerippte Fleischtomaten; runde, mittelgroße Tomaten; Eiertomaten; Cocktailbzw. Datteltomaten. Die jeweils gesündesten Früchte jeder Kategorie erkennen Sie an den folgenden Hinweisen:

Erstens: Kaufen Sie Tomaten nach ihrer Farbe. Die am intensivsten rot gefärbten Früchte enthalten am meisten Lycopin. Für Sie sehen alle Tomaten gleich rot aus? Sehen Sie nur genau hin und Sie werden erhebliche Unterschiede zwischen den Sorten, aber auch zwischen den Früchten einer Sorte feststellen. Gelbe, rosafarbene, grüne und blassrote Tomaten enthalten relativ wenig Lycopin. Viele Menschen lieben gelbe Cocktailtomaten, weil sie sehr süß sind, wenig Säure haben und einen netten Farbkontrast zu roten Tomaten bieten – aber Schutz vor freien Radikalen bieten sie kaum.

Zweitens: Kaufen Sie nach Größe. Kleine, dunkelrote Tomaten sind nicht nur süßer und aromatischer, sie enthalten auch deutlich mehr Lycopin. Der Zucker in Cocktailtomaten – pro Gramm enthalten sie etwa doppelt so viel Zucker wie Salattomaten – stellt übrigens kein Problem dar: Tomaten haben einen niedrigen glykämischen Index, sie treiben den Blutzuckerspiegel also nicht nach oben. Des Weiteren enthalten Cocktailtomaten auch mehr Vitamin C als ihre größeren Brüder. Wer kleinere Tomaten kauft, bekommt also mehr Aroma und mehr Nährstoffe.

Drittens: Die Kleiner-ist-besser-Regel gilt auch innerhalb einer Kategorie. Manche Cocktailtomaten sind nur halb so groß wie andere. In aller Regel sind die kleinsten Früchte die gesündesten und schmackhaftesten. Kleinere Fleischtomaten sind also gesünder als große, wenn auch längst nicht so gesund wie Cocktailtomaten.

Noch kleinere Früchte hat die erst kürzlich wiederentdeckte Sorte *Lycopersicon pimpinellifolium*. Bei uns laufen sie unter »Wildtomaten«, gehören genau genommen aber einer anderen Art an, die allerdings sehr nah mit der Tomate verwandt ist. Dieser Nährwert-Superstar wird in den USA schon in vielen großen Supermärkten angeboten, ein wilder Ausreißer inmitten einer Wüste von Industriegemüse. Probieren Sie bei Gelegenheit einmal Wildtomaten und genießen Sie den Geschmack, die Süße und die Extradosis Lycopin.

Die meisten Menschen essen Cocktailtomaten ausschließlich in Salaten, Snacks und Hors d'oeuvres. Ich möchte Sie dazu anregen, sie auch zum Kochen zu verwenden, etwa in Pfannengerichten oder für Tomatensoßen mit überwältigendem Geschmack und dem Extraschuss Lycopin.

Das folgende Rezept für Tomatensalsa ist ganz einfach, köstlich – und das Ergebnis sieht auch noch toll aus. Es kombiniert den hohen Phytonährstoff-Gehalt und die knallrote Farbe von Cocktailtomaten mit dem gesunden Dunkelgrün von Frühlingszwiebeln. Korianderblätter, eine traditionelle Zutat, wirken stärker antioxidativ als Spinat oder Salat. Nehmen Sie frisches Basilikum, wenn Sie den Geschmack von Koriander nicht mögen. Machen Sie gleich eine große Menge der Salsa und frieren Sie den Rest ein. Wenn Sie klein geschnittene Avocado hinein geben, kann Ihr Körper mehr Nährstoffe der anderen Zutaten aufnehmen.

Tomatensalsa

Zubereitungszeit: 15 Minuten (ergibt 500 g)

500 g Cocktail- oder Datteltomaten
3 Frühlingszwiebeln (weiße und grüne Teile), klein geschnitten

3 EL Limettensaft, frisch gepresst
125 ml Korianderblätter, fein geschnitten
1 kleine Serrano-Chilischote, entsamt und sehr fein geschnitten (alternativ auch ¼ bis ½ TL Cayennepfeffer, je nach Geschmack)
1 Knoblauchzehe, durch die Presse gedrückt
¼ TL Salz
½ Avocado, klein geschnitten (optional)

Tomaten waschen und alle Blätter und Stängel entfernen. In einen Mixer geben und ein paar Mal ganz kurz auf den Knopf drücken, bis die Tomaten ca. zu halbzentimetergroßen Würfeln zerkleinert wurden.

Die Tomaten in eine kleine Glas- oder Keramikschüssel geben und die restlichen Zutaten untermischen. Schmeckt lauwarm oder kalt. Im Kühlschrank aufbewahren.

JENSEITS DES SUPERMARKTS

Auf Bauernmärkten finden Sie mitunter eine breite Auswahl verschiedenster Sorten, darunter auch alte Sorten, die wegen ihres Geschmacks gezüchtet wurden und nicht für die Industrie. Vor allem aber wurden die Tomaten vor Ort produziert und vollreif geerntet. Tomaten vom örtlichen Bauern sind genauso gut wie selbst gezogene – und man spart sich die ganze Arbeit.

Auf Bauernmärkten und in gut sortierten Bioläden kann man gezielt nach bestimmten Sorten suchen. Die Liste empfohlener Sorten am Ende des Kapitels umfasst alte, aber auch moderne Sorten, die zwar nicht in Großmutters Garten wuchsen, aber sehr gut schmecken und besonders gesund sind. Die Juliet F1-Hybride etwa ist süß und aromatisch und enthält drei Mal so viel Lycopin wie Stupice, eine alte tschechische Sorte. Mein Großvater wäre sicher begierig darauf gewesen, Juliet auszuprobieren.

Traditionelle Tomatensorten unterscheiden sich vom Nährwert her massiv. Die äußerst aromatische Red Pear enthält erstaunliche 27 Mal so viel Lycopin wie normale Supermarkt-Tomaten. Die gute alte Dona aus Frankreich hingegen enthält weniger Nährstoffe als eine Durchschnittstomate aus dem Laden. Kaufen Sie anhand der Liste ein, und sie bringen die gesündesten und köstlichsten Trauben nach Hause.

EIGENANBAU VON TOMATEN

In den Vereinigten Staaten ziehen 35 Millionen Heimgärtner ihre eigenen Tomaten, und auch in Deutschland kann man sommers in Gärten, auf Terrassen und Balkonen überall Tomaten wachsen sehen. Nicht zuletzt deswegen, weil der Eigenanbau in den vergangenen Jahrzehnten viel leichter wurde. Früher musste man Tomaten noch aus Samen ziehen, heute kauft man (in Gartencentern oder sogar im Baumarkt) Jungpflanzen, die man nur noch in gute Erde pflanzen, in die Sonne stellen und ausreichend gießen muss. Und schon kann man von Ende Juli bis Ende September seine eigenen Tomaten genießen.

Wenn Sie Ihre Tomaten selbst ansäen, können Sie aus über hundert Sorten wählen, alten und ganz neuen. Am gesündesten sind kleine, intensiv rote Früchte. Außerdem eignen sich kleine Tomaten besser für den Anbau in kühlem Klima, weil sie Wochen früher reifen als große Sorten.

BIOTOMATEN

Konventionell angebaute Tomaten werden mit Herbiziden, Insektiziden und Wachstumsreglern besprüht. Eine Untersuchung von Greenpeace im Jahr 2010 ergab, dass in Deutschland praktisch alle normalen Tomaten (96,6 %) im Supermarkt Pestizidrückstände aufwiesen. Viele Großbetriebe verwenden ganze Cocktails von Pestiziden, um bei den einzelnen Chemikalien die Grenzwerte nicht zu überschreiten. Bioware schnitt im gleichen Test deutlich besser ab.

Und wie steht es um Geschmack und Nährwert von Biotomaten? Einer Studie zufolge haben Biotomaten einen intensiveren, runderen Geschmack als industriell produzierte Tomaten. Einige Untersuchungen – wenn auch nicht alle – ergaben auch, dass Biotomaten mehr Nährstoffe enthalten. Insgesamt darf man aber sagen, dass die Sorte viel größeren Einfluss auf den Nährwert hat als die Anbaumethode. Idealerweise verzehrt man vollreife, nährstoffreiche, biologisch angebaute Tomaten (vom Biobauern oder aus dem eigenen Garten).

AUFBEWAHRUNG VON TOMATEN

Um Gottes Willen, bitte lagern Sie Tomaten nicht im Kühlschrank! Wenn die Temperatur innerhalb der Frucht unter zehn Grad fällt, hört sie auf, Aromen zu produzieren. Schlimmer noch: Auch das bereits vorhandene Aroma verabschiedet sich. Schon nach zwei Tagen im Kühlschrank schmecken Tomaten deutlich saurer, bitterer und weniger intensiv. Je länger sie gekühlt werden, desto mehr geht verloren.

Essen Sie Tomaten sofort oder lagern Sie sie bei Zimmertemperatur (zwischen 13 und 21 Grad). Sortieren Sie alle aufgeplatzten oder überreifen Früchte aus. Legen Sie die Tomaten mit der Stielseite nach oben; so verzögern Sie das Weich- und Dunkelwerden. Bedecken Sie sie mit Küchentüchern oder einem Insektennetz, um Fruchtfliegen und andere Schädlinge fernzuhalten. Essen Sie die Früchte innerhalb von zwei, drei Tagen.

Wenn Sie halb reife Tomaten gekauft haben, geben Sie sie am besten in eine Tüte aus Papier (nicht Plastik!), verschließen diese und stellen sie in der Küche ab. Kontrollieren Sie jeden Tag: Die Tomaten sind reif zum Verzehr, wenn wie dunkelrot, aber noch einigermaßen fest sind.

ZUBEREITUNG VON TOMATEN

Überlegen Sie sich bei der Zubereitung von Tomaten zweimal, ob Sie Haut, Kerne oder Saft entfernen wollen, wie es in vielen Rezepten verlangt wird. Der Saft enthält eine relativ große Menge des Geschmacksverstärkers Glutamat. (Bei dem viel geschmähten *chemischen* Geschmacksverstärker Glutamat handelt es sich genau genommen um Mononatriumglutamat, einen verwandten Stoff; gegen das Glutamat in Tomaten spricht überhaupt nichts.) In Haut und Kernen steckt die Hälfte allen Vitamins C, Lycopins und aller Antioxidantien der Frucht.

Tomaten sind gekocht gesünder als roh, und *je länger man sie kocht, desto besser*. Die Hitze nützt auf zweierlei Weise: Erstens zerstört sie die Zellwände der Frucht, wodurch die Phytonährstoffe für den Körper leichter zugänglich werden. Und zweitens verändert sich unter Hitzeeinwirkung die Struktur des Lycopins (von »Translycopin« zu »Cislycopin«), wodurch diese Moleküle ebenfalls leichter resorbiert werden können. Schon rohe Tomaten sind gesund, doch gekochte sind fast schon Medizin. Schon nach einer halben Stunde Kochzeit hat sich der Lycopin-Gehalt möglicherweise mehr als verdoppelt.

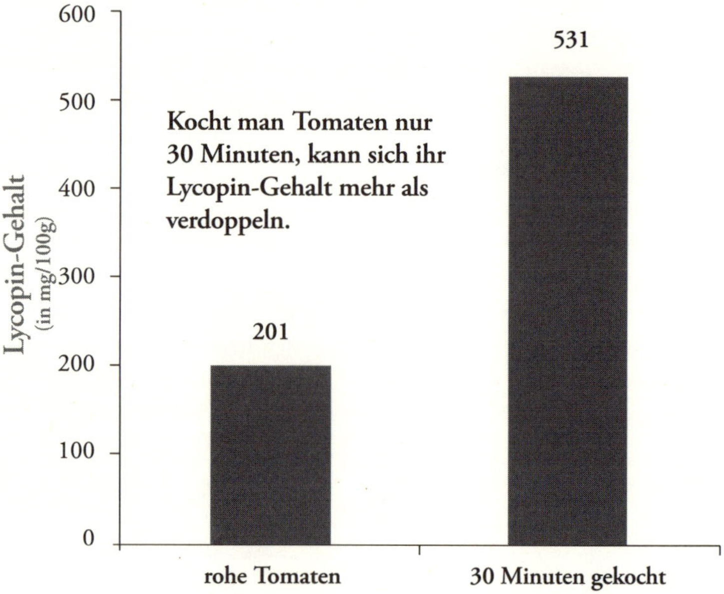

TOMATENPRODUKTE

Eine der größten Überraschungen habe ich für den Schluss aufgehoben: Die gesündesten Tomaten im ganzen Supermarkt liegen nicht in der Obst- und Gemüseabteilung – sie stehen in den Regalen mit Konserven. Verarbeitete Tomaten – pürierte Tomaten, Dosentomaten, Tomatenmark oder sogar Tomatensoßen – enthalten nach heutigem Wissensstand mehr Lycopin als sonst irgendetwas. Interessanterweise schmecken verarbeitete Tomaten auch intensiver als frische Supermarkt-Tomaten. Für die Nahrungsmittelindustrie angebaute Tomaten werden vollreif geerntet und sofort verarbeitet, manchmal innerhalb von Stunden. Nirgendwo geht unterwegs Geschmack verloren.

Tomatenmark, die konzentrierteste Form, enthält bis zu zehn Mal so viel Lycopin wie rohe Tomaten. Tomaten bilden Lycopin, um sich vor UV-Strahlung zu schützen. Diese Schutzwirkung steckt auch im Tomatenmark: Bei einer deutschen Studie zeigten Probanden, die zusätzlich zu ihrer normalen Ernährung täglich drei Esslöffel Tomatenmark aßen, nach einer Bestrahlung mit UV-Licht um 40 Prozent weniger Sonnenbrand als die Kontrollgruppe.

Tomatenmark wird normalerweise weder Salz noch Zucker beigefügt, es handelt sich also um die reine Essenz reifer Tomaten. Es verleiht Gerichten Geschmack, Farbe, Nährstoffe – es spricht also alles dafür, beim Kochen großzügig mit der roten Paste umzugehen.

Viele Spitzenköche und erfahrene Hausfrauen geben auch Tomatenmark in Gerichte, in die ansonsten gar keine Tomaten gehören, denn das Glutamat in Tomaten hebt das Aroma anderer Zutaten hervor. Rühren Sie doch mal ein, zwei Esslöffel Tomatenmark in Gemüsesuppen, Eintöpfe, Aufläufe oder Eierspeisen – das Tomatenaroma selbst wird kaum wahrnehmbar sein, doch das ganze Gericht wird irgendwie »runder«, ausgewogener schmecken.

Doch Vorsicht! Viele Konservendosen sind innen mit der BPA (Bisphenol A) beschichtet, einer Substanz, die mit Störungen des Hormonhaushalts in Verbindung gebracht wird. Achten Sie beim Kauf darauf, dass die Dose BPA-frei ist, oder nehmen Sie gleich in Glas oder Tetrapaks konservierte Tomaten.

Tomaten – empfohlene Sorten

Im Supermarkt	
TYP	BEMERKUNG
Cocktail- oder Datteltomaten	Enthalten mehr Lycopin als große, rote Tomaten. In der Regel gilt: Je dunkler die Farbe und je kleiner die Frucht, desto gesünder. Bei Zimmertemperatur lagern und innerhalb weniger Tage verbrauchen.
Wildtomaten	Kleiner und noch gesünder als Cocktail- und Datteltomaten. Lassen sich aufgrund ihrer dickeren Haut länger lagern.

Bauernmärkte, Bioläden, Saatenkataloge			
SORTE ODER VARIETÄT	ART	BESCHREIBUNG	INFO FÜR GÄRTNER
Black Cherry	Cocktail-tomate	Braunrot, sehr würziges Aroma. Viel Lycopin.	Kräftiger Wuchs, hoher Ertrag.
Blaue Wildtomate	Wildtomate	Eigentlich nicht blau, eher mit violetten Punkten.	Sehr widerstandsfähig. Starkwüchsig; wird über 2,50 m hoch. Auch gut als Hängepflanze.
Elfin	Datteltomate	Toll zum Naschen. Viel Carotin und Lycopin.	Werden nur 45 cm hoch, ideal für Töpfe.
Gardener's Delight	Cocktailtomate	Sehr kleine, süße Früchte, gut für Snacks und Salate. Sehr viel Lycopin.	Sehr wüchsig, hoher Ertrag.
Giant Belgium	Fleischtomate	Alte Sorte mit mehr Lycopin als andere Fleischtomaten. Rosa oder hellrot, wenige Samen, wenig Säure.	Wächst 1,20 bis 2,50 m hoch.
Hawaiian	Wildtomate	Alte Sorte mit tiefroter Farbe. Murmelgroß. Sehr viel Lycopin.	Kräftiger Wuchs, widerstandsfähig, hoher Ertrag.

Jet Star	Salattomate	Mittelgroß, rund, fest. Milder Geschmack, wenig Säure. Viele Antioxidantien.	Kräftiger Wuchs, hoher Ertrag.
Juliet (auch Juliet-F1-Hybride)	Datteltomate	Kleine, tiefrote, glänzende Früchte mit intensivem, süßem Geschmack. Gut zum Naschen und für Salate. Sehr viel Lycopin.	Reift sehr schnell, kräftiger Wuchs. Robust; Früchte bleiben am Strauch, wenn sie reif sind. Hoher Ertrag.
Ochsenherz	Fleischtomate	Groß und herzförmig. Festes Fleisch, wenige Samen. Süß, aber mit relativ viel Säure. Hat für eine Fleischtomate relativ viel Lycopin.	Wächst stark, trägt viel und kontinuierlich. Blattwerk wie ein Farn.
Red Pear	Cocktailtomate	Traditionelle Sorte. Kleine, dunkelrote, birnenförmige Früchte. Süß und saftig, ideal für Snacks und Salate. Sehr viel Lycopin.	Hoher Ertrag, sehr wüchsig, wird über 2,50 m hoch.
Rote Johannisbeertomate	Wildtomate	Fruchtdurchmesser 0,5 bis 1,5 cm, sehr süß.	Sehr widerstandsfähig. Sehr wüchsig; wird über 2,50 m hoch. Auch gut als Hängepflanze.
San Marzano	Eiertomate	Sehr feste Schale, wenig Saft. Von Küchenchefs für Soßen und Tomatenmark hochgeschätzt. Viel Lycopin.	Kompakte Größe, Früchte platzen nicht auf.
Sara's Galapagos	Wildtomate	Wilde Sorte, erst im 21. Jahrhundert auf den Galapagos-Inseln entdeckt. Winzige, rote, intensiv schmeckende, süße Früchte. Sehr rar.	Mittelgroße Pflanze, viele Verzweigungen, später Erntebeginn (Ende August).
Sun Cherry	Cocktailtomate	Das Gegenstück zur gelben Cherrytomate, aber wegen ihres Lycopin-Gehalts viel gesünder.	Schon früh reif, Ernte von Juli bis Oktober. Wuchshöhe ca. 1,50 m.

ZUSAMMENFASSUNG TOMATEN

1. ***Tiefrote Tomaten enthalten mehr Lycopin und wirken stärker antioxidativ als gelbe, grüne oder blassrote Früchte.***
   Gelbe und grüne Tomaten können Sie wegen der Farbe beimischen, gesünder sind aber rote.

2. ***Je kleiner die Früchte, desto süßer und lycopinhaltiger sind sie in der Regel.***
   Tiefrote Cocktail-, Dattel- und Wildtomaten schmecken am intensivsten und enthalten am meisten Lycopin.

3. ***Strauchtomaten werden auch nicht vollreif geerntet.***
   Sie werden nur eine Woche später geerntet als normale Tomaten. Probieren Sie und entscheiden Sie selbst, ob der bessere Geschmack den Aufpreis rechtfertigt.

4. ***In der Regel schmecken Tomatenprodukte intensiver und sind gesünder als frische Tomaten.***
   Anders als Gemüsetomaten reifen Tomaten für die industrielle Produktion in der Sonne aus und werden sofort nach der Ernte verarbeitet. Durch das Erhitzen beim Eindosen wird das Lycopin für den Körper leichter zugänglich gemacht. Tomatenmark ist eine wahre Lycopin-Bombe.

5. ***Lagern Sie frische Tomaten bei Zimmertemperatur, um das Aroma zu bewahren.***
   Bei Kühlschranktemperaturen zerfallen die Verbindungen, die ihren Geschmack ausmachen.

6. ***Beim Kochen wird das Lycopin in eine Form umgewandelt, die sich vom Körper leichter aufnehmen lässt.***
   Die Aromen der Tomate werden intensiver, ihre Nährstoffe leichter verwertbar.

7. ***Verwenden Sie möglichst oft auch Haut, Saft und Samen.***
Haut und Samen sind die gesündesten Teile der Tomate, und der Saft enthält viel Glutamat, einen natürlichen Geschmacksverstärker.

7. KAPITEL

KOHL & CO.

Zähmen Sie ihre Bitterkeit, es lohnt sich

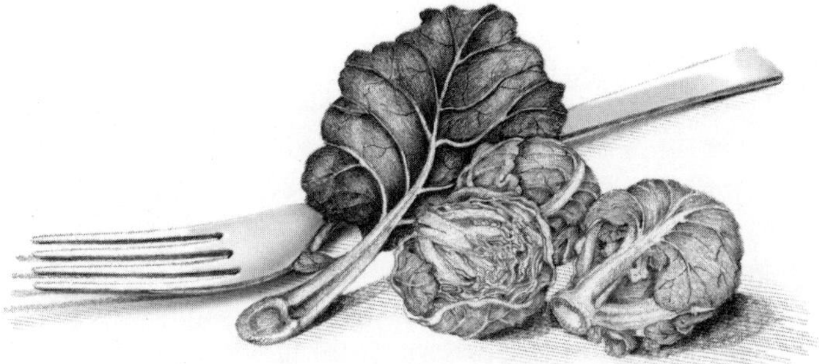

Rosenkohl

Kohl und seine nahen Verwandten gehören zur großen Familie der Kreuzblütler. Der Clan umfasst eine ganze Reihe Nutzpflanzen, nicht nur Gemüsekohl, Blumenkohl, Rosenkohl und Kohlrabi (deren Namen die Herkunft ja schon verraten), sondern auch Wirsing, Weißen und Schwarzen Senf, Chinakohl, Weiße Rübe, Steckrübe, Brokkoli, Rucola, Rettich, Radieschen und Raps.

Mizuna ist ein rucolaähnliches asiatisches Kraut, der scharfe Wasabi verleiht Sushi Würze. Pak Choi ist ein in Fernost beliebter Kohl-Verwandter, der auch hierzulande immer mehr Anhänger findet. Gemeinsam haben all diese Pflanzen, dass sie vier kreuzförmig angeordnete Blütenblätter haben, daher auch der Name der Familie.

DIE WILDEN WURZELN DER KREUZBLÜTLER

Die meisten Botaniker sind sich einig, dass unsere modernen Kreuzblütler von wilden Pflanzen in der östlichen Mittelmeerregion abstammen. Von ihrer Natur her haben sie viele Blätter, aber keinen geschlossenen Kopf, etwa wie unser Grünkohl. Der griechischen Mythologie zufolge wuchsen die ersten Kreuzblütler aus Schweißtropfen von der Stirn des Gottes Zeus. Klingt jetzt nicht allzu appetitlich.

Mit den römischen Besatzern kamen die Kreuzblütler dann nach Süddeutschland und bis nach England. Die Angelsachsen dort waren so begeistert davon, das sie den zweiten Monat ihres Kalenders nach ihm benannten, Sprout Kale, »Kohlsprieß«. (Aber die Deutschen nennen sie bis heute »Krauts«!)

Der Mensch hat an den Kreuzblütlern erstaunlich wenig herumgedoktert. Das ist einerseits gut, andererseits auch schlecht. Der Vorteil: Kreuzblütler sind gesünder als fast alle anderen Obst- und Gemüsesorten. Der Nachteil: Viele Kreuzblütler schmecken bitter oder scharf, was viele Menschen abschreckt, insbesondere Kinder und Superschmecker.

Für beides – den gewöhnungsbedürftigen Geschmack und die medizinische Wirkung – sind Glucosinolate (auch Senfölglycoside genannt) verantwortlich. Je mehr Glucosinolate in einem Gemüse sind, desto gesünder ist es – und desto bitterer schmeckt es. Grün- und Rosenkohl enthalten am meisten Glucosinolate und gehören folglich auch zum unbeliebtesten Gemüse überhaupt. Der Durchschnittsamerikaner würgt gerade einmal hundert Gramm Rosenkohl im Jahr herunter, in Deutschland ist es immerhin rund ein Pfund.

Die meisten Kreuzblütler enthalten viele Antioxidantien. Die folgende Grafik zeigt den (inversen) Zusammenhang zwischen der Menge an Antioxidantien in Obst und Gemüse und der Beliebtheit beim Verbraucher. Die grauen Säulen zeigen den ORAC-Wert (die »Fähigkeit zum Abfangen von Sauerstoffradikalen«), die schwarzen Säulen daneben zeigen an, wie viel von der jeweiligen Obst- oder Gemüsesorte der Durchschnittsamerikaner konsumiert. Beim Studium der Grafik wird klar, dass Brokkoli und Grünkohl voller Antioxidantien stecken, aber weitgehend verschmäht werden. Eisbergsalat, Pommes Frites und Bananen links in der Grafik schützen uns kaum gegen freie Radikale, aber essen tun wir sie gerne.

Aktuelle Forschungen zeigen ein weiteres Problem mit Kreuzblütlern: Selbst Menschen, die das Gemüse lieben und es in großen Mengen verzehren, nehmen offenbar nur einen Bruchteil der gesundheitsfördernden Stoffe auf. Frisch geerntet ist dieses Gemüse so gesund wie kaum etwas anderes. Doch bei Transport, Lagerung, im Supermarkt und schließlich im Kühlschrank der Verbraucher gehen bis zu 80 Prozent des Nährwerts verloren. Süße Geschmacksnoten verflüchtigen sich, bittere verstärken sich. Kocht man das Gemüse dann noch auf die herkömmliche Art, bleibt kaum mehr Gesundes übrig. In diesem Kapitel erfahren Sie, wie Sie Kreuzblütler so auswählen und zubereiten, dass sie gut schmecken und ihr volles medizinisches Potenzial entfalten.

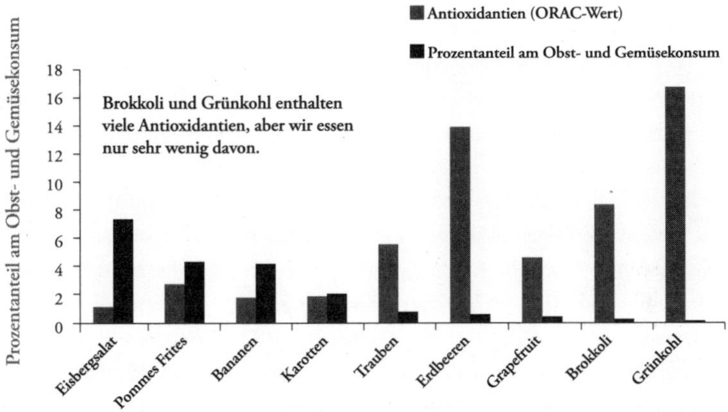

Brokkoli

Brokkoli gilt als geradezu sprichwörtlich gesund. Und im Augenblick seiner Ernte verdient er diesen Ruf auch. Er enthält viele Glucosinolate und Antioxidantien, wirkt also doppelt gesundheitsfördernd. Doch profitieren nur die wenigsten Verbraucher davon, weil diese Nährstoffe bald nach der Ernte zerfallen. Wie anderes Obst und Gemüse auch, atmet Brokkoli nach der Ernte noch weiter, und zwar sehr schnell; es hechelt geradezu.

In Windeseile zersetzen sich die Nährstoffe, selbst unter idealen Transport- und Lagerbedingungen, wie eine spanische Studie aus dem Jahr 2003 zeigte: Nach einer Woche Lagerung bei optimaler Temperatur und Luftfeuchtigkeit und drei Tagen im Supermarkt hatte Brokkoli 80 Prozent seiner Glucosinolate, 75 Prozent seiner Flavonoide und die Hälfte seines Vitamins C verloren. Er sah zwar immer noch appetitlich aus, war aber ernährungstechnisch betrachtet nur noch ein Schatten seiner selbst.

Um all die Nährstoffe im Brokkoli zu bewahren, müsste man ihn sofort nach der Ernte kühlen und innerhalb der nächsten zwei, drei Tage verbrauchen. In unserem System der zentralisierten Produktion geht das nicht: Der in Europa konsumierte Brokkoli stammt in aller Regel aus Spanien, Frankreich und Italien; bis er beim Verbraucher ankommt, vergeht oft eine Woche. Dann liegt er noch einmal ein paar Tage im Supermarkt herum.

Ein wenig entgegensteuern können Sie, indem Sie den frischesten Brokkoli im Supermarkt wählen. Nehmen Sie Brokkoli mit dunkelgrünem Kopf und fest geschlossenen Knospen. Es dürfen keine Anzeichen von Vergilbung sichtbar sein. Der Stiel sollte fest und hellgrün sein. Das Schnittende des Stiels sollte feucht und glatt sein, nicht trocken und von Löchern durchzogen. Ganze Köpfe sind gesünder als bereits geschnittene Röschen. Wird Brokkoli nämlich in Röschen geschnitten, verdoppelt sich die ohnehin schon hohe Atmungsgeschwindigkeit. Die Pflanze verbraucht dann den Großteil ihres Zuckers und ihrer Antioxidantien selbst, für Sie bleibt kaum etwas übrig. Kaufen Sie also ganze Köpfe, kühlen Sie sie sofort und verbrauchen Sie sie bis spätestens am folgenden Tag. Wollen Sie den Brokkoli erst später essen, stecken Sie ihn am besten in einen mikroperforierten Beutel und ins Gemüsefach. Aktuelle Forschungen haben gezeigt, dass die Wirkung gegen freie Radikale bei dieser Methode *mehr als doppelt so hoch* bleibt, als wenn man Brokkoli offen oder in einer versiegelten Verpackung im Gemüsefach gelagert hätte. Der Unterschied ist also gewaltig!

JENSEITS DES SUPERMARKTS

Zwischen Juni und Oktober wächst auch in Deutschland Brokkoli; auf Bauernmärkten und in Bioläden gekaufte Ware sollte dann sehr frisch und höchst gesund sein. Vielleicht können Sie sogar unter verschiedenen

Sorten wählen. Besonders gesund sind Packman, Brigadier und Cavolo. Suchen Sie nach Verkäufern, die Brokkoli auf Eis oder aus Kühlboxen heraus verkaufen.

Nach nur einem Tag bei wärmeren Temperaturen hat Brokkoli zehn Prozent seines natürlichen Zuckers verloren, entsprechend weniger gut schmeckt er. Außerdem verliert er Nährstoffe.

Violetter Sprouting Broccoli ist ebenfalls eine hervorragende Wahl. Er bildet keinen geschlossenen Kopf, sondern kleine violette Blütenstände, die sich über Wochen hinweg ernten lassen. Die violette Färbung stammt von Anthocyanen. Diese heute selten gewordene Varietät wächst in Europa schon seit mindestens 500 Jahren und gilt als einer der Vorfahren von Brokkoli – tatsächlich stammt unser Name für das Gemüse ja von dem lateinischen Wort *brachium*, »Arm« bzw. »Ast«. Der heute gängige Brokkoli mit einem einzelnen großen, grünen Kopf ist eine moderne Erscheinung, das Ergebnis intensiver Zuchtbemühungen.

Der frischeste Brokkoli kommt natürlich aus dem eigenen Garten. Am besten pflanzen Sie mehrere Sorten, die zu unterschiedlichen Zeiten reif werden. So können Sie den ganzen Sommer und Herbst über frischen Brokkoli ernten. Einige Sorten Sprouting Brokkoli (auch »Winterbrokkoli« genannt) können in einigermaßen mildem Klima überwintert werden und liefern dann schon ab März frisches Gemüse.

Eingefrorener Brokkoli ist praktisch, aber weniger gesund als frischer. Wie jedes Gemüse enthält auch Brokkoli natürliche Enzyme, die vor dem Einfrieren zerstört werden müssen, sonst leiden Qualität und Geschmack. Dies geschieht normalerweise, indem man das Gemüse blanchiert, d. h. einige Minuten lang dämpft oder kocht. Tests haben gezeigt, dass beim Blanchieren ein Drittel aller Glucosinolate im Brokkoli verloren gehen, noch bevor er überhaupt tiefgefroren wird.

ROHER UND GEKOCHTER BROKKOLI

Roher Brokkoli enthält bis zu 20 Mal so viel Sulforaphan wie gekochter. Sulforaphan ist ein Senföl und hat vorbeugende Wirkung gegen Krebs. Essen Sie rohen Brokkoli als Snack, mischen Sie ihn in Salate oder reichen Sie ihn mit einem leckeren Dip als Hors d'oeuvre.

Von der Zubereitung des Brokkolis hängt stark ab, wie gesund er für Sie ist. Kochen Sie ihn – die gängige Methode – in Wasser, geht die Hälfte der Glucosinolate ins Kochwasser verloren. Werfen Sie ihn in die Fritteuse, verschwindet sogar noch mehr. Manche Gemüsesorten darf man ja in die Mikrowelle geben, bei Brokkoli sollten Sie das aber nicht tun: Schon nach zwei Minuten in der Mikrowelle sind bis zu 50 Prozent aller Nährstoffe ruiniert.

Am besten dämpft man Brokkoli, und zwar nicht länger als vier Minuten. Bei dieser schonenden Zubereitung entstehen auch keine unangenehmen Gerüche und Geschmacksnoten. Am besten gelingt es, wenn Sie den Brokkoli in kleine, etwa eigroße Röschen mit etwa fünf Zentimeter langen Stielen teilen und die Stiele durch den Dämpfeinsatz stecken. Nur vier Minuten lang dämpfen; die Stiele sind dann noch leicht knackig. Gart man Brokkoli länger als vier Minuten, verliert er einen Teil seiner Süße und seiner Gesundheitswirkung. Viele Spitzenrestaurants servieren knackigen Brokkoli.

Sie können Brokkoli und andere Kreuzblütler auch in Öl (am besten in extra nativem Olivenöl) mit Knoblauch anbraten. Da der Brokkoli nicht mit Wasser in Berührung gerät, gehen keine Nährstoffe verloren, ganz im Gegenteil nimmt das Gemüse Phytonährstoffe aus Knoblauch und Öl auf, wodurch es noch gesünder werden kann.

Rosenkohl

Rosenkohl ist ein sehr nährstoffreicher Mutant. Die Forschung nimmt an, dass er aus einer Grünkohlsorte entstand, dem flandrischen Grünkohl, der infolge einer spontanen Mutation kohlähnliche Knospen entlang des Stiels ausbildete.

Wenn Sie – wie die meisten Menschen – den Geschmack von Rosenkohl nicht mögen, liegt das vermutlich an den zwei Bitterstoffen Sinigrin und Progoitrin. Rosenkohl enthält mehr davon als jedes andere Supermarktgemüse, deswegen ist er auch am unbeliebtesten. Andererseits ist er so gesund, dass man wirklich mehr davon essen sollte. Beispielsweise tötet Rosenkohl mehr menschliche Krebszellen als irgendein anderer Kreuzblütler: *In vitro* zerstörte ein Rosenkohlextrakt 100 Prozent aller menschlichen Brust-, Bauchspeicheldrüsen-, Magen-, Prostata- und Lungenkrebszellen.

Der Trick besteht darin, dem Rosenkohl seine Bitterkeit so weit wie möglich zu nehmen. Wählt man das Gemüse sorgfältig aus und kocht es dann richtig, kann es überraschend süß, nussig und mild schmecken. Achten Sie im Supermarkt auf intensiv grüne Röschen mit fest gepackten Blättern. Wirken die Röschen müde, angegilbt oder riechen sie stark nach Kohl, sind sie nicht mehr frisch und haben wahrscheinlich den Großteil ihres Zuckers und Nährwerts schon verloren. Tiefgekühlter Rosenkohl ist praktisch und das ganze Jahr über verfügbar, hat im Vergleich mit Frischware aber nur 20 Prozent der Schutzwirkung gegen Krebs.

Rosenkohl atmet rasch, behandeln Sie ihn also wie Brokkoli. Legen Sie ihn sofort in den Kühlschrank und verbrauchen Sie ihn innerhalb der nächsten 36 Stunden. Erst unmittelbar vor dem Kochen waschen und die Stiele abschneiden. Schneiden Sie dickere Stiele kreuzförmig ein, damit sie ebenso schnell gar sind wie die Röschen. Je nach Größe sechs bis acht Minuten in Dampf garen. Probieren Sie ein Röschen, um zu sehen, ob es schon durch ist. Die Röschen sollten weich, aber noch ein wenig knackig sein. Gart man sie deutlich länger als acht Minuten, werden sie matschig, bitter und verlieren ihre kräftiggrüne Farbe. Geben Sie vor dem Servieren Butter, Olivenöl oder eine Vinaigrette darüber. Reichen Sie Rosenkohl zu besonderen Gelegenheiten mit einer Sahnesoße – so wird er auch für Leute genießbar, die keine bitteren Noten mögen. Man kann Rosenkohl auch im Ofen braten oder in Olivenöl und Knoblauch anbraten. Ein befreundeter Koch empfiehlt, ihn in Entenfett zu braten.

Kohl

Kohl ist das beliebteste Gemüse der Welt; in Deutschland essen wir durchschnittlich sechs Kilo im Jahr, in Osteuropa bis zu 20 Kilo.

Weißkohl enthält zwar weniger Antioxidantien als anderer Kohl, gehört aber trotzdem zum gesündesten Gemüse überhaupt. Achten Sie beim Einkauf auf feste, kompakte Köpfe, die für ihre Größe schwer wirken. Reiben Sie zwei Kohlköpfe aneinander. Wenn sie quietschen, sind sie hinreichend frisch.

Anders als Brokkoli und Rosenkohl atmet Kohl nur langsam, weshalb man ihn auch wochenlang im Gemüsefach des Kühlschranks lagern kann, ohne dass allzu viele Nährstoffe verloren gehen. Allerdings verliert er während der Lagerung an Süße: Schon nach ein paar Tagen im Kühlschrank sind 30 Prozent seines Zuckers weg. Am besten schmeckt Kohl, wenn Sie ihn bald verzehren.

SÜSSERER, GESÜNDERER UND WENIGER STARK RIECHENDER KOHL

Eine Zwiebel wird beim Kochen süßer, Kohl bitterer. Außerdem fängt er an, Schwefelwasserstoff zu bilden, ein nach faulen Eiern riechendes Gas. Es gibt dutzende traditionelle Arten, gekochten Kohl geruchlich zu neutralisieren; bei den meisten gibt man Zutaten ins Kochwasser, etwa Walnüsse mit Schale, eine Stange Sellerie, Zitronenscheiben, frische Erdbeeren oder Essig. Manche Köche machen es sich einfach und holen das Raumspray heraus.

Es gibt eine bessere Methode: Dämpft man Kohl maximal fünf Minuten lang, bleibt ihm kaum Zeit, Schwefelwasserstoff zu bilden. Gart man Kohl nur zwei Minuten länger, verdoppelt sich die Menge an Schwefelwasserstoff bereits.

Damit der Kohl aber in so kurzer Zeit gart, muss man ihn in ca. zentimeterdicke Scheiben schneiden oder grob zerkleinern. Wie bei jedem Gemüse bringen Sie das Wasser im Dämpfer / Topf zum Kochen, dann hängen Sie den gefüllten Dämpfeinsatz ein. Nehmen Sie ihn sofort heraus, wenn der Kohl durch ist. Geben Sie einen Esslöffel Olivenöl oder Butter darüber und einen Esslöffel angerösteten Kreuzkümmel. Salzen und pfeffern – fertig ist die einfache, gesunde und köstliche Beilage.

Rotkohl ist der König bei den Antioxidantien; er wirkt sechs Mal so stark antioxidativ wie Weißkohl und drei Mal so stark wie Wirsing. Die meisten Menschen verwenden Rotkohl nur als Farbtupfer in grünen Salaten, doch eigentlich verdient er eine Hauptrolle. Kochen Sie Borschtsch aus Rotkohl und roten Zwiebeln statt aus Weißkraut und weißen Zwiebeln. Zerkleinern Sie Rotkohl grob und braten Sie ihn mit Knoblauch in

Olivenöl an. Tun Sie ihn zum Pfannengemüse. Braten Sie Rotkohl zusammen mit roten, orangen oder violetten Karotten – schon farblich ein Genuss! Machen Sie Krautsalat aus Rotkohl.

Blumenkohl

Mark Twain scherzte einmal: »Blumenkohl ist nichts weiter als Kohl mit Hochschulbildung«. Tatsächlich wirkt Blumenkohl (*Brassica oleracea* var. *botrytis*) stärker antioxidativ und vorbeugend gegen Krebs als normaler Kohl.

Weißer Blumenkohl hat sich derartig durchgesetzt, dass viele Menschen ihn für den einzigen halten. Er ist zwar blass, enthält aber viele Glucosinolate – damit ist Blumenkohl ein gutes Beispiel dafür, dass auch Obst und Gemüse mit blasser Farbe außerordentlich gesund sein kann. Würde man ausschließlich nach der Farbe kaufen, müsste man Blumenkohl im Laden liegen lassen.

Die farbigen Varianten des Blumenkohls enthalten allerdings noch mehr Antioxidantien. Gelegentlich sieht man neongrünen, orangen oder violetten Blumenkohl in den Auslagen großer Gemüsehandlungen. Diese Sorten sind übrigens keine verrückten Neuzüchtungen, sondern sogar älter als weißer Blumenkohl. Umgekehrt halten Botaniker weißen Blumenkohl für eine mutierte Variante farbigen Blumenkohls. Die intensiv violette Sorte Graffiti enthält zweieinhalb Mal so viele Antioxidantien wie normaler weißer Blumenkohl. Nehmen Sie auch mal einen quietschgrünen Romanesco-Blumenkohl, wenn Sie einen finden (viele Menschen halten ihn irrtümlich für Brokkoli). Dieser unwirklich aussehende Kopf, der aus Fraktalen zusammengesetzt zu sein scheint, erinnert an die Skyline der Smaragdenstadt von Oz. Kinder werden begeistert sein. Romanesco-Blumenkohl und andere grüne Sorten enthalten etwa vier Mal so viele Glucosinolate wie weißer Blumenkohl.

Beim Blumenkohl-Einkauf sollten Sie die frischeste Ware nehmen, die Sie bekommen können. Sie sollte weder Flecken, Tupfen, Verletzungen noch Spuren von Grauschimmel haben. Die Blätter sollten frischgrün sein. Kaufen Sie keinen Blumenkohl, der »rasiert« aussieht – wahrscheinlich wurde er abgekratzt, um Schimmel zu entfernen. Blumenkohl atmet langsamer als Brokkoli und übersteht eine Woche im Gemüsefach des Kühlschranks ohne größeren Verlust beim Nährwert.

Tiefgefrorener Blumenkohl enthält weniger Nährstoffe als frischer. Das Blanchieren vor dem Einfrieren allein zerstört bis zu 40 Prozent der gegen Krebs vorbeugenden Stoffe. Dämpfen oder braten Sie Blumenkohl; beim traditionellen Kochen in Wasser gehen zu viele Nährstoffe verloren. Teilen Sie den Blumenkohl in kleine Röschen und stecken Sie die Stiele durch die Löcher des Dämpfeinsatzes. Garen Sie ihn nur so lange (maximal zehn Minuten), bis er gerade so eben weich wird.

Grünkohl

Grünkohl ist der König der Kreuzblütler und thront auch über fast allem anderen Gemüse. Seit etwa 4.000 Jahren bauen Menschen dieses Gemüse an, im großen Stil etwa im alten Griechenland und in Italien. In all dieser Zeit hat er sich kaum verändert, nur die Zahl der Sorten ging immer weiter zurück.

Grünkohl kann vom Nährwert her mit wildem Obst und Gemüse mithalten und stellt damit eine große Ausnahme dar. Alle heute angebauten Grünkohlsorten enthalten viele Glucosinolate, die vor Krebs schützen und gut für das Herz sind. Grünkohl wirkt auch stark antioxidativ, die Sorten mit roten Blättern noch stärker als diejenigen mit grünen Blättern. Eine Portion Grünkohl enthält mehr Kalzium als ein großes Glas Milch und mehr Ballaststoffe als drei Scheiben Vollkornbrot.

Leider bleibt Grünkohl trotz all diesen Eigenschaften weiter eher unbeliebt. Ob Menschen Grünkohl mögen, hängt sehr stark davon ab, wie empfindlich sie auf Bitterstoffe reagieren. Entsprechend niedrig liegt der Pro-Kopf-Verbrauch in den USA (nur 200 Gramm im Jahr), in Deutschland liegt er immerhin bei rund 2,5 Kilo. In weiten Teilen Schleswig-Holsteins und Niedersachsens wird um Grünkohl sogar ein regelrechter Kult betrieben.

Lagern Sie Grünkohl im Gemüsefach des Kühlschranks und verbrauchen Sie ihn innerhalb weniger Tage. Roh enthält Grünkohl mehr Vitamin C, Antioxidantien und Phytonährstoffe als gekocht. Schneiden Sie ihn klein und mischen Sie ihn in Salate. Wenn Sie ihn garen wollen, tun

Sie das am besten, indem Sie ihn dämpfen oder in Olivenöl anbraten, jeweils nur ganz kurz, bis die Blätter weich werden. Nur kurz gegarter Grünkohl hat einen milden Geschmack und riecht nicht schweflig.

Unter gesundheitsbewussten Verbrauchern werden auch Grünkohl-Chips immer beliebter. Das Rezept ist ganz einfach, sogar Kinder können mithelfen. Machen Sie gleich eine größere Menge, denn sie gehen schnell weg.

Grünkohl-Chips aus dem Ofen

Vorbereitungszeit: 15 Minuten

Garzeit: 8 bis 10 Minuten

Gesamte Zubereitungszeit: 23 bis 25 Minuten (ergibt 1 Schale)

250 g Grünkohl
2 EL extra natives Olivenöl, vorzugsweise unfiltriert
Salz nach Geschmack

Den Ofen auf 175 Grad vorheizen (Umluft: 160 Grad). Die Grünkohlblätter gründlich waschen, überschüssiges Wasser abschütteln und die Blätter in ca. fünf Zentimeter breiten Streifen von den Rippen reißen. Die Blattrippen wegwerfen. Blattfetzen mit Küchenhandtüchern oder in der Salatschleuder trocknen und in einer Schüssel mit Öl und Salz vermischen, bis alles gut benetzt ist. Legen Sie die Blätter in einer einzigen Schicht auf einem Backblech aus und schieben Sie es acht bis zehn Minuten in den Ofen, bis die Blätter knusprig, aber nicht zu trocken sind. Einmal wenden. Abkühlen lassen und servieren.

Varianten: Statt Olivenöl können Sie auch Sesamöl verwenden. Zusätzlich können Sie den Grünkohl vor dem Backen mit 2 EL Sesamsamen bestreuen. Oder Sie pressen eine Knoblauchzehe ins Olivenöl und warten dann zehn Minuten, bis Sie den rohen Grünkohl untermischen.

Brokkoli – empfohlene Sorten

Im Supermarkt	
TYP	BEMERKUNG
Grün	Jeder grüne Brokkoli im Supermarkt ist gesund. Je frischer, desto gesünder. Ganze Köpfe sind gesünder als bereits in Röschen geschnittener Brokkoli.
Violett	Der seltener angebotene violette Brokkoli enthält mehr Antioxidantien als grüner.

Bauernmärkte, Bioläden, Saatenkataloge		
SORTE	BESCHREIBUNG	INFO FÜR GÄRTNER
Atlantic	Abgerundet, mit festem, bläulichem Kopf. In den 1960ern eingeführt.	Reift ca. 70 Tage nach Auspflanzung ins Freie. Mag kühles Wetter. Gut zum Auspflanzen im Frühjahr, zur Saisonmitte, im Herbst. Bildet reichlich Seitentriebe.
Brigadier	Mittelgroßer Brokkoli. Enthält viele Antioxidantien und Glucosinolate.	Reift ca. 70 Tage nach Auspflanzung ins Freie.
Calabrese	Ansprechende grün-blaue Farbe, große Hauptblumen, reichliche, kräftige Seitentriebe.	Die einzige samenechte Sorte, die in Mitteleuropa erhältlich ist.

Cavolo (auch Cavolo Broccolo)	Mittelgroßer, gelb-grüner Kopf. Zart, mit vielen Seitentrieben. Kompakt.	Reift nach ca. 60 bis 80 Tagen im Freien.
Majestic Crown	Großer, fester Kopf.	Reift nach 55 bis 70 Tagen. Warten Sie mit dem Auspflanzen bis nach dem letzten Frost.
Packman	Dunkelgrüne, feste Knospen, einheitliche, bis 22 cm breite Köpfe. Sehr verbreitet. Wirkt stark antioxidativ.	Frühreif, nach 55 Tagen im Freien. Ideal fürs Auspflanzen im Frühjahr. Hitzetolerant, viele Seitentriebe.
Purple Sprouting	Reich an Anthocyanen. Gilt als die Urform von Brokkoli. Sehr süße violette Seitentriebe, die beim Kochen grün werden.	Samen im Herbst pflanzen und schon ab März oder April Seitentriebe ernten, monatelang. Wird 60 bis 90 cm hoch, sehr frostunempfindlich.

Kohl – empfohlene Sorten

Im Supermarkt	
TYP	BEMERKUNG
Roter Kohl	Rotkohl enthält viele Anthocyane und Antioxidantien und gehört zu den gesündesten Gemüsearten. Enthält sechs Mal so viele Antioxidantien wie Weißkohl.
Wirsing	Wirsing hat weiche Blätter mit Netzstruktur. Enthält drei Mal so viele Antioxidantien wie normaler Weißkohl. Toll für Wraps. In den meisten größeren Supermärkten erhältlich.

Bauernmärkte, Bioläden, Saatenkataloge		
SORTE	BESCHREIBUNG	INFO FÜR GÄRTNER
Deadon	Roter Wirsing mit hellgrünen Innenblättern. Köstlicher, süßer Geschmack.	Reift 105 Tage nach dem Auspflanzen.
Mammoth Red Rock	Rotkohl mit gleichförmig runden Köpfen, Durchmesser 20 cm. Hervorragend zum Kochen, Einmachen und für Salate. Alte Sorte von 1889.	Reift 98 Tage nach dem Auspflanzen.
Red Express	Besonders früher Rotkohl. Guter Geschmack.	Reift 65 Tage nach dem Auspflanzen. Kompakte Pflanzen, gut für kühles Klima.
Ruby Perfection	Rotkohl mit kräftig magentafarbenen Blättern, mittelgroße Köpfe.	Reift 85 Tage nach dem Auspflanzen.

Blumenkohl – empfohlene Sorten

Im Supermarkt	
TYP	BEMERKUNG
Weißer Blumenkohl	Wirkt vorbeugend gegen Krebs.
Bunter Blumenkohl	Oranger, grüner oder violetter Blumenkohl wirkt stärker antioxidativ als weißer Blumenkohl.

Bauernmärkte, Bioläden, Saatenkataloge		
SORTE	BESCHREIBUNG	INFO FÜR GÄRTNER
Celio	Grüngelber Romanesco mit pyramidenförmigen Rosetten. Wegen seines Geschmacks und Aussehens empfehlenswert.	Im April säen, im September oder Oktober ernten.
Emeraude	Hellgrüner Kopf. Enthält viele Antioxidantien und Glucosinolate.	Reift im Spätsommer. F1-Hybride.
Graffiti	Leuchtend violetter Kopf. Enthält sehr viele Anthocyane und doppelt so viele Antioxidantien wie die meisten anderen Sorten. Behält beim Kochen die Farbe. Zarte Konsistenz, milder Geschmack.	Reift 80 bis 90 Tage nach dem Auspflanzen. F1-Hybride.

Grünkohl – empfohlene Sorten

Im Supermarkt	
SORTE	BEMERKUNG
Alle Sorten	Alle im Supermarkt erhältlichen Sorten enthalten reichlich krebsvorbeugende Stoffe und Antioxidantien. Außerordentlich gesund. Sorten mit roten Blättern haben noch einmal mehr Antioxidantien.

Bauernmärkte, Bioläden, Saatenkataloge		
SORTE oder ART	BESCHREIBUNG	INFO FÜR GÄRTNER
Nero di Toscana	Palmenartige Wuchsform, dunkle, blaugrüne Blätter. Enthält sehr viel Sulforaphan, den wichtigsten krebsvorbeugenden Stoff in Kreuzblütlern. Süßer und milder als viele andere Sorten. Gut geeignet für Grünkohl-Chips.	Reift in 60 bis 80 Tagen. Verträgt Hitze, geringe Frosthärte. Traditionelle italienische Sorte.
Red Russian	Sibirischer Staudenkohl; kann wie Grünkohl angebaut werden, ist aber jung milder im Geschmack. Zerfranste, violettblaue bis rote Blätter.	Reift sehr früh, 50 Tage nach dem Auspflanzen (25 Tage, wenn Sie die Blätter ganz früh pflücken). Der Geschmack wird nach den Herbstfrösten milder. Sehr robust, hoher Ertrag.
Redbor	Intensive Rotfärbung, schöne Kräuselung. Enthält doppelt so viele Antioxidantien wie Red Russian.	Reift 65 Tage nach dem Auspflanzen. Anbau in Kübeln möglich. Sieht vor allem im Spätherbst und Frühwinter toll aus.

ZUSAMMENFASSUNG KREUZBLÜTLER

1. ***Brokkoli verliert schon bald nach der Ernte seine Süße und seine Nährstoffe.***
   Achten Sie im Supermarkt deshalb darauf, die frischeste Ware zu nehmen. Ganze Köpfe sind gesünder als bereits geschnittene Röschen. So rasch wie möglich kühlen und möglichst bald essen, roh oder gegart. Wenn Sie Brokkoli länger als einen Tag aufbewahren müssen, dann in einem mikroperforierten Plastikbeutel im Gemüsefach des Kühlschranks. Noch frischeren Brokkoli bekommen Sie auf Bauernmärkten oder aus dem eigenen Garten. Dämpft man Brokkoli maximal fünf Minuten lang, erhält man seine Nährstoffe. In der Mikrowelle

gehen sie zum Großteil verloren. Roher Brokkoli enthält am meisten Sulforaphan, einen wichtigen Schutzstoff gegen Krebs.

2. ***Kaufen Sie in der Saison frischen Rosenkohl.***
Nehmen Sie intensiv grüne, feste Köpfe, kühlen Sie sie sofort und verbrauchen Sie sie möglichst bald. In einem mikroperforierten Beutel aufbewahren, wenn Sie ihn nicht mehr am gleichen Tag verwenden. Sechs bis acht Minuten lang dämpfen, um die meisten Nährstoffe zu erhalten. Je länger Rosenkohl kocht, desto bitterer und saurer wird er. Zu besonderen Anlässen mit Sahnesoße servieren.

3. ***Kohl grob schneiden und kurz dämpfen, um den Nährwert zu verbessern und eine Geruchsentwicklung zu verhindern.***
Kohl, das beliebteste Mitglied der Kreuzblütler-Familie, enthält zwar weniger Antioxidantien als viele seiner Verwandten, ist aber dennoch gesund. Er lässt sich wochenlang ohne Qualitätsverlust lagern, am süßesten schmeckt er aber, wenn man ihn innerhalb von wenigen Tagen nach dem Kauf isst. Rotkohl enthält besonders viele Antioxidantien.

4. ***Weißer Blumenkohl enthält mehr Schutzstoffe gegen Krebs, grüner und violetter Blumenkohl hingegen mehr Antioxidantien.***
Achten Sie im Supermarkt darauf, Köpfe ohne Flecken oder Anzeichen für Schimmel zu kaufen. Blumenkohl kann bis zu einer Woche lang im Kühlschrank gelagert werden. Blumenkohl dämpfen, nicht in Wasser kochen, dann bleiben die meisten Nährstoffe erhalten. Der Nährwert steigt sogar, wenn man Blumenkohl in extra nativem Olivenöl brät. Frischer Blumenkohl ist gesünder als tiefgefrorener.

5. ***Grünkohl ist bitterer und gesünder als alle anderen Kreuzblütler.***
Labortests und Tierversuche zeigen, dass Grünkohl nicht nur vor Krebs schützt, sondern auch das Wachstum von Krebszellen hemmt. Lagern Sie ihn im Gemüsefach Ihres Kühlschranks und verbrauchen Sie ihn innerhalb weniger Tage. Roh ist er am gesündesten. Alternativ kurz dämpfen, kurz in extra nativem Olivenöl braten, bis er weich wird, oder im Ofen Grünkohl-Chips machen.

8. KAPITEL

HÜLSENFRÜCHTE

Bohnen, Erbsen und Linsen

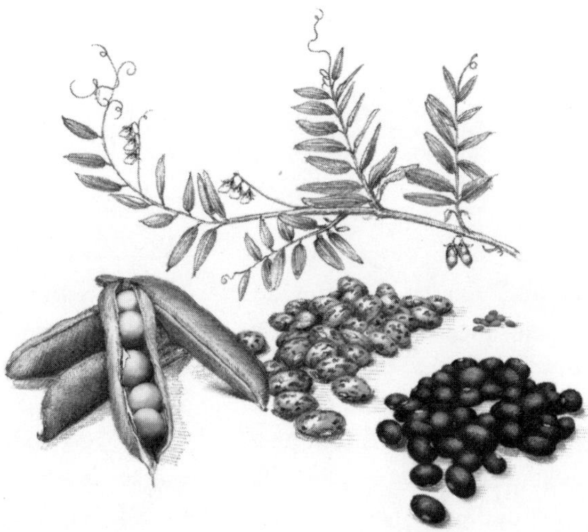

Erbsen, wilde Linsen und Bohnen

Jäger und Sammler waren nicht besonders erpicht auf Erbsen, Bohnen und Linsen. Probieren Sie mal, wilde Linsen zu ernten, und Sie verstehen, warum. Schon Kulturlinsen sind die kleinsten Hülsenfrüchte im ganzen Supermarkt, aber ihre wilden Vorfahren waren noch viel kleiner: Jede wilde Linse wog ein hundertstel Gramm. Um einen Esslöffel zu füllen, braucht es 300 wilde Linsen. Noch komplizierter wird die Sache dadurch, dass die Samen aus ihren Hülsen platzen, sobald sie reif sind. Aus Sicht der Pflanze ist das nur logisch, doch den Sammler nervt das gewaltig. Im Jahr 2008 veranstalteten israelische Anthropologen einen Wettbewerb, wer in einer Stunde am meisten wilde Linsen sammeln konnte. Der Gewinner kam auf kümmerliche vier Esslöffel – wobei das Sammeln so viel Energie verbraucht hatte, wie in den Samen steckte. Wollen Sie abnehmen? Probieren Sie es mal mit einer Wildlinsendiät!

All den Mühen zum Trotz verzehrten Jäger und Sammler Wildlinsen, allerdings in geringen Mengen. Die Überreste wilder Linsen wurden an 20.000 Jahre alten Lagerstätten gefunden. Wahrscheinlich nahmen unsere Vorfahren die Plackerei auf sich, weil sie den Geschmack liebten. Hülsenfrüchte enthalten viel Glutamat, das die Umami-Rezeptoren anspricht, die wiederum die Genusszentren in unserem Gehirn aktivieren. Wir Menschen sind bereit, schwer zu arbeiten, damit unser Körper solche Wohlfühlstoffe ausschüttet.

DIE KULTIVIERUNG DER HÜLSENFRÜCHTE

Bevor Linsen und andere Hülsenfrüchte zu wichtigen Nahrungsquellen werden konnten, mussten zwei große Veränderungen stattfinden. Erstens mussten die reifen Samen lang genug in ihren Hülsen bleiben, dass man sie noch dort ernten konnte, anstatt sie mühsam vom Boden aufzusammeln. Zweitens musste die Dormanz der Samen abgestellt werden. In der Natur keimen die Samen einer Pflanze nicht alle zur gleichen Zeit – eine Versicherung der Pflanze dagegen, dass alle Jungpflanzen durch ein einzelnes Ereignis (Frost, Dürre, Insekteneinfall) vernichtet werden.

Diese natürliche Überlebensstrategie stellte Bauern aber vor ein Problem. Wenn sie im Frühjahr 500 Bohnen ansäten, aber nur 100 dieser Samen aufgingen, blieb die Ernte mager. Für einen höheren Ertrag hätten sie mehr Samen aufbringen müssen – aber man kommt zu nichts, wenn man einen Gutteil der letzten Ernte wieder aussäen muss, um einen anständigen Ertrag zu sichern.

Doch diese zwei Veränderungen fanden auch tatsächlich statt – als Ergebnis spontaner Mutationen. Die Menschen sahen die neuen Eigenschaften dieser veränderten Pflanzen und arbeiteten gezielt mit ihren Samen weiter. Doch selbst danach blieb noch ein weiteres Problem: Viele Hülsenfrüchte enthalten mehrere potenziell giftige Stoffe wie Trypsin-Inhibitoren, Phytinsäure, Tannine und Oligosaccharide. Unsere Vorfahren lernten aus Versuch und Irrtum, welche Varietäten die geringsten Mengen dieser Verbindungen enthielten. Sie fanden auch heraus, wie man das Risiko im Zusammenhang mit Hülsenfrüchten senkte. Eine übliche Technik bestand darin, die Früchte längere Zeit in Wasser einzuweichen (und das Wasser mehrmals zu wechseln) und sie dann gründlich zu kochen.

BOHNEN, GETREIDE UND DIE ANFÄNGE DER LANDWIRTSCHAFT

Hülsenfrüchte sind sehr proteinreich, enthalten aber nur wenig Methionin, eine für die Bildung eines wichtigen Proteins nötige Aminosäure. Glücklicherweise enthalten die meisten Getreidearten viel Methionin, dafür fehlen ihnen viele essenzielle Aminosäuren, wie sie in Hülsenfrüchten stecken. Isst man bei einer Mahlzeit Getreide und Hülsenfrüchte, bekommt der Körper alle Bausteine für die Herstellung eines hochwertigen Proteins, das ebenso wertvoll ist wie Proteine aus Eiern, Fleisch und Milchprodukten.

Die ersten Bauern waren sich dieser biochemischen Zusammenhänge natürlich nicht bewusst, doch in vielen traditionellen Kulturen baute man beides an, Getreide und Hülsenfrüchte: im Nahen Osten, in Ostasien, in Afrika und auch in Nordamerika.

Wir alle lieben umami

Um gesund zu bleiben, müssen wir ausreichend Proteine aufnehmen. Deshalb gibt es auf unseren Zungen Sensoren für einen zentralen Bestandteil von Proteinen (eine Aminosäure namens L-Glutamat oder Glutaminsäure). Diese Sensoren sind wie die Geschmacksrezeptoren für »süß« direkt mit den Genusszentren des Gehirns verbunden. In der westlichen Kultur haben wir gar kein eigenes Wort für umami, das sich noch am ehesten mit »herzhaft« oder »intensiv« übersetzen lässt. Erst im Jahr

1985 wurde umami zu den vier anderen bekannten Geschmacksrichtungen (süß, sauer, bitter und salzig) hinzugenommen und als »fünfter Geschmack« anerkannt.

Zu den Nahrungsmitteln, die umami schmecken, gehören: Hülsenfrüchte, rotes Fleisch, Huhn, Meeresfrüchte (insbesondere Krebse), Bohnen, Tomaten, Pilze und Käse (vor allem Parmesan). Spaghetti mit Meeresfrüchten, Parmesan darüber – eine wahre Umami-Bombe. Wir können von natürlich umami schmeckenden Nahrungsmitteln gar nicht genug bekommen. Das künstlich hergestellte Mononatriumglutamat (umgangssprachlich »Glutamat«) spricht unsere Umami-Rezeptoren massiv an, entsprechend beliebt ist es in der Nahrungsmittelindustrie und in Restaurants: Speisen mit Glutamat schmecken dem Kunden / Gast einfach besser. Eine Studie belegte, dass Menschen mit Glutamat gewürzte Speisen schneller aßen als ansonsten identische Speisen – obwohl die Konzentration von Glutamat unterhalb der menschlichen Wahrnehmungsschwelle lag!

Auch Muttermilch schmeckt umami, nicht zuletzt deswegen trinken Säuglinge so gerne von der Brust. Darüber hinaus enthält Muttermilch Fett und Zucker, zwei weitere Stoffe, die im Gehirn für die Ausschüttung von Wohlfühlhormonen sorgen. Der selige Ausdruck im Gesicht säugender Babys zeigt, dass die Belohnungszentren in ihren Gehirnen auf Hochtouren arbeiten.

FRISCHE ERBSEN UND BOHNEN

Erbsen wurden zwar fast seit den ersten Tagen des Ackerbaus kultiviert, doch aß man sie tausende Jahre lang ausschließlich getrocknet, niemals frisch. Erst im 16. oder 17. Jahrhundert entstanden Sorten, die man grün und unreif verspeiste. Anfangs war diese Neuheit ausgesprochen teuer – und damit genau das richtige für prunksüchtige Herrscher wie den französischen Sonnenkönig Ludwig XIV. Eine Zeit lang muss an seinem Hof eine wahre »Erbsen-Manie« geherrscht haben, man bekam sich kaum mehr ein, wie köstlich das frische Grün schmeckte.

Im Lauf des 18. Jahrhunderts wurden frische Bohnen und Linsen auch für die Massen erschwinglich und von der französischen Bevölkerung freudig übernommen (während man in Deutschland weiter Mus aus getrockneten Bohnen zum Schweinefleisch aß). Traditionelle Rezepte für Cassoulet (mit Saubohnen) und Sauce à la purée de lentilles à la reine (mit roten Linsen), die damals entstanden, werden bis heute gerne gekocht. Die Franzosen brachten ihre Liebe zu frischen Hülsenfrüchten auch in die Neue Welt, wo man im 18. Jahrhundert ebenfalls eine breite Palette an frischen Bohnen und Erbsen verzehrte, darunter Fava-Bohnen, eine bläuliche Erbse namens Blue Prussian, violette und karmesinrote Stangenbohnen und vieles mehr.

Heute, 200 Jahre später, sind nur wenige Varietäten übrig geblieben, und sämtlich sind sie grün. Alle anderen Farben sind verschwunden, und damit auch die meisten Nährstoffe. Grüne Bohnen und Erbsen gehören zur nährstoffärmsten Ware in der gesamten Obst- und Gemüseabteilung.

EINKAUFSTIPPS FÜR ERBSEN UND BOHNEN

Von den grünen Erbsen sind Zuckererbsen noch am gesündesten – solange man die Hülsen mitisst. In ihnen stecken mehr Ballaststoffe und Antioxidantien als in den Erbsen selbst.

Farbigere und gesündere Sorten finden Sie nur auf Bauernmärkten oder in Saatenkatalogen. Frische Augenbohnen etwa wirken fünf Mal so stark gegen freie Radikale wie normale grüne Erbsen. Die raren violetten, roten oder blauen Bohnen enthalten viele Anthocyane. Empfehlenswerte Sorten sind Royal Burgundy, Royalty Purple und Black-Seeded Kentucky Wonder.

Beim Eindosen verlieren frische Bohnen und Erbsen viel von ihrem Geschmack und einiges an Nährwert. Beim Einfrieren schwinden etwa 25 Prozent der Antioxidantien dahin, beim Eindosen von Erbsen sogar 50 Prozent.

TROCKENERBSEN UND -BOHNEN

Die Bohnen- und Erbsensorten, die zum Trocknen angebaut werden, enthalten ungleich mehr Phytonährstoffe als Frischware aus dem Supermarkt. Wie gewaltig der Unterschied ist, zeigte eine Studie des US-Landwirtschaftsministeriums aus dem Jahr 2004. Sie untersuchte den Phytonährstoff-Gehalt der 100 gängigsten Obst- und Gemüsesorten. Auf die ersten vier Plätze kamen drei Hülsenfrüchte und die Wildheidelbeere – eine faustdicke Überraschung. Dieser Studie zufolge enthalten Pintobohnen mehr als sechs Mal so viele Antioxidantien wie gekochter Blumenkohl und zwölf Mal so viele wie gekochte Karotten. Dunkelrote Kidneybohnen, die in den USA beliebteste Varietät, kommen sogar auf noch bessere Werte. Die in der mittel- und südamerikanischen, asiatischen und afrikanischen Küche wichtigen Schwarzen Bohnen enthalten noch mehr Antioxidantien. Doch nichts schlägt eine Schüssel Linsensuppe, wie die folgende Grafik zeigt. Wer hätte das gedacht? Die ordinäre Linse als Ernährungs-Superstar!

Aufgepasst! Zwischen den verschiedenen Trockenerbsen bestehen riesige Unterschiede im Nährwert (siehe Grafik). Kocht man seine Erbsensuppe aus gelben Trockenerbsen statt aus grünen, bekommt man sechs Mal so viele Antioxidantien.

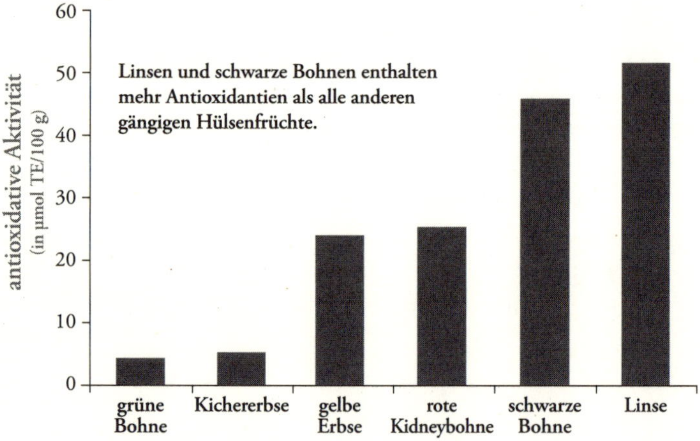

Alle Trockenerbsen und -bohnen enthalten viele wasserlösliche Ballaststoffe. Sie bleiben lange im Magen und sorgen für ein anhaltendes Sättigungsgefühl. Eine große Schüssel Kidneybohnen zu Mittag bändigt den Appetit bis zum Abend.

Aktuelle Studien zeigen, dass Hülsenfrüchte das Risiko für etliche Erkrankungen senken können. Einer europäischen Studie zufolge verringert man das Risiko einer Herzerkrankung um 22 Prozent, wenn man mindestens vier Portionen Hülsenfrüchte pro Woche isst. Hülsenfrüchte wirken auch vorbeugend gegen Bluthochdruck, Herz-Kreislauf-Erkrankungen, Diabetes, Fettleibigkeit, Krebs und Störungen des Verdauungstrakts. Einer Untersuchung mit 90.000 Teilnehmerinnen zufolge reicht schon der wöchentliche Konsum von zwei Portionen Bohnen oder Linsen, um das Risiko für Brustkrebs um 24 Prozent zu senken.

EINE UNERWÜNSCHTE NEBENWIRKUNG

Trockenbohnen und -erbsen sind für einen übelriechenden Nebeneffekt berüchtigt – Blähungen. Wie sehr Sie persönlich betroffen sind, hängt von Ihren Genen und der Art der Bohnen ab. Ursache des Problems sind Oligosaccharide; manche Menschen leiden an einer erblichen Unterproduktion von Enzymen, die diese Kohlehydrate abbauen. Das sorgt für Probleme bei ihrer Verdauung: Die Kohlehydrate gelangen unzerkleinert in den Dickdarm, wo sie von Bakterien zersetzt werden. Dabei entstehen die berüchtigten Dämpfe.

Manche Bohnen sind in dieser Hinsicht gefährlicher als andere. Dank der Bemühungen moderner Wissenschaftler konnte eine Stink-Hitliste erstellt werden. Linsen sorgen nur für geringe Geruchsbelästigung, was sie zu einer noch attraktiveren Wahl werden lässt. Die Top Ten der Stinker sind:

1. Limabohnen
2. Straucherbsen
3. Kidneybohnen
4. halbierte grüne Trockenerbsen
5. schwarze Bohnen
6. Schwarzaugenbohnen
7. Pintobohnen
8. Navy-Bohnen
9. Linsen
10. Great Northern-Bohnen

Weniger Gasentwicklung gibt es auch, wenn Sie das Wasser, in dem Sie Erbsen / Bohnen vor der Zubereitung eingeweicht haben, wegschütten. Manchen Menschen helfen auch rezeptfreie Tabletten, die das Enzym Alpha-Galactosidase enthalten. Das Enzym hilft bei der Verdauung der Oligosaccharide. Einer klinischen Studie zufolge wirken die Pillen, wenn man sie korrekt nimmt.

DIE RICHTIGE ZUBEREITUNG VON TROCKENEN HÜLSENFRÜCHTEN

Die Zubereitung beeinflusst entscheidend, wie gesund Hülsenfrüchte für Sie sind. Wenn Sie sie auf die gängige Art in Wasser köcheln, wandern bis zu 70 Prozent der Antioxidantien ins Kochwasser. Das Kochwasser ist hinterher also gesünder als das Gericht selbst! Es wäre Verschwendung, es einfach wegzuschütten. Wenn sich das Kochwasser nicht für die Mahlzeit verwenden lässt, können Sie die Hülsenfrüchte auch kochen, bis sie gar sind *und dann eine Stunde im Kochwasser liegen lassen*. In dieser Zeit nehmen die Hülsenfrüchte einen Teil der Nährstoffe aus dem Kochwasser wieder auf, außerdem werden sie praller und attraktiver.

Eine noch bessere Option ist, Hülsenfrüchte im Dampfkochtopf zuzubereiten. So sparen Sie nicht nur Zeit, sondern retten auch mehr Antioxidantien als mit der normalen Zubereitungsart.

Aber jetzt kommt's: Beim Konservieren werden Trockenbohnen und -erbsen viel gesünder – im Gegensatz zu frischen Bohnen und Erbsen. Bei einer amerikanischen Untersuchung aus dem Jahr 2011, welche Lebensmittel am meisten Antioxidantien enthielten, belegten Kidney- und Pintobohnen *aus der Dose* die ersten beiden Plätze. Sie hatten einen höheren ORAC-Wert als Heidelbeeren, dunkle Pflaumen, Rotwein, Rotkohl, Spinat und Grüntee. Arme Studenten, die bisher mit schlechtem Gewissen Baked Beans aus der Dose essen, dürfen also aufatmen: Unwissentlich ernähren sie sich außerordentlich gesund! Den Rest des Kapitels widme ich zwei Hülsenfrüchten, Linsen und Edamame (unreif geerntete Sojabohnen). Ich zeige Ihnen, wie Sie sie auf köstliche Weise so zubereiten, dass all ihre Nährstoffe erhalten bleiben. Probieren Sie mal das Rezept für armenische Linsensuppe – schmackhaft und ungemein gesund!

Linsen

Genau genommen, ist die Linse (*Lens culinaris*) weder Bohne noch Erbse, sondern nur ein enger Verwandter. Alle Linsen enthalten sehr viele Phytonährstoffe, manche Varietäten sind aber noch gesünder als andere. Ganz vorne landen kleine schwarze Linsen, auch Beluga-Linsen genannt, weil sie aussehen wie edler Belugakaviar. Es folgt die Morton-Linse, eine braune Neuzüchtung, die aktuell noch sehr schwierig zu bekommen ist, selbst im Internet. Dahinter kommen die grüne Puy-Linse und die rote Linse. Beide gibt es in vielen Supermärkten.

Linsen sind so klein und saugfähig, dass man sie nicht vor dem Kochen einweichen muss. Man kann um 18 Uhr mit dem Kochen anfangen, und um 19 Uhr steht die Linsensuppe auf dem Tisch. Die verschiedenen Linsen reagieren alle leicht unterschiedlich auf Hitze. Tellerlinsen brauchen 20 bis 30 Minuten, bis sie durch sind, Puy-Linsen 15 Minuten länger. Beide Varietäten behalten dabei ihre Form, während etwa rote Linsen nach 30 bis 40 Minuten zu einem Mus verkocht sind. Deswegen verwendet man rote Linsen zum Eindicken von Suppen und für das traditionelle ostindische Gericht Dal.

Eine herzhafte Linsensuppe schmeckt Vegetariern wie Omnivoren gleichermaßen. Das folgende Rezept überrascht durch einige ungewöhnliche Zutaten – getrocknete Aprikosen, Aubergine, Zimt – und schmeckt entsprechend exotisch.

Armenische Linsensuppe

Gesamtdauer: 1 Stunde (ergibt 4 Portionen)

1–2 mittelgroße Knoblauchzehen
200 g Trockenlinsen, am besten schwarze, grüne oder rote
1 bis 1 ¼ l natriumarme Gemüse- oder Fleischbrühe
50 g Dörraprikosen, grob geschnitten (Hinweise siehe S. 252)
3 EL extra natives Olivenöl, vorzugsweise unfiltriert

125 ml rote oder gelbe Zwiebeln, gehackt
1 grüne, gelbe oder orange Paprikaschote, in Quadrate mit 1 cm Kantenlänge geschnitten
850 g klein geschnittene frische Tomaten mit Samen oder eine große Dose Pizzatomaten (samt Flüssigkeit)
1 Aubergine, mittelgroß, ungeschält, in zentimetergroße Stücke geschnitten
1 EL dunkelbrauner Zucker
1 EL Essig
½ TL gemahlener Zimt
¼ TL gemahlener Piment oder gemahlene Gewürznelken
¼ TL Cayennepfeffer (je nach Geschmack auch mehr oder weniger)
1 TL Salz (je nach Geschmack auch mehr oder weniger)
4 EL glatte Petersilie oder Minzblätter, klein gehackt

Den Knoblauch durch die Presse drücken und zur Seite legen. Die Linsen waschen und in einen großen Topf schütten. Einen Liter Brühe und die Aprikosen hinzugeben, aufkochen, dann bedecken und ca. 20 Minuten lang köcheln lassen.

Das Olivenöl in einer großen Pfanne auf mittelgroßer Flamme erhitzen. Die gehackten Zwiebeln hineingeben und anbraten, bis sie glasig sind (maximal vier bis fünf Minuten). Dann alle restlichen Zutaten bis auf Petersilie / Minze hinzugeben und zehn Minuten lang köcheln lassen.

Die Gemüsemischung zu den Linsen geben und noch einmal 30 Minuten lang köcheln lassen, bis die Linsen weich sind. Dann würzen; ist Ihnen die Suppe noch zu dick, strecken Sie sie einfach mit Brühe. In große Suppenteller geben, mit Petersilie / Minze garnieren und servieren.

Varianten:

- Man kann auch einen Suppenlöffel Sauerrahm oder Joghurt in jeden Teller geben.
- Die Suppe mit ein wenig geriebener Orangenschale garnieren.
- Statt Petersilie klein geschnittene Frühlingszwiebeln oder gehackten Koriander verwenden.
- Für Fleischfans: Geben Sie ein Pfund Hackfleisch (am besten von Kühen, die mit Gras gefüttert wurden) in die Suppe und kochen Sie es lang genug mit, sodass es durch ist.

Edamame

Sojabohnen, die man noch grün und unreif isst, heißen Edamame. Zuerst erwähnt wurden sie im Jahr 200 v. Chr. in einem chinesischen medizinischen Text. Die Kultursorten für Edamame sind größer, süßer und und leichter verdaulich als die Sorten, deren Bohnen man trocknet oder ans Vieh verfüttert. Edamame enthalten weniger Oligosaccharide und Trypsin-Inhibitoren und sind deshalb leichter verdaulich. Verglichen mit unseren Bohnen schmecken sie süßer, blumiger, buttriger und weniger »bohnig«. Edamame stammen von Sojapflanzen, die, anders als fast alle Artgenossen, nicht genetisch verändert wurden.

In asiatischen Ländern werden die Bohnen an ihren Ranken verkauft. (Edamame bedeutet »Bohnen an Ranken«.) Je länger die Bohnen an ihren Ranken bleiben, desto mehr Zucker und Geschmack behalten sie. Weil die Bohnen Zucker und viel Glutamat enthalten, kitzeln sie unsere Geschmacksrezeptoren für »süß« ebenso wie die für »umami«.

Frische Sojabohnen sind gesünder als die meisten anderen frischen Bohnen und Erbsen. 125 Gramm enthalten fünf Gramm Ballaststoffe, zehn Gramm Protein und erhebliche Mengen Vitamin K, Folsäure und Mangan – dafür null Cholesterin und nur einhundert Kalorien. Außerdem stecken in Edamame viele Isoflavone, die mit einem verringerten Risiko für Prostatakrebs und Herzerkrankungen in Verbindung gebracht werden. In den USA hat sich der Absatz von Edamame innerhalb der vergangenen zehn Jahre verdreifacht, inzwischen findet man dort sogar tiefgefrorene Ware in den Kühlregalen. Gesünder und vor allem geschmacklich überlegen ist aber Frischware, die Sie in gut sortierten Asiamärkten bekommen.

Am besten kochen Sie Edamame fünf Minuten lang mitsamt ihren Hülsen in Salzwasser. (Die Hülsen verhindern, dass die Nährstoffe aus den Bohnen ins Wasser gelangen.) Traditionell drückt man sich die Bohnen direkt aus der Hülse in den Mund. Sie passen sehr gut zu Bier und Reiscrackern. Diese Kombination wird auf absehbare Zeit zwar nicht Chips und Bier ersetzen, aber man bekommt sie in einer wachsenden Zahl von Restaurants und Haushalten.

Sie können geschälten Edamame auch mit Knoblauch in Oliven- oder Erdnussöl braten – köstlich! Runden Sie das Ganze mit einem Spritzer natriumarmer Sojasoße ab. Wenn es schärfer sein darf, rühren Sie ein wenig Wasabi dazu. Sie können dieses einfache Gericht auch zu einem Dip verwandeln: Nach dem Kochen im Mixer pürieren und ein, zwei Teelöffel Zitronensaft hinzugeben, bis das Ganze schön cremig wird. Schnittknoblauch, Petersilie oder frischen Koriander klein schneiden und darüber streuen. Dazu Reiscracker, Reiswaffeln oder rohes Gemüse servieren. (Reiscracker aus besonders anthocyanreichem schwarzem Reis finden Sie inzwischen in manchen Asiamärkten.)

Hülsenfrüchte – empfohlene Sorten

Im Supermarkt	
TYP	BEMERKUNG
Zuckererbsen	Weil man die Hülsen mitisst, bekommt man mehr Antioxidantien und Ballaststoffe. Frische Erbsen sind gesünder als Tiefkühlware.
Trockenerbsen	Gelbe Trockenerbsen sind gesünder als grüne.
Edamame	Grüne Sojabohnen enthalten mehr Antioxidantien und Protein als andere grüne Bohnen. Sie liefern auch Isoflavone, die mit einem verminderten Krebsrisiko in Verbindung gebracht werden.
Linsen	Sind alle sehr gesund. Den höchsten antioxidativen Wert haben schwarze, grüne und rote Linsen.
Trockenbohnen	Schwarze, rote, Kidney- und Pintobohnen sind am gesündesten. Dosenbohnen enthalten besonders viele Antioxidantien. Halten Sie immer welche vorrätig.

Bauernmärkte, Bioläden, Saatenkataloge		
SORTE	BESCHREIBUNG	INFO FÜR GÄRTNER
Royal Burgundy	Bis zu 12 cm lange Bohnen mit violetter Hülse und grünem Inneren. Hervorragender Geschmack. Die Burgunderfarbe wird schwächer, je länger man die Bohnen kocht. Maximalen Showeffekt und alle Anthocyane bekommt man, wenn man rohe Bohnen in Salate mischt.	Reift in 55 Tagen. Buschbohne, die ca. 60 cm hoch wird. Gut für kühles Klima.
Royalty Purple	Bis zu 12 cm lange Bohnen mit hübschen violetten Hülsen.	Reift in 50 bis 60 Tagen. Kurze Sprosse und violette Blüten. Nach dem letzten Frost säen. Braucht ein Rankgerüst oder viel Platz zwischen den Reihen.

ZUSAMMENFASSUNG HÜLSENFRÜCHTE

1. ***Verwenden Sie besser Zuckererbsen statt normaler Erbsen.***
   Isst man die Hülsen mit, bekommt man mehr Nähr- und Ballaststoffe.

2. ***Tiefkühlbohnen und -erbsen sind weniger gesund als frische.***
   Das Blanchieren vor dem Einfrieren, das Einfrieren und das Auftauen verringert den Gehalt an Antioxidantien.

3. ***Wählen Sie auf Bauernmärkten und für den Eigenanbau die am kräftigsten gefärbten Varietäten.***
   Bohnen und Erbsen mit roter, blauer oder violetter Färbung sind zwar selten, aber sie enthalten mehr Phytonährstoffe als die üblichen grünen Sorten.

4. ***Getrocknete Hülsenfrüchte enthalten sehr viele Phytonährstoffe.***
   In ihnen stecken mehr Antioxidantien als in fast allen anderen Obst- und Gemüsesorten. Am stärksten antioxidativ wirken Linsen, schwarze Bohnen, kleine dunkelrote Bohnen, dunkelrote Kidneybohnen und Pintobohnen.

5. ***Garen Sie Trockenbohnen im Dämpfer oder im Dampfkochtopf, um ihre Wirkung gegen freie Radikale zu erhalten.***
   Wenn Sie getrocknete Hülsenfrüchte in Wasser geköchelt haben und nicht vorhaben, das Kochwasser weiter zu verwenden, lassen Sie die Hülsenfrüchte nach dem Kochen noch eine Stunde darin liegen. So nehmen sie einen Teil der verlorenen Nährstoffe wieder auf. Beim Dämpfen kommen die Hülsenfrüchte weniger in Kontakt mit Wasser, so bleiben mehr Nährstoffe erhalten. Garen im Dampfkochtopf ist noch besser.

6. ***Dosenbohnen enthalten noch mehr Antioxidantien als zu Hause zubereitete Trockenbohnen.***
   Das Erhitzen während des Konservierungsprozesses steigert den Nährwert der Bohnen, sodass Dosenbohnen zu den gesündesten Nahrungs-

mitteln im ganzen Supermarkt gehören. Ausnahme: Frische grüne Bohnen sind ohnehin nicht besonders gesund und verlieren beim Konservieren weiter an Nährstoffen.

7. ***Es gibt Methoden, Trockenbohnen leichter verdaulich zu machen.*** Manche Menschen tun sich schwer damit, in Trockenbohnen enthaltene Oligosaccharide zu verdauen. Verwenden Sie oligosaccharidarme Arten und Sorten, etwa Linsen oder Pintobohnen, wenn jemand in Ihrem Haushalt betroffen ist. Eine weitere Möglichkeit besteht darin, das Wasser, in dem die Trockenbohnen eingeweicht wurden, vor dem Kochen wegzuschütten.

9. KAPITEL

ARTISCHOCKEN, SPARGEL UND AVOCADOS

Genießen Sie!

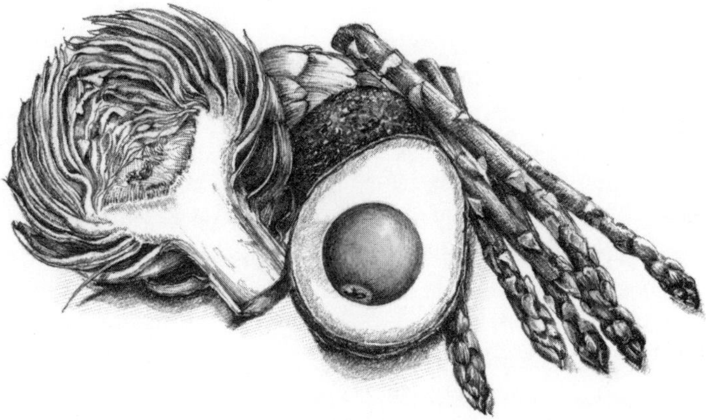

Artischocke, Avocado und Spargel

Artischocke, Avocado und Spargel gehören drei verschiedenen Gattungen an. Gemeinsam haben die drei lediglich, dass sie wunderbar gesund sind und eine größere Rolle in unserer Ernährung spielen sollten. Alle drei enthalten sie viele Phytonähr- und Ballaststoffe, von denen wir heutzutage tendenziell zu wenig bekommen. Sie enthalten auch wenig Zucker, wodurch sie sich auch für Menschen eignen, die auf ihren Blutzuckerspiegel achten müssen.

Artischocken

Unsere heutige Artischocke ist mit einer Wildpflanze namens Cardy (*Cynara carduncculus L.* var. *sylvestris*) verwandt, die aus Nordafrika stammt. Cardy hat Stacheln, die an Hundezähne erinnern, die Blütenstände sind etwa mandarinengroß. Früher aßen die Menschen die Blätter der Pflanze, heute hingegen verzehren wir die ungeöffneten Blütenstände der Artischocke.

Cardy wurde erst im Mittelalter zur Kulturpflanze und erlangte im Mittelmeerraum große Beliebtheit als Nahrungsmittel und Heilpflanze. Am häufigsten wurde sie bei »Leberbeschwerden« genommen. Die moderne Wissenschaft hat erst kürzlich die Weisheit dieses Hausrezepts erkannt: Zwei Verbindungen in Cardy und Artischocke – Silymarin und Cynarin – fördern womöglich tatsächlich die Gesundheit der Leber. In Versuchen der US-Army schützte Silymarin die Leber von Tieren vor Giftstoffen, die ansonsten schweren Schaden angerichtet hätten.

Im Jahr 2007 fanden Forscher außerdem heraus, dass Cardy sechs Mal so viele Phytonährstoffe enthält wie unsere Kulturartischocke. Dabei sind schon Artischocken außergewöhnlich gesund. Sie haben einen höheren ORAC-Wert als irgendein anderes Obst oder Gemüse im Supermarkt. Man müsste 30 Portionen Karotten essen, um die gleiche Menge Antioxidantien aufzunehmen, die in einer einzigen Portion Artischocken steckt! Wer hätte dieser unscheinbaren olivgrünen Pflanze so viel medizinische Wirkung zugetraut?

Artischocken enthalten außerdem viel Inulin, einen probiotischen Stoff, der das Wachstum nützlicher Bakterien im Verdauungstrakt fördert. Und dann sind sie auch noch Ballaststoff-Champs: Eine mittelgroße Artischocke enthält acht bis zehn Gramm Ballaststoffe, so viel wie zwei Schüsseln Kleiemüsli mit Rosinen. Die Menschen der Industriestaaten nehmen zu wenig Ballaststoffe auf; in den USA verzehren die Menschen gerade einmal die Hälfte der vom amerikanischen Landwirtschaftsministerium empfohlenen Menge und nur ein Siebtel dessen, was Jäger und Sammler aßen. Die Zahlen für Deutschland sind nur wenig besser: Im Schnitt essen Deutsche 20 Gramm Ballaststoffe am Tag, 30 Gramm empfiehlt die Deutsche Gesellschaft für Ernährung. Diese Lücke ließe sich mit Artischocken leicht füllen.

Die Artischocke gilt gemeinhin als Delikatesse, und entsprechend selten essen wir sie. Sie muss von Hand geerntet werden und kostet daher relativ viel. Außerdem lassen sich Artischocken nur schlecht lagern, wodurch die Saison für Frischware sehr kurz wird. Und dann braucht die Artischocke auch noch eine Stunde zum Kochen, jedenfalls bei der gängigsten Zubereitungsart. Da die gekochte Artischocke keinen besonders ausgeprägten Geschmack hat, verwenden die meisten Menschen die gezupften Blätter als Löffelchen für Mayonnaise, Aioli oder geschmolzene Butter – und machen so ein gesundes Gemüse zu einer Fettbombe. Weiter unten erfahren Sie, wie Sie Artischocken schneller garen und einen fettarmen Dip dazu reichen.

Dann haben Sie später im Bett noch Energie, wenn die Artischocken die ihnen nachgesagte Wirkung entfalten: Im Jahr 1576 schrieb Dr. Bartolomeo Baldo, die Artischocke habe den Vorteil, »Venus in Männern und Frauen zu wecken; Frauen werden begehrenswerter und Männern wird auf die Sprünge geholfen«.

EINKAUFSTIPPS FÜR ARTISCHOCKEN

Die bei uns gängige körbchenförmige Artischocke ist außerordentlich gesund und in den meisten Supermärkten zu finden. Die besten Blütenstände sind diejenigen, die ganz oben auf den Pflanzen wuchsen, denn sie haben größere Herzen und breitere Hüllblätter als die schmalen, spitzen Blütenstände, die seitlich an der Pflanze wachsen. Nur wenige Kultursorten haben heute noch kleine Dornen am Ende der Blätter, ein Überbleibsel aus den wilden Zeiten der Pflanze. Neuere Sorten haben allesamt keine Dornen mehr; nur noch eine kleine Kerbe zeigt an, wo sie gewesen wären. Dornlose Sorten haben zwar zarteres Fleisch als dornige Artischocken, doch sie schmecken weniger intensiv, weniger nussig als alte Sorten.

Artischocken atmen sehr schnell, wie Brokkoli. Entsprechend schnell geht es nach der Ernte mit ihrem Geschmack und Nährwert bergab. Deshalb ist es sehr wichtig, möglichst frische Ware zu nehmen. Eine frische Artischocke fühlt sich fest an und quietscht, wenn man sie gegen eine andere reibt. Braune Streifen auf der Artischocke sind harmlos, sie zeigen nur an, dass die Artischocke während des Wachstums kalten Temperaturen ausgesetzt war. Legen Sie die Artischocken sofort in das Gemüsefach Ihres Kühlschranks und verbrauchen Sie sie innerhalb von zwei, drei Tagen. Das Gemüse wirkt ja fast gepanzert, aber es verdirbt schnell. Wenn Sie auf Bauernmärkten einkaufen oder selbst Artischocken ziehen, nehmen Sie am besten violette Sorten wie Violetto oder Violet de Provence. Dank ihren Anthocyanen sind sie noch gesünder.

ZUBEREITUNG VON ARTISCHOCKEN

Traditionell werden Artischocken immer gleich zubereitet: Man kocht sie in Wasser, in das man Salz und eine Prise Thymian gegeben hat, vielleicht auch ein paar Zitronen- oder Zwiebelscheiben. Danach serviert man sie mit zerlassener Butter oder Mayonnaise. Daran ist auch nichts falsch. Tatsächlich *steigt* die Fähigkeit von Artischocken, freie Radikale einzufangen, beim Kochen (eine Ausnahme zu der Regel, dass Gemüse beim Kochen Nährstoffe verliert). Noch besser wäre es aber, Artischocken zu dämpfen: Gedämpfte Artischocken enthalten fast drei Mal so viele Antioxidantien wie gekochte!

Das Dämpfen von Artischocken im Topf dauert bis zu einer Stunde. Schneller geht's in der Mikrowelle, dort dauert das Dämpfen nur 15 bis 20 Minuten. Das Gemüse gut waschen, dann die äußerste Schicht von Blättern abnehmen, um die Köpfe kompakter zu machen und die Garzeit zu verringern. Die Stängel auf einen Zentimeter Länge herunterschneiden. Keine Sorge, Sie werfen da kaum Nährstoffe weg – im Unterschied zu anderem Obst und Gemüse enthalten die äußeren Blätter von Artischocken nur ein Zehntel der Nährstoffe, die sich in den zarten inneren Blättern befinden. Wenn die Hüllblätter Dornen aufweisen, schneiden Sie jeweils den obersten Zentimeter der Blätter ab. (Passen Sie auf; die Dornen sind zwar klein, aber fies!

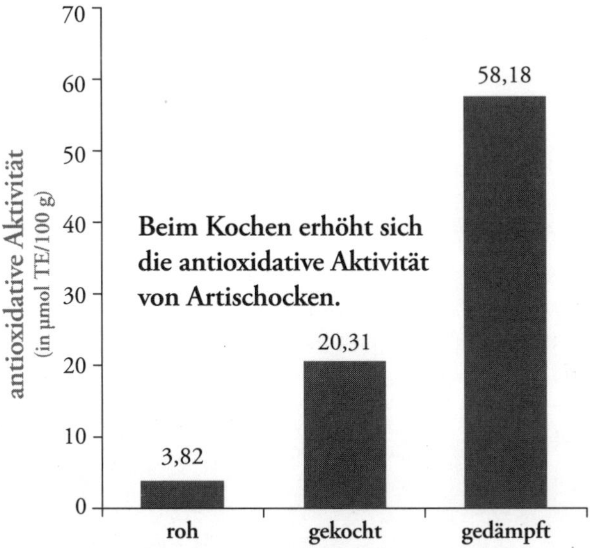

Dämpfen im Topf: Zwei, drei Zentimeter hoch Wasser in einen Topf füllen und zum Kochen bringen. Die Artischocken mit dem Stängel nach unten in den Dämpfeinsatz stecken und diesen in den Topf hängen, sobald das Wasser sprudelnd kocht. Deckel drauf und die Temperatur so regeln, dass stetig Dampf entsteht. Etwa alle 15 Minuten kontrollieren, ob noch genug Wasser im Topf ist und gegebenenfalls nachfüllen. Nach ca. 50 Minuten Garzeit ein mittleres Hüllblatt probieren, ob es schon durch ist. Wenn nicht, ein paar Minuten weiter garen lassen, bis die Artischocke durch ist.

Um Artischocken in der Mikrowelle zu dämpfen, bereiten Sie sie vor wie oben geschildert. Dann füllen Sie zwei, drei Zentimeter Wasser in eine mikrowellenfeste Schüssel. Erhitzen Sie das Wasser zwei Minuten lang auf der höchsten Stufe. Legen Sie dann die Artischocken hinein, *mit dem Stiel nach oben*, und bedecken Sie das Ganze mit einem mikrowellenfesten Deckel. (Wenn Sie die Artischocke mit dem Stängel nach unten garen, trocknen die Blattspitzen aus.) Legen Sie die Artischocken auf die Seite, wenn die Schüssel nicht tief genug ist. Überprüfen Sie etwa nach

15 Minuten, ob das Gemüse durch ist. Wenn nicht, garen Sie es ein paar Minuten länger und probieren noch einmal ein Blatt, ob es weich ist. Schütten Sie bei Bedarf Wasser nach.

Meistens werden Artischocken im Ganzen oder halbiert serviert. Alternativ können Sie auch die Blätter zupfen und getrennt von den Herzen reichen: Artischocken nach dem Kochen abkühlen lassen, dann die Blätter abzupfen. Die papierenen inneren Blätter und die holzigen Teile um das Herz entfernen Sie. Legen Sie eine kleine Schüssel in die Mitte einer großen Servierplatte und arrangieren Sie die Artischockenblätter in konzentrischen Kreisen darum, die größten Blätter außen, die kleinsten innen. Das Ganze wird aussehen wie eine Blume. Schneiden Sie die Artischockenherzen in Stücke und mischen Sie sie in einen Dip Ihrer Wahl. Geben Sie die Mischung in die Schüssel in der Mitte der Platte und servieren Sie. Ein schnell zubereiteter Dip: zwei Teile Salsa, ein Teil Mayonnaise.

ARTISCHOCKENHERZEN

Früher hielt ich Artischockenherzen für köstlich, aber ungesund. Ich ließ sie mir auf Pizzen legen oder mischte gelegentlich welche in den Salat, aber mir war nicht bewusst, wie gesund sie sind. Wie sollte man das auch ahnen angesichts ihrer fahlen, gelb-grauen Farbe? Ich kaufte auch nur selten Artischocken, weil man sie nur selten frisch bekommt. Und wer wusste bei Konserven schon, wie lang sie im Laden gelegen waren und wie lang sie dann in meinem Vorratsschrank liegen würden?

Zum Glück spielt all das gar keine Rolle. Einer Studie von 2006 zufolge strotzen Dosenartischocken nur so vor Antioxidantien. Es kommt nicht oft vor, dass das zarte Herz einer Pflanze so gesund ist wie ihr Äußeres. Außerdem sind Artischockenherzen ausgesprochen kalorienarm; 100 Gramm in Wasser eingelegte Artischockenherzen enthalten vier Gramm Ballaststoffe und nur 60 Kalorien. Fett- und cholesterinfrei sind sie sowieso. Verwenden Sie sie also großzügig: auf Pizzen, in Soßen, Suppen, Sandwiches, Dips und Eiergerichten. Allerdings sind sie nicht ganz billig. Decken Sie sich deshalb mit Vorräten ein, wenn Sie ein Sonderangebot sehen.

In Gläsern konservierte Artischockenherzen (in Wasser, Öl oder Würzmischung) sind garantiert frei von unerwünschten Chemikalien, die gelegentlich aus der Innenbeschichtung von Konservendosen austreten. Natürlich haben in Öl eingelegte Artischockenherzen mehr Kalorien. Außerdem hängt ihr Nährwert von dem verwendeten Öl ab. In extra natives Olivenöl eingelegte Artischockenherzen sind ausgesprochen gesund. In Würzmischungen eingelegte Artischockenherzen sind ebenfalls gesund, aber ihr Nährwert hängt von den Zutaten der Würzmischung ab.

Spargel

Menschen sammeln seit ewigen Zeiten wilden Spargel, die alten Griechen gehörten zu den ersten, die Spargel auch anbauten. Schon Cato der Ältere (234–149 v. Chr.) beschrieb in seinem Buch *De agri cultura* (Über die Landwirtschaft) detailliert, wie Spargel anzubauen sei – grüner Spargel übrigens, der weit gesünder ist als weißer Spargel.

Im Jahr 2011 fanden italienische Forscher heraus, dass wilder grüner Spargel fast doppelt so viele Phytonährstoffe und fünf Mal so viel Vitamin C enthält wie grüner Kulturspargel. Aber lohnt sich dafür die mühsame Suche? In Südeuropa findet das so mancher. Ich sprach mit Aldo Rosati, einem Mitautor der oben zitierten Studie. Er sagte: »Wilder Spargel schmeckt intensiver als Kulturspargel, weniger süß und bitterer, aber für unseren Gaumen immer noch angenehm. Hier in Italien ist wilder Spargel sehr beliebt, auch bei Kindern.«

Unser moderner Kulturspargel mag zwar nicht mehr mit seinen Vorfahren mithalten können, dennoch gehört er zu den gesündesten erhältlichen Gemüsearten. Bei einem Vergleich des Antioxidantien-Gehalts von 18 Gemüsearten kam grüner Spargel auf Platz vier, hinter Brokkoli, grüner Paprika und Klette, einem wilden Wurzelgemüse. (Artischocken wurden nicht getestet.)

EINKAUFSTIPPS FÜR SPARGEL

Spargel muss unbedingt frisch sein, weil er sehr schnell atmet, genau wie Brokkoli und Artischocken. Innerhalb weniger Tage verliert er den Großteil seines Aromas und Nährwerts, er wird holzig und sauer. Schon am ersten Tag nach der Ernte verliert Spargel drei Viertel seines Zuckers! (Der Zucker im Spargel ist unbedenklich für den Blutzuckerspiegel.) Den frischesten Spargel finden Sie bei den Verkaufsständen der Produzenten oder von Händlern, die sich auf Spargel spezialisiert haben. Ein besonderes Qualitätsmerkmal ist, wenn der Verkäufer seine Ware kühlt. Erstaunlicherweise können die Stangen schon in den ersten vier Stunden um 40 Prozent zäher werden, wenn man sie in dieser Zeit nicht kühlt. Große Agrarbetriebe legen Spargel sofort nach der Ernte in Eiswasser und halten das Gemüse bei Transport und Lagerung jederzeit gekühlt. Heimgärtner und Inhaber von Verkaufsständen täten gut daran, diese Praktiken zu übernehmen.

Frischen grünen Spargel erkennen Sie an mehreren Merkmalen: Die Stangen sind dunkelgrün und glänzend. Reibt man sie aneinander, quietscht es. Außerdem sind die Stangen gerade, nicht gebogen. (Wenn Spargel eine Woche oder länger in einem dunklen Lager liegt, wachsen die Stangen und biegen sich nach oben, auf der Suche nach Licht.) Die Spitzen sind fest geschlossen und grün oder leicht violett. Wenn die Spitzen sich öffnen oder gelblich werden, ist der Spargel uralt. Und zuletzt sollte das Schnittende des Spargels glatt und feucht sein. Lassen Sie Spargel mit rissigen oder ausgetrockneten Schnittenden liegen.

Viele Menschen glauben, dickerer Spargel sei älter als dünner. Das trifft aber nicht zu. Ganz im Gegenteil fällt dickerer Spargel in eine höhere Güteklasse. Der ganz dünne grüne Spargel, den es schon früh im Frühjahr zu kaufen gibt, kommt von ganz jungen Pflanzen und ist sehr zart. Doch frisch geernteter Spargel mit größerem Durchmesser ist ebenso zart.

Weißer Spargel stammt von der gleichen Pflanze wie grüner Spargel, nur wird er geerntet, bevor er aus dem Boden herauswächst. Weil die Stangen nie das Tageslicht gesehen haben, bilden sie kein Blattgrün, daher die blasse Farbe. Leider ist weißer Spargel längst nicht so gesund – der US-Lebenmittelbehörde zufolge enthält grüner Spargel sieben Mal so viele Antioxidantien wie weißer.

Violetter Spargel ist besonders gesund, aber auch sehr rar.

AUFBEWAHRUNG VON SPARGEL

Spargel verliert so schnell an Geschmack und Nährwert, dass man ihn noch am gleichen Tag verzehren sollte. Müssen Sie ihn wirklich bis zum nächsten Tag aufheben, stecken Sie die Stangen am besten in einen mikroperforierten Beutel und ins Gemüsefach Ihres Kühlschranks. Legen Sie ihn keineswegs offen in den Kühlschrank, sonst atmet er den reich vorhandenen Sauerstoff und verbrennt in kürzester Zeit all seinen Zucker und seine Phytonährstoffe.

EIGENANBAU VON SPARGEL

Grüner Spargel gehört zu den Gemüsearten, die man am besten selbst zieht. Wenn man ihn erst unmittelbar vor dem Kochen erntet, schmeckt er sensationell und hat noch all seine Nährstoffe.

Wenn Sie den Spargel selbst anbauen, können Sie auch zum optimalen Zeitpunkt ernten: Nicht erst, wenn die Stangen 25 Zentimeter lang sind, sondern schon, wenn sie 15 oder 18 Zentimeter aus dem Boden ragen. In diesem Stadium schmeckt Spargel noch viel süßer; die Spitzen der kürzeren Stangen sind sogar erstaunliche zehn Mal so süß! So frühzeitig geernteter Spargel ist eine Delikatesse und schmeckt selbst Kindern und Menschen, die bittere Geschmacksnoten hassen. (Der Zucker im Spargel ist übrigens kein Problem; insgesamt hat Spargel nämlich vergleichsweise sehr wenig Zucker.)

ZUBEREITUNG VON SPARGEL

Die Forschung hat ergeben, dass gekochter Spargel gesünder ist als roher. Dämpft man grünen Spargel – die empfohlene Methode –, steigt seine Fähigkeit, freie Radikale zu binden, um 30 Prozent. Um zu testen, ob der Spargel durch ist, hält man eine Stange in der Mitte. Biegen sich die Enden nach unten, ist der Spargel gar. Nach vier bis fünf Minuten sollte es so weit sein. Die Stangen sind dann zwar noch bissfester, als Sie es möglicherweise gewohnt sind, dafür aber auch süßer und gesünder.

Sehr köstlich zu grünem Spargel ist ein Dressing aus einem Esslöffel Orangensaft, einem Esslöffel Balsamico, Rot- oder Weißweinessig, einem Esslöffel extra nativem Olivenöl und einer Prise Salz. Garnieren Sie das Ganze mit festlichen Spiralen feinst abgehobelter Orangenzeste. Sie können auch dem neuesten Trend folgen und rohe Spargelspäne in den Salat geben. Waschen Sie dazu den rohen Spargel, schneiden Sie die Spitzen ab und hobeln Sie die Stangen mit einem Kartoffelschäler in zehn Zentimeter lange Streifen. Mischen Sie die Spitzen in den Salat und garnieren Sie ihn mit den Spargelstreifen.

Avocados

Avocados sind eigentlich gar kein Gemüse, sondern tropische Früchte. Wie bei Tomaten handelt es sich genau genommen um Beeren. Wilde Avocados stammen aus Mittelamerika und sind etwa halb so groß wie Hühnereier. Diese kleinen Früchte wachsen auf immergrünen Bäumen, die über 25 Meter hoch werden können. Wie unsere Kultursorten enthalten auch die wilden Früchte zwischen 15 und 30 Prozent Öl – eine Anomalie in der Welt der Früchte. Allerdings haben wilde Avocados so große Steine, dass kaum mehr Platz für Fruchtfleisch bleibt.

Avocados werden seit über 8.000 Jahren kultiviert. Im ersten Jahrhundert v. Chr. waren sie im mittelamerikanischen Raum bereits weit verbreitet. In manchen Gegenden ernährte man sich vorwiegend von Mais, Bohnen und Avocados, die Stärke, Protein und Fett lieferten.

Generation um Generation verbesserten die Bauern den Geschmack und steigerten die Menge an Fruchtfleisch. Doch noch im 17. Jahrhundert bestanden die Beeren zum Großteil aus Kern, nur etwa fingerdick umhüllt von Fruchtfleisch.

MODERNE AVOCADOS

Bis heute haben Avocados ihre sehr großen Kerne behalten, doch sitzt mittlerweile mehr saftiges Fruchtfleisch dran. Auch ihr Wuchs wird in Plantagen gezähmt, schlicht weil sich 25 Meter hohe Baumgiganten schlecht abernten lassen. Aber der Nährwert der Avocados ist annähernd unverändert geblieben. Avocados enthalten pro Portion mehr Antioxidantien als Stängelkohl, Trauben, rote Paprika oder Rotkohl. Außerdem sind sie eine gute Quelle von Vitamin E, Folsäure, Kalium Magnesium – und Ballaststoffen. Das mag bei einer derart cremigen Frucht vielleicht überraschen. Die Erklärung: Avocados enthalten, wie viele Früchte, *wasserlösliche* Ballaststoffe mit einer gelähnlichen Konsistenz. Eine halbe mittelgroße Avocado enthält sechs Gramm Ballaststoffe – mehr als eine Schüssel Haferflocken.

Und was ist mit all dem Fett? Das Fett von Avocados besteht aus einfach ungesättigten Fettsäuren, ist also »gutes« Fett. Für eine Studie aßen Frauen mit Diabetes jeden Tag eine große Avocado. Ihre Triglyzeridwerte sanken, die Frauen nahmen aber nicht zu. Das Fett in Avocados hilft dem Körper auch bei der Aufnahme fettlöslicher Nährstoffe. Mischt man Avocadoscheiben in einen Salat, kann sich die Menge des aufgenommenen Betacarotins und Luteins *verfünfzehnfachen*!

Eine halbe mittelgroße Avocado hat 160 Kalorien. Sie können einen tollen 250-Kalorien-Salat machen, indem Sie eine Avocado halbieren, den Kern herausnehmen, die Mulde mit frischem Krabbenfleisch oder Shrimps auffüllen und das Ganze mit einer Tomatensalsa und einem Spritzer Zitronen- oder Limettensaft würzen.

EINKAUFSTIPPS FÜR AVOCADOS

Avocadosorten enthalten unterschiedlich viele Phytonährstoffe. Die Sorte Hass, die sich in Deutschland immer stärker durchsetzt, enthält zwei bis vier Mal so viele Antioxidantien wie die meisten anderen Sorten. Hass-Avocados sind dunkel, fast schwarz, und oval, weniger birnenförmig als die ebenfalls recht gängige grüne Sorte Fuerte. Alle Hass-Avocadobäume, die weltweit wachsen, stammen von einem einzigen Baum ab, der im Garten des Kaliforniers Rudolph Hass wuchs und aufgrund einer zufälligen Mutation große, nussig schmeckende Früchte trug.

Eine Avocado ist essreif, wenn ihre Spitze weich ist, die Mitte aber nur wenig nachgibt. Die Frucht fühlt sich schwer an, der Kern sitzt fest im Fruchtfleisch. Wenn auch die Mitte der Avocado schon weich ist oder

der Kern beim Schütteln in der Frucht klappert, ist die Avocado schon überreif. Oben eingedellte Avocados sind innen wahrscheinlich schwarz und matschig.

Sie können Avocados bedenkenlos unreif kaufen; legen Sie sie in eine Papiertüte, schließen Sie sie und lassen Sie sie zwei, drei Tage bei Zimmertemperatur liegen. Prüfen Sie dann, ob die Spitze der Frucht schon weich ist. Sie können den Reifeprozess beschleunigen, indem Sie eine Banane mit in die Tüte geben. Das von der Banane freigesetzte Ethylen lässt die Avocado mindestens einen Tag schneller reifen.

Ganze reife Avocados können ohne Qualitätsverlust bis zu zwei Tage lang im Kühlschrank aufbewahrt werden. Aufgeschnittene Avocados halten sich nicht gut, weil die Schnittflächen rasch oxidieren, also braun werden. So verhindern Sie das Braunwerden: Lassen Sie den Kern in der Hälfte, die Sie nicht sofort verwenden; der Kern bremst die Oxidation. Beträufeln Sie die Schnittfläche mit Zitronen- oder Limettensaft und legen Sie die Avocado dann in einen verschließbaren Plastikbeutel, aus dem Sie vor dem Versiegeln die Luft herausdrücken. Im Kühlschrank, aber nicht im Gemüsefach lagern.

Noch effektiver lässt sich das Braunwerden mit Zwiebelscheiben verhindern: Schneiden Sie eine kleine Zwiebel in grobe Stücke und legen Sie diese in einen kleinen Behälter. Legen Sie die Avocado (mit Stein) darüber, die Schnittfläche nach oben. Deckel drauf und in den Kühlschrank. Obwohl das Fruchtfleisch der Avocado die Zwiebel nicht berührt, verhindern die flüchtigen Öle der Zwiebel eine Oxidation, bis zu zwei Tage lang. Probieren Sie's aus! Die Avocado wird nur ganz leicht nach Zwiebel schmecken, weil ja nur die Haut mit der Zwiebel in Kontakt gekommen ist.

Artischocken – empfohlene Sorten

Im Supermarkt	
SORTE ODER TYP	BEMERKUNG
Green Globe	In vielen Supermärkten erhältlich und sehr gesund.
Violette Artischocke	Violette Artischocken sind noch gesünder als grüne, weil sie erhebliche Mengen Anthocyane enthalten.

Bauernmärkte, Bioläden, Saatenkataloge		
SORTE	BESCHREIBUNG	INFO FÜR GÄRTNER
Green Globe	Runde Köpfe mit 10 cm Durchmesser. Schmeckt herzhafter als Imperial Star. Hüllblätter mit Dornen.	Vermehrung durch Teilung, nicht durch Aussaat. Mag kein kühles Klima. Reift im August.
Imperial Star	Süß, runder, milder Geschmack. Keine Dornen.	Einjährige Artischocke, die aus Samen vorgezogen wird. Umpflanzen, wenn die Bodentemperatur über zehn Grad liegt. Guter Ertrag.
Violet de Provence	Mittelgroße Artischocke mit violett getönten Hüllblättern. Enthält drei Mal mehr Phytonährstoffe als die meisten anderen Sorten. Alte Sorte aus Frankreich.	Robuste mehrjährige Pflanze, die auch starke Fröste überlebt. Samen in Spätwinter in Töpfchen pflanzen und auf der sonnigen Fensterbank keimen lassen. Nach dem letzten Frost ins Freiland setzen. Erste Ernte im Herbst, etwa 100 Tage nach dem Umsetzen ins Freie.
Violetto	Traditionelle Sorte aus Italien, auch »Artischocke der Aristokraten« genannt. Kleine, ovale, leicht längliche Köpfe, bis zu 12 cm lang. Zart und köstlich.	Reift in 85 Tagen. Extrem frostunempfindlich. Liefert mindestens vier Jahre lang reichlichen Ertrag.

Spargel – empfohlene Sorten

Im Supermarkt	
TYP	BEMERKUNG
Grüner Spargel, alle Sorten	Auf die Frische kommt es an, nicht auf die einzelne Sorte.
Violetter Spargel, alle Sorten	Rar, aber gesünder als grüner Spargel. Auch hier muss die Ware unbedingt frisch sein.

Bauernmärkte, Bioläden, Saatenkataloge		
SORTE	BESCHREIBUNG	INFO FÜR GÄRTNER
Apollo	Enthält am meisten Flavonoide.	Früh und ertragreich. Die ersten Stangen erscheinen schon im Frühling und kommen dann mehrere Wochen lang weiter.
Guelph Millennium	Neue Varietät mit einheitlichen Stängeln und festen Spitzen.	Triebe im Herbst pflanzen. Erträgt kalte Winter, mag aber auch Hitze. Bis zu sechs Jahre lang sehr ertragreich.
Jersey Knight	Zarte und saftige, kräftig grüne Stängel, ca. 1 cm Durchmesser und mehr. Spitzen violett angehaucht.	Reift von Anfang April bis Mitte Mai. Hoher Ertrag auf kleiner Fläche. Mag Hitze.
Jersey Supreme	Süß und zart.	Eine der frühesten Sorten. Guter Ertrag. Resistent gegen Spargelrost und Fusarium.
Purple Passion	Burgunderfarbene Stangen mit sehr zartem, grünem Inneren. Süß, mild; nussiger Geschmack. Schöne Salatgarnitur. Enthält mit am meisten Phytonährstoffe.	Frühe Sorte. Als traditionelle und als Hybridsorte erhältlich. Vergleichsweise geringer Ertrag.

ZUSAMMENFASSUNG ARTISCHOCKEN, SPARGEL UND AVOCADOS

1. ***Artischocken enthalten viele Antioxidantien und Ballaststoffe.***
Artischocken sind sehr gesund, aber nur, solange sie frisch sind. Kaufen Sie deshalb die frischeste Ware, die Sie bekommen können, kühlen Sie sie sofort und verbrauchen Sie sie innerhalb von zwei Tagen. Dämpft man Artischocken, bleiben mehr Nährstoffe erhalten als bei anderen Garmethoden. Artischockenherzen aus Dose oder Glas sind ebenfalls gesund. Verwenden Sie sie in Salaten, Dips, Eiergerichten und auf Pizzen.

2. ***Spargel verdirbt schnell.***
Kaufen Sie den frischesten Spargel, den Sie bekommen können, halten Sie ihn gekühlt und essen Sie ihn möglichst noch am gleichen Tag. Nehmen Sie kurze, gerade Stangen mit fest geschlossenen Spitzen und feuchten Schnittenden. Dämpfen Sie die Stangen, bis sie sich leicht durchbiegen, wenn man sie in der Mitte hält. Nicht zu lange garen! Roher Spargel kann gehobelt in Salate gemischt oder als Dekoration für Speisen verwendet werden.

3. ***Avocados enthalten wasserlösliche Ballaststoffe und »gute« Fette.***
Avocados sind erstaunlich gesund und ballaststoffreich. Sie enthalten zwar viel Fett, doch die Fettsäuren sind einfach ungesättigt und damit gesund. Die Sorte Hass, zu erkennen an der schwarzen Schale, gehört zu den gesündesten. Unreife Avocados reifen bei Zimmertemperatur in einer Papiertüte; legen Sie eine Banane dazu, um den Prozess zu beschleunigen. Avocados sind essreif, wenn sie an der Spitze weich sind, in der Mitte aber kaum nachgeben. Reife Avocados lassen sich bis zu zwei Tage im Kühlschrank lagern. Angeschnittene Früchte hält man frisch, indem man die Schnittflächen mit Zitronen- oder Limettensaft beträufelt, die Avocados luftdicht in Plastik verschließt und im Kühlschrank lagert. Man kann die angeschnittene Avocado auch auf ein Zwiebelbett legen.

TEIL ZWEI

OBST

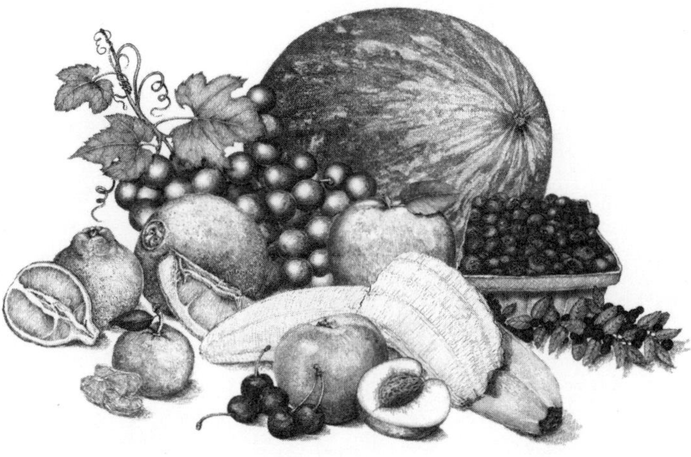

10. KAPITEL

ÄPFEL

Früher starke Medizin, heute belanglose Klone

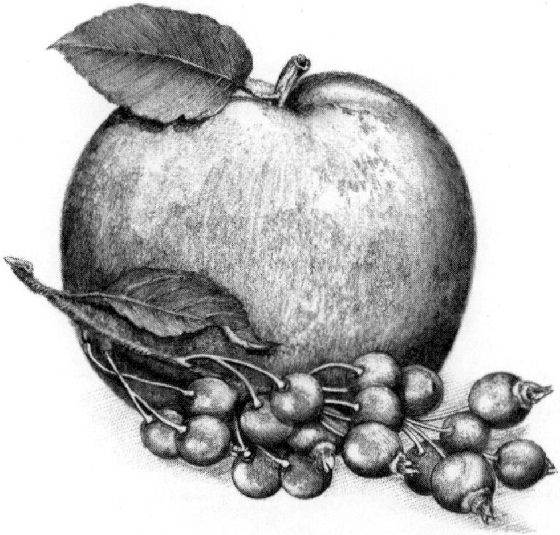

Honeycrisp-Apfel und wilde Äpfel

Menschen preisen schon seit 5.000 Jahren, wie gesund Äpfel sind. In der nordischen Mythologie hütet die Göttin Idun goldene Äpfel, die ewige Jugend und Unsterblichkeit verleihen. Und schon die alten Pharaonen bekamen Äpfel – das Symbol für Gesundheit und Langlebigkeit – als Grabbeigabe.

Und tatsächlich trugen wilde Äpfel, wie die Natur sie ursprünglich einmal schuf, möglicherweise zu einem längeren und gesünderen Leben bei. Ob unsere Kulturäpfel das auch leisten, darf man bezweifeln: Im Jahr 2003 verglich die US-Lebensmittelbehörde den Phytonährstoff-Gehalt von 321 Wild- und Kulturäpfeln und stellte fest, dass wilde Äpfel ungleich gesünder waren. Eine wilde Art enthielt 15 Mal so viele Phytonährstoffe wie ein Golden Delicious, eine andere sogar 65 Mal so viele. Den Sieg davon trug aber der Sikkim-Apfel (*Malus sikkimensis*), der pro Gramm satte 100 Mal so viele Phytonährstoffe enthielt wie ein Golden Delicious. In entlegenen Tälern Nepals wird diese Frucht bis heute geerntet – und in einem Korb Sikkim-Äpfel stecken mehr Nährstoffe, als die meisten von uns in ihrem ganzen Leben aus Äpfeln beziehen.

Sikkim-Äpfel sind zwar außerordentlich gesund, aber in unsere Obst- und Gemüseabteilungen werden sie es wohl kaum schaffen. Erstens schmecken sie für unsere verwöhnten Gaumen zu bitter. Lässt man die Früchte bis zum Herbst am Baum, werden sie zwar weich und einigermaßen süß, bleiben aber reichlich herb. Außerdem wiegt jede Frucht nur ein halbes Gramm, halb so viel wie eine Rosine. Man müsste schon fünfhundert davon essen, um so viel Obst zu bekommen wie mit einem Honeycrisp. Um so viele Phytonährstoffe zu bekommen wie mit einem Honeycrisp, bräuchte man aber nur fünf Sikkim-Äpfel, einen Teelöffel voll. Klein, aber oho.

Die folgende Grafik verdeutlicht die Unterschiede zwischen dem Phytonährstoff-Gehalt wilder Äpfel und dem moderner Kultursorten. Vergleichen Sie nur den Sikkim-Apfel ganz links und den Ginger Gold ganz rechts in der Grafik! Ginger Gold, eine relativ neue Sorte, enthält so wenig Phytonährstoffe, dass der Balken bei diesem Maßstab fast unsichtbar ist! In den Jahrtausenden, die wir an Äpfeln herumgedoktert haben, gingen unendlich viele Nährstoffe verloren.

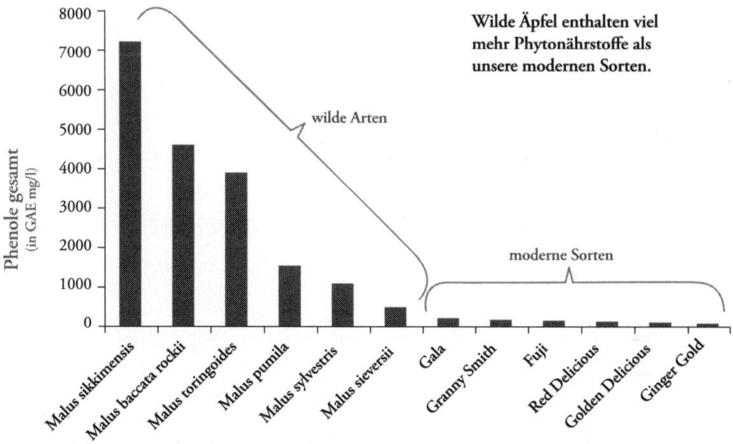

Als Folge dieses dramatischen Verlusts an Nährwerten hat Krebs möglicherweise leichteres Spiel. Im Jahr 1994 verglichen japanische Forscher die Fähigkeit dreier Äpfel, Leukämiezellen abzutöten. Ihr Fazit: Eine wilde untersuchte Apfelart enthielt 80 Mal mehr krebshemmende Stoffe als ein moderner Fuji-Apfel. Die Forscher zogen das Fazit: »Der Fuji wirkt fast gar nicht gegen Krebs.« In unseren Supermärkten werden große, saftige und süße Äpfel angeboten, aber einige der Sorten bieten fast gar keinen Schutz mehr gegen Krebs und andere Krankheiten.

DIE MUTTER ALLER ÄPFEL

Die allermeisten Apfelbäume, die heute weltweit wachsen, stammen von einer wilden zentralasiatischen Art namens *Malus sieversii* ab. Diese Art produziert die größten und süßesten Äpfel aller 35 bekannten Apfelarten dieser Welt.

Einige der größten Wälder dieser wilden Art wachsen in Kasachstan, an den Nordhängen des Tian-Shan-Gebirges (wörtlich »himmlische Berge«). So dicht stehen die Bäume beieinander, dass ihre Äste sich ineinander verschränken. Abgebrochene Äste zeigen, wo Bären in die Bäume geklettert sind, um sich Früchte zu holen. Bären bevorzugen, wie Menschen auch, große, süße Äpfel, und die finden sie in den Wäldern Kasachstans zuhauf. Besucher dieser wilden Gegend befanden staunend, manche der wilden Äpfel seien so groß und köstlich, dass sie mit unseren Supermarkt-Äpfeln mithalten könnten. Als Mutter Natur den *Malus sieversii* schuf, lieferte sie uns eine Steilvorlage: einen Baum, der schon ohne Zuchtanstrengung süße, große Äpfel trug.

Die Früchte des *Malus sieversii* schmecken zwar besser als andere Wildäpfel, sind aber auch deutlich weniger gesund. Ein europäischer Wildapfelbaum, der *Malus sylvestris*, trägt der bereits erwähnten Studie des US-Landwirtschaftsministeriums von 2003 zufolge Früchte mit doppelt so vielen Phytonährstoffen, der aus Japan stammende *Malus floribunda* Früchte mit zehn Mal so vielen und der grandiose *Malus sikkimensis* gar Früchte mit 15 Mal so vielen Phytonährstoffen. Als unsere Vorfahren sich für die süßen Äpfel der himmlischen Berge entschieden, opferten sie unwissentlich ihren Schutz gegen Krebs und Herz-Kreislauf-Erkrankungen.

HIER KOMMEN DIE KLONE

Obwohl die Früchte des *Malus sieversii* süßer und größer waren als alle anderen Äpfel, gaben sich unsere Vorfahren nicht lange mit ihnen zufrieden. Schon vor 3.000 Jahren begannen Bauern in Persien und anderen Gebieten Zentralasiens daraus Sorten zu züchten, die ihnen eher zusagten. Allerdings erwies sich die Züchtung als relativ schwierig, denn anders als andere Kulturpflanzen vererben Apfelbäume die Beschaffenheit ihrer Früchte kaum. Apfelbäume sind »spalterbig«: Wenn man fünf Kerne eines toll schmeckenden Apfels aussät, bekommt man fünf Bäume, deren Äpfel sich in Größe, Geschmack, Farbe und Form wild unterscheiden. Aller Wahrscheinlichkeit nach trägt keiner der fünf Bäume Früchte, die so gut schmecken wie der Ausgangsapfel. Botaniker nennen dieses Phänomen »extreme Heterozygosität«. Weniger wissenschaftlich ausgedrückt: Jeder Kern hat seine eigene Vorstellung von einem Apfel. Dieses Zufallselement musste beseitigt werden, damit eine vernünftige Züchtung möglich wurde.

Und tatsächlich gelang es Züchtern schon vor über 2.000 Jahren, dieses Problem zu umgehen, und zwar mit der Technik des »Pfropfens«: Man schneidet ein Edelreis, einen Zweig des »tollen« Baums, ab, spitzt ihn an und steckt ihn in den eingeschnittenen Stamm einer weniger edlen Jungpflanze. Hat man alles richtig gemacht, wachsen in Zukunft an diesem Ast – und an allen Ästen, die später aus ihm erwachsen – die edlen Früchte. Mit dieser Technik wird der Ausgangsbaum quasi geklont, also identisch kopiert.

DIE VERBREITUNG DES *MALUS SIEVERSII*

Der *Malus sieversii* breitete sich enorm schnell aus. Das lag zum einen daran, dass mehrere Handelsrouten von Asien nach Europa durch die Heimat der Art führten, und zum anderen daran, dass der Apfel allen anderen Äpfeln so weit überlegen war.

Im Jahr 328 v. Chr. gelangte die Art nach Europa – auf Befehl Alexanders des Großen. Der war auf seinem Feldzug gegen Persien durch das südliche Kasachstan gekommen, hatte die Äpfel probiert und war so hingerissen, dass er sofort Reiser und Kerne zurück nach Griechenland schicken ließ. Daraus erwuchsen unter der Aufsicht seines Mentors Aristoteles die ersten europäischen Exemplare des *Malus sieversii.* So hat Alexander also nicht nur Tod und Verderben über die Welt gebracht, sondern auch den Apfel nach Europa.

Kaum war der *Malus sieversii* in Griechenland etabliert, begann dort eine systematische Züchtung. Natürlich wurden diejenigen Bäume mit den süßesten Früchten geklont. Diesen Umstand bemerkte Theophrastos, ein Schüler von Aristoteles und Naturforscher, der heute als »Vater der Botanik« gilt. In seiner *Naturgeschichte der Gewächse* schrieb er: »Aus den Kernen der edlen Birne erwächst die schlechte Holzbirne«. Darum »räth man, sie zu pfropfen«.

Später gelangte der persische Apfel mit den römischen Truppen bis nach England, sodass man im Jahr 400 n. Chr. von Ägypten bis England Äpfel anbaute. Nach Amerika kam der *Malus sieversii* schon mit den ersten Auswanderern – und wurde dort begierig auch von Indianerstämmen übernommen, etwa den Irokesen.

So wurde der *Malus sieversii* zur dominierenden Apfelsorte weltweit. Alle anderen Sorten wurden von nun an primär den Tieren überlassen oder für die Herstellung von Apfelsaft genutzt.

VON DER VIELFALT ZUR MONOKULTUR

Anfangs gaben sich die Bauern der Neuen Welt damit zufrieden, die aus Europa importierten Sorten anzupflanzen. Aber natürlich ging die Zuchtwahl weiter, immer mehr Sorten entstanden. Im Jahr 1910 wuchsen 15.000 verschiedene benannte (!) Apfel-Varietäten in den Obstgärten der USA. Doch als in den nächsten Jahrzehnten die Massenproduktion ausgeweitet wurde, schrumpfte die Zahl der Sorten immer weiter. Heute wachsen in den USA gerade einmal noch 500 Sorten – in den letzten hundert Jahren sind also 97 Prozent aller Sorten schlicht verschwunden! 500 Sorten, das klingt eigentlich gar nicht so schlecht, doch nur 50 dieser Sorten werden auch tatsächlich in größeren Mengen geerntet. Und zwölf dieser Sorten machen 90 Prozent aller in den USA gegessenen Äpfel aus. In Europa sieht es nicht viel besser aus; der Prozess, dass industriell angebaute Äpfel alte Kultursorten verdrängen, geht auch hier ungebremst weiter. Der nährstoffarme Golden Delicious ist inzwischen der weltweit am meisten verkaufte Apfel.

Endlich alarmiert dieser Verlust an Vielfalt und Nährstoffen inzwischen auch Naturschützer und Nahrungsmittelaktivisten. Das US-Landwirtschaftsministerium hat begonnen, Knospen und Triebe aller bekannten Wildapfelarten zu sammeln. Das vorrangige Ziel besteht darin, neue, krankheitsresistentere Sorten zu züchten. Doch zum ersten Mal überhaupt werden auch Daten zum Nährwert der Arten erhoben. Im Zuge ihrer Arbeit flogen Forscher auch nach Kasachstan, um eine große Anzahl verschiedenster *Malus-sieversii*-Bäume zu untersuchen. Dabei stellten sie fest, dass die Äpfel mancher Bäume sechs Mal so viele Phytonährstoffe enthalten wie unsere modernen Äpfel, die ja sämtlich von dieser Art abstammen. Von diesen Bäumen mit ihren gesunden Früchten könnte man ausgehen und den Prozess der Züchtung wieder ganz von vorne beginnen – nur eben diesmal mit dem expliziten Ziel, einen *gesunden* Apfel für das 21. Jahrhundert zu züchten.

Ein weiterer vielversprechender Trend ist darin zu sehen, dass wieder stärker alte Sorten angebaut werden, sehr zur Freude von Menschen, die gern vor Ort produziertes Obst essen und sich geschmacklich komplexere Äpfel wünschen, als man sie im Supermarkt bekommt.

Hoffnung kommt auch aus Neuseeland. Im Jahr 2000 entdeckte Mark Christensen, ein langjähriger Aktivist für traditionelle Sorten, dort einen alten Apfelbaum, dessen Früchte nicht nur saftig und wohlschmeckend waren, sondern auch außerordentlich gesund. Das neuseeländische Institut für Pflanzen- und Nahrungsmittelforschung verglich die Inhaltsstoffe mit denen 250 weiterer Apfelsorten. Das Ergebnis: Christensens Apfel erzielte bei den Phytonährstoffen außerordentlich hohe Werte; seine Schale enthielt mehr Flavonoide als irgendeine andere Sorte, bei den Proanthocyanidinen (antioxidativ wirkende, entzündungshemmende und vor Krebs schützende Stoffe) kam der Apfel auf Platz zwei. Bei einem weiteren Test im französischen nationalen Institut für Gesundheit und medizinische Forschung wirkte der Apfel stärker gegen menschliche Darmkrebszellen als irgendein anderer getesteter Apfel. Christensen nannte seinen Apfel »Monty's Surprise«, verzichtete darauf, ihn sich patentieren zu lassen und gründete stattdessen einen Verein zur Verbreitung der Sorte. Man kann ihm nur größten Erfolg dabei wünschen.

LASSEN SIE ALTE SORTEN AUFERSTEHEN

Was können Sie tun, um mehr Nährstoffe aus Äpfeln zu bekommen? Erstens können Sie natürlich ganz einfach im Supermarkt die gesündesten Sorten auswählen. Da die Sorte bei Äpfeln in aller Regel angegeben wird, geht das anhand der unten stehenden Liste empfohlener Sorten ganz einfach. Zu den gesünderen Sorten gehören: Braeburn, Cortland, Discovery, Gala, Granny Smith, Honeycrisp, Idared, McIntosh, Melrose, Ozark Gold und Red Delicious. Jede Sorte hat ihre eigene Konsistenz und ihren eigenen Geschmack, es ist also für jeden etwas dabei. Freunde süßer und milder Äpfel können z. B. Honeycrisp oder Red Delicious kaufen. Wer Äpfel mit ein bisschen mehr Pep bevorzugt, ist mit Granny Smith gut bedient. Braeburn-Äpfel haben ein komplexes süß-herbes Aroma. Probieren Sie einfach mal alle oben empfohlenen Sorten daraufhin aus, welche Ihnen am besten schmeckt. Zu den am wenigsten gesunden Sorten gehören Elstar, Empire, Ginger Gold, Golden Delicious und Pink Lady.

Innerhalb einer Sorte enthalten die am intensivsten gefärbten Früchte die meisten Phytonährstoffe. Wenn Sie also Braeburn-Äpfel kaufen wollen, mustern Sie die angebotenen Braeburn-Äpfel und nehmen Sie nicht die grün-roten Äpfel, sondern die durchgängig roten. Diese Früchte sind ganz oben am Baum oder an einem Astende gewachsen und haben am meisten Sonne abbekommen. Um sich vor der UV-Strahlung zu schützen, mussten sie mehr (rot pigmentierte) Phytonährstoffe produzieren. Diese Extraschippe Nährstoffe behalten die Äpfel, selbst wenn sie monatelang im Dunklen gelagert werden. Isst man solche Äpfel, stärkt man seine Abwehrkräfte gegen chronische Entzündungen, Krebs und Herz-Kreislauf-Erkrankungen und senkt die Wahrscheinlichkeit, zu hohe Cholesterinwerte zu bekommen.

Der ägyptische Botaniker Mohamed Awad erklärt: »Äpfel von der Spitze des Baums enthalten im Vergleich mit Früchten aus der Mitte des gleichen Baums doppelt so viele Antioxidantien und drei Mal so viel Quercetin, das wirkungsvollste Flavonoid.« Darüber hinaus sind Äpfel, die mehr Sonne gesehen haben, süßer und weniger herb als ihre Brüder aus dem Schatten. Bei Äpfeln und vielen anderen Früchten ist es also klüger, die tief hängenden Früchte zu ignorieren.

Interessanterweise können die Phytonährstoffe ganz ungleich im Apfel verteilt sein. Hing etwa eine Seite im direkten Sonnenlicht und die andere im Schatten, wird die Frucht zweifarbig – grün oder gelb auf der Schattenseite, rot auf der Sonnenseite. Ein Bissen von der Sonnenseite kann dann doppelt so viele Phytonährstoffe enthalten wie einer von der Schattenseite. (Wobei ich natürlich nicht empfehle, nur die gesündere Hälfte des Apfels zu essen!) Am gesündesten sind die Äpfel mit einheitlich starker Pigmentierung.

In den letzten Jahren sind einheitlich rote Äpfel häufiger geworden; das liegt an der Art, in der viele Apfelbauern ihre Bäume zuschneiden. Zunehmend gehen sie dazu über, die Bäume nicht in normaler Apfelbaumform wachsen zu lassen, sondern sie zu hohen, schmalen »Scheiben« zuzuschneiden, die im Einmeterabstand in langen Zeilen stehen. Das steigert den Ertrag – und glücklicherweise auch den Gehalt an Phytonährstoffen, denn durch die schmalere Krone der Bäume dringt mehr Licht zu den Früchten durch.

Und wie steht es mit Granny Smith und anderen grün- oder gelbschaligen Äpfeln? Auch sie sind gesünder, wenn sie der Sonne ausgesetzt waren, aber sie werden nicht rot. Deshalb lässt sich anhand der Farbe nicht beurteilen, wo am Baum ein Apfel gewachsen ist. Allerdings enthalten Granny-Smith-Äpfel ohnehin mehr Phytonährstoffe als die meisten roten Äpfel, sie sind also immer eine gute Wahl.

AUFBEWAHRUNG VON ÄPFELN

Äpfel halten sich im Kühlschrank bis zu zehn Mal länger als in der Obstschale. Am besten lagert man sie im Gemüsefach, bei hoher Luftfeuchtigkeit. Im Allgemeinen lässt sich aus dem Erntezeitpunkt eines Apfels errechnen, wie lange er seinen Geschmack und seine Knackigkeit behält. Die frühen Äpfel, die im Juli und August auf den Markt kommen, halten sich nur zwei, drei Wochen, während spät in der Saison geerntete Äpfel monatelang gelagert werden können.

Kaufen Sie Äpfel am besten öfter und in kleineren Mengen – in den Lagerhäusern des Handels herrschen optimale Bedingungen (in puncto Feuchtigkeit, Temperatur, Konzentration von Gasen), da kann kein Kühlschrank mithalten. Doch selbst bei idealer Lagerung verlieren Äpfel mit jedem Monat einen Teil ihres Nährwerts. Ein italienisches Forscherteam schätzt, dass man zwei lange gelagerte Äpfel essen müsste, um die gleiche Schutzwirkung gegen Krebs zu bekommen wie aus einem frisch geernteten Apfel – ein Grund mehr, während der Saison vor Ort produziertes Obst zu essen.

ESSEN SIE DIE SCHALE MIT

In der Schale ballt sich die Hälfte aller Phytonährstoffe des ganzen Apfels. Bei Tierversuchen hat sich gezeigt, dass die krebshemmende Wirkung sich möglicherweise sogar verdreifacht, wenn man die Schale mitisst.

Doch wie verhält es sich mit Pestizidrückständen? Der Verbraucherschutzvereinigung Environmental Working Group zufolge enthalten Äpfel mehr Pestizidrückstände als irgendein anderes Obst oder Gemüse, und der Großteil steckt in den Schalen. Apfelbäume werden massiv gespritzt, damit die Früchte auch so groß und makellos werden, wie der Kunde es verlangt. Schon der winzigste Makel schreckt viele Käufer ab. In Gegenden, wo Apfelschorf droht, eine Pilzkrankheit, werden Bäume bis zu 15 Mal im Jahr mit Fungiziden gespritzt. Schrubben Sie die Schale also gründlich ab, wenn Sie sie mitessen wollen – oder kaufen Sie gleich Bioäpfel. So schützen Sie sich vor Pestizidrückständen und ersparen den Arbeitern in den Obstgärten, mit giftigen Chemikalien hantieren zu müssen.

Wenn Sie sich an alle Ratschläge halten – kräftig gefärbte Äpfel einer gesunden Sorte kaufen und mitsamt der Schale essen –, bekommen Sie die maximale Menge an Phytonährstoffen, Vitaminen, Mineralien und Ballaststoffen. Mit minimalem Extraaufwand machen Sie einen Riesenschritt in Richtung gesunde Ernährung.

Das folgende Rezept für Apple crisp bietet vielleicht einen verlockenden Einstieg. Für die Herstellung von Süßspeisen werden Äpfel oft geschält, weil die Schale eine zu feste Konsistenz hat. Bei unten stehendem Rezept kommen die Schalen mit dem Zucker in den Mixer und werden dann der Füllung wieder hinzugefügt. So erhält man die Phytonährstoffe aus den Schalen, ohne dass die Konsistenz der Süßspeise darunter leidet. Außerdem verleiht die Schale der Nachspeise eine angenehm säuerliche Note. Diese Methode des »Unterjubelns« funktioniert übrigens auch bei selbst gemachtem Apfelmus, -kuchen, -strudel usw.

Traditionell werden für Nachspeisen mit Äpfeln süß-herbe Sorten verwendet. Sind die Äpfel sehr herb, gibt man einfach mehr Zucker dazu. Sind sie zu süß, balancieren ein, zwei Esslöffel Zitronensaft den Geschmack aus. Getrocknete Äpfel profitieren, wenn man ein paar Esslöffel Sahne hinzugibt. Verwenden Sie für das Rezept eine der am Ende des Kapitels empfohlenen Sorten, z. B. Granny Smith.

Apple crisp mit Schalen

Vorbereitungszeit: 30 Minuten

Backzeit: 50 bis 60 Minuten

Gesamte Zubereitungszeit: 80 bis 90 Minuten
(ergibt 6 bis 8 Portionen)

Für die Apfelmasse:

1,2 kg Äpfel, vorzugsweise Granny Smith oder eine andere gesunde Sorte
125 ml Honig
1 EL Mehl, Vollkornmehl oder Reismehl
1 TL gemahlener Zimt
½ TL gemahlene Muskatnuss

Für den Teig:

75 g Mehl, Vollkornmehl oder Reismehl
60 g Haferflocken
100 g gehackte Walnüsse
90 g braunen Zucker oder 125 ml Honig
120 g zerlassene Butter

Ofen auf 175 Grad vorheizen. Äpfel schälen und entkernen, die Schalen aber nicht wegwerfen. Die geschälten Äpfel in ca. 5 mm dicke Scheiben schneiden und in eine große Schüssel geben.

200 g Apfelscheiben, Schalen, Honig, 1 EL Mehl, Zimt und Muskatnuss in den Mixer geben und gründlich zerkleinern (ca. 3 Min.). Diese Mischung über die restlichen Apfelscheiben gießen und das Ganze in eine gefettete Backform (ca. 20 x 20 cm) geben.

Alle Zutaten für den Teig gut miteinander vermischen und diesen dann über die Äpfel gießen. Auf der mittleren Schiene des Backrohrs ca. 50 bis 60 Minuten lang backen, bis der Teig goldbraun ist und die Apfelscheiben durch sind. 10 bis 15 Minuten abkühlen lassen. Warm oder lauwarm servieren.

Varianten:

- 1 TL zerriebene Zitronenschale zu den Äpfeln geben.
- ¼ TL gemahlene Nelken oder Nelkenpfeffer hinzugeben.
- Pecannüsse statt Walnüsse verwenden.

NEHMEN SIE NATURTRÜBEN APFELSAFT

Sie kennen das schon: Im Ganzen gegessene Früchte sind gesünder als zu Saft, Mus usw. verarbeitetes Obst. Bei Äpfeln trifft das ganz besonders zu. In klarem Apfelsaft stecken manchmal nur noch sechs Prozent der ursprünglichen Phytonährstoffe – 94 Prozent gehen bei der Herstellung verloren.

Naturtrüber Apfelsaft enthält einer Studie der Universität Warschau zufolge bis zu vier Mal so viele Phytonährstoffe wie klarer Apfelsaft. Die Wissenschaftler zogen folgendes Fazit: »Der höhere Nährstoffgehalt ist elektrisierend, außerdem schmeckt trüber Apfelsaft besser und hat einen erstaunlichen Körper.«

Kaufen Sie also trüben Saft, wenn Sie Apfelsaft mögen, je undurchsichtiger desto besser. Schwebstoffe, die sich am Boden der Flasche abgesetzt haben, sind ein weiteres Qualitätsmerkmal.

JENSEITS DES SUPERMARKTS

Wenn Sie in einer Region leben, in der Äpfel angebaut werden, beschäftigen Sie sich doch ein wenig mit den örtlichen Sorten. Die Erntesaison geht von Juli bis November, wobei die meisten Sorten zwischen August und Oktober reif werden. Während der Saison sollte es möglich sein, direkt vom Erzeuger dutzende Sorten zu bekommen (eventuell aus einer Plantage, in der man selbst pflücken kann). Probieren Sie die örtlichen Sorten einfach mal durch. Sie werden bemerken, dass einige alte Sorten leicht nach Birne, Banane, Melone oder Ananas schmecken. Manche haben sogenanntes »schmelzendes« Fruchtfleisch, so zart, dass es schier auf der Zunge zergeht. Viele weisen eine ausgewogene Balance aus Süß und Herb auf. Gehen Sie mal auf eine Apfelprobe, wenn in Ihrer Gegend eine stattfindet. Auf solchen Veranstaltungen höre ich oft Kommentare wie »*So* sollte ein Apfel schmecken!« und »Ich hatte ganz vergessen, dass Äpfel so knackig und saftig sein können!« und »Wo kann ich eine Kiste von denen kaufen?«.

Das Alter einer Sorte sagt allerdings nicht unbedingt etwas über Geschmack oder Nährwert aus. Einige der köstlichsten und gesündesten Apfelsorten sind über hundert Jahre alt, etwa die Sorten Spartan, Gravenstein und McIntosh, doch auch viele hybride Neuzüchtungen sind absolut empfehlenswert.

PFLANZEN ODER VEREDELN SIE EINEN APFELBAUM

Wer im Garten seine eigenen Bäume pflanzen kann, hat die Auswahl aus hunderten Sorten, alten wie modernen. Man kann drei bis fünf Jahre alte Bäume in der örtlichen Baumschule kaufen oder sich kleinere Pflanzen schicken lassen.

Einen Baum zu veredeln erfordert ein wenig Geschick. Im Internet zeigen dutzende Videos, wie die Technik des Pfropfens funktioniert. Alternativ können Sie in einem Buch oder einer Gartenzeitschrift nachlesen, wie es geht – oder Sie erkundigen sich bei einem erfahrenen Hobbygärtner. Wer das Pfropfen beherrscht, kann einen bereits existierenden Apfelbaum dazu bringen, edlere Früchte zu tragen. Das Material zum Pfropfen bekommen Sie von Gärtnereien oder aus dem Internet.

Äpfel – empfohlene Sorten

Im Supermarkt	
SORTE	BEMERKUNG
Braeburn	Zweifarbiger Apfel, 1952 in Neuseeland entdeckt. Sehr wohlschmeckend, knackig und saftig, schöne Balance aus süß und herb. Hält sich gut. Enthält weniger Phytonährstoffe als die meisten Sorten in dieser Tabelle.
Gala	Ebenfalls aus Neuseeland. Süßer und ein wenig gesünder als der Braeburn. Guter Dessertapfel mit mildem Geschmack.
Granny Smith	Großer, grüner Apfel mit viel Säure. Der gesündeste der gängigen Äpfel. Enthält 13 Mal mehr Phytonährstoffe als ein Ginger Gold.

Bauernmärkte, Bioläden, Saatenkataloge		
SORTE	BESCHREIBUNG	INFO FÜR GÄRTNER
Boskop	Große, grünlich-gelbe Frucht mit fester Schale. Fest, duftend, sehr viel Säure. Alte Sorte aus den Niederlanden von 1856. Gut lagerbar.	Reift Ende September bis Mitte Oktober. Braucht für angemessene Bestäubung zwei verschiedene Pollenspender.
Bramley	Roh ausgesprochen sauer, aber einer der besten Kochäpfel der Welt. Wird nur in Großbritannien kommerziell angebaut. Sehr viele Phytonährstoffe, drei Mal so viel wie ein Fuji.	Reift eher spät. Braucht zwei Pollenspender. Gesunde Bäume tragen sehr viel. Äpfel lassen sich drei Monate und länger lagern.
Golden Russet	Traditionelle Sorte. Kleine gelbgoldene Früchte mit fester Schale. Intensiver süßsäuerlicher Geschmack. Ideal für Apfelsaft. Selten.	Reift spät. Resistent gegen Apfelschorf. Robust, unempfindlich gegen Frost.
Jonagored	Großer, roter Apfel mit vielen Phytonährstoffen. Mildsäuerlicher Geschmack. Roh und gebacken gut.	Reift spät. Robuster Baum, der bald Früchte trägt. Braucht einen Pollenspender.

Liberty	Mittelgroßer, roter Apfel, knackig, feinsäuerlicher Geschmack. Roh und gekocht gut. Sehr viele Phytonährstoffe.	Sehr widerstandsfähig gegen die gängigen Apfelkrankheiten, deshalb ideal für Bio-Anbau geeignet.
McIntosh	Runde, rote, süße, leicht säuerliche Frucht mit weißem Fleisch. Roh und gekocht gut.	Geeignet für kurze Vegetationszeiten, kälteresistent. Teilweise selbstbefruchtend, besser geht es aber mit Pollenspender.
Ozark Gold	Honigsüß, saftig, säurearm. Sehr viele Phytonährstoffe. Neue Sorte von 1970.	Reift früh, sehr widerstandsfähig gegen Krankheiten.
Seeländer Reinette	Sehr guter Kochapfel, sehr viele Phytonährstoffe. Traditionelle Sorte, ca. 1650 entdeckt. Selten.	Reift spät. Braucht lang, bis er trägt. Verdient einen Platz in mehr Gärten.
Spartan	Mittelgroßer, roter Apfel. Knackig, süß, subtiler weinähnlicher Geschmack. Viele Antioxidantien, besonders in der Schale. Traditionelle Sorte, die in Ostdeutschland weit verbreitet war.	Reift im Frühherbst. Hoher Ertrag. Profitiert von einem Pollenspender, der gleichzeitig blüht.

ZUSAMMENFASSUNG ÄPFEL

1. ***Nehmen Sie im Supermarkt die gesündesten Sorten.***
Die dort angebotenen Sorten unterscheiden sich im Nährwert gewaltig. Die Sorten sind normalerweise angegeben, es fällt also leicht, anhand der Liste empfohlener Sorten die gesündesten zu finden.

2. ***Nehmen Sie die am kräftigsten gefärbten Äpfel dieser Sorten.***
Wenn Sie Äpfel mit roter Schale wollen, kaufen Sie einheitlich tiefrot gefärbte Früchte. Die rote Farbe rührt von direkter Sonneneinstrahlung – die wiederum der Frucht mehr Phytonährstoffe verleiht. In der Regel sind Äpfel mit dunkelroter Schale gesünder als Äpfel mit hellroter oder grün-roter Schale. Granny Smith und ein paar andere Sorten enthalten viele Antioxidantien, obwohl sie eine grüne bzw. gelbe Schale haben.

3. ***Essen Sie die Schale mit.***
   In der Schale konzentriert sich die Hälfte aller Phytonährstoffe eines Apfels.

4. ***Vermeiden Sie Pestizidrückstände.***
   Konventionell angebaute Äpfel weisen mitunter erhebliche Pestizidrückstände auf. Diese finden sich vornehmlich in der Schale, dem eigentlich gesündesten Teil des Apfels. Schrubben Sie konventionell erzeugte Äpfel gründlich oder kaufen Sie Bioäpfel.

5. ***Eine größere Auswahl bekommen Sie jenseits der Supermärkte.***
   Kaufen Sie während der Saison Äpfel aus örtlicher Produktion, direkt vom Erzeuger, auf Bauernmärkten oder in Bioläden. Nehmen Sie die Liste empfohlener Sorten am besten zum Einkaufen mit.

6. ***Lagern Sie Äpfel kühl und feucht.***
   Am besten halten sie sich im Gemüsefach des Kühlschranks. Im Sommer geerntete Äpfel halten sich ein, zwei Wochen. Herbstäpfel lassen sich einen Monat oder länger lagern. Kaufen Sie Äpfel nur nach aktuellem Bedarf, denn in kommerziellen Lagerhäusern hält sich die Qualität der Äpfel besser als im heimischen Kühlschrank. Gerade geerntete Äpfel sind aber immer gesünder als gelagerte.

7. ***Trinken Sie naturtrüben Apfelsaft.***
   Trüber Apfelsaft enthält bis zu vier Mal mehr Phytonährstoffe als klarer. Er hat auch mehr Körper und schmeckt intensiver nach Apfel. Halten Sie die Flasche gegen das Licht. Wenn Sie durchsehen können, wurde der Saft filtriert.

8. ***Pflanzen oder veredeln Sie selbst einen Apfelbaum.***
   Pflanzen Sie noch dieses Jahr ein Apfelbäumchen und Sie werden in drei, vier Jahren reife Früchte ernten. Wenn Sie bereits einen Apfelbaum im Garten stehen haben, können Sie eine neue Sorte auf den Baum pfropfen und so mehr Nährwert aus ihm holen.

11. KAPITEL

HEIDELBEEREN UND BROMBEEREN

Außerordentlich gesund

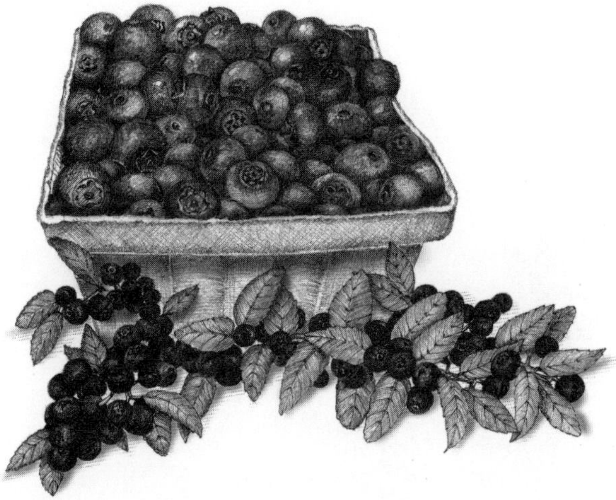

Moderne und wilde Heidelbeeren

Jäger und Sammler liebten wilde Beeren über alles, denn sie kamen massenweise vor, waren natürlich süß und ließen sich leicht für spätere Verwendung trocknen. Beeren wurden, wie Äpfel, frisch gegessen, gekocht oder getrocknet. Sie wurden auch verwendet, um andere Lebensmittel zu süßen, etwa Dörrfleisch.

In den meisten Stämmen war Beerensammeln Frauensache. Wenn die Früchte reif wurden, zogen Frauen und Mädchen mit großen geflochtenen Körben los und sammelten, was das Zeug hielt. Indianerstämme an der Ostküste Nordamerikas sammelten gewaltige Mengen Apfelbeeren (*Aronia melanocarpa*), erbsengroße schwarze oder rote Beeren. Schwarze Apfelbeeren enthalten 5 Mal so viele Antioxidantien wie die gesündesten Heidelbeeren. Auch die heidelbeerähnlichen Früchte der Erlen-Felsenbirne (*Amelanchier alnifolia*) wurden gesammelt und gern gegessen. Sie enthalten fünf Mal so viele Antioxidantien wie die typische Kulturerdbeere. Weil Jäger und Sammler große Mengen außerordentlich gesunder Beeren aßen, genossen sie einen massiven Schutz vor freien Radikalen, der uns heute weitgehend fehlt.

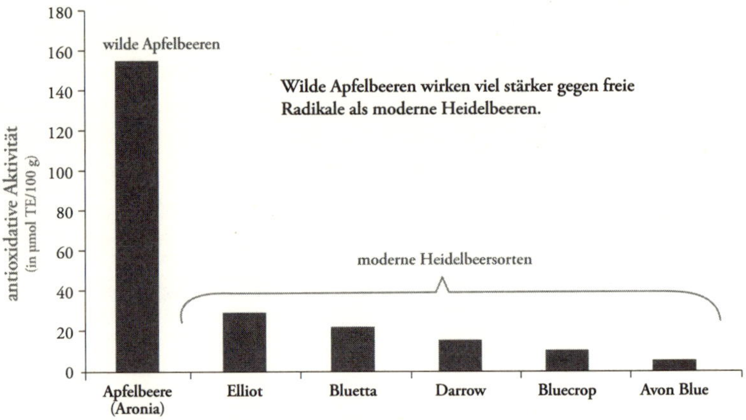

Obwohl nur wenige Kultursorten ansatzweise an wilde Beeren heranreichen, sind die meisten Beeren in unseren Supermärkten dennoch Nährwert-Superstars. Grob geschätzt binden Beeren freie Radikale vier Mal stärker als die meisten anderen Früchte, zehn Mal stärker als die meisten Gemüsearten und 40 Mal stärker als einige Getreidearten. Wir sollten mehr davon essen. Ein Amerikaner verzehrt im Durchschnitt eine mittelgroße Kartoffel pro Tag, aber nur einen läppischen Esslöffel Beeren *pro Woche*. Im Jahr 2005 ging durch die Nachrichten, wie gesund Beeren sind, von daher muss es erstaunen, wie wenig wir davon essen. Ja, Beeren kosten mehr als anderes Obst, aber betrachten Sie sie als Medizin – nicht nur als Nahrung – und schon ist der höhere Preis mehr als gerechtfertigt.

Heidelbeeren

Bis weit ins 19. Jahrhundert aßen die Menschen wilde Heidelbeeren. Es gab sie in so großen Mengen und sie schmeckten so gut, dass niemand sich die Mühe machte, Kulturheidelbeeren zu pflanzen. Das änderte sich erst mit der Industrialisierung, als Millionen Menschen in die Städte zogen. Anfangs verkauften professionelle Beerensammler ihre Ernte an Stadtbewohner, doch schon bald war die Zeit für einen kommerziellen Anbau der Beeren reif.

Die Zähmung der wilden Heidelbeere setzte um 1910 richtig ein. Die meisten unserer Obst- und Gemüsearten wurden über hunderte oder tausende Jahre Zucht immer weiter an unseren Geschmack angepasst, doch die Verwandlung der Heidelbeere vollzog sich innerhalb von acht Jahren. Geführt wurde dieser Blitzkrieg von Frederick Coville, einem Forscher am US-Landwirtschaftsministerium, und Elizabeth White, der Tochter eines Cranberryproduzenten. Die Cranberryfarm der Familie White lag in den Pine Barrens im südlichen New Jersey, wo der saure, sandige, nährstoffarme Boden kaum etwas trägt – außer eben Cranberrys und Heidelbeeren.

Für die Kultivierung jeder Art sucht man sich als erstes eine vielversprechende Spezies aus. White, die sich alles Wissen über Heidelbeeren selbst beigebracht hatte, schlug die Amerikanische Heidelbeere (*Vaccinium corymbosum*) vor, die in den Pine Barrens natürlich vorkommt.

Deren größter Makel allerdings bestand in den Augen Covilles und Whites darin, dass die Beeren zu klein waren. Weil es ebenso lang dauert, eine kleine Beere zu pflücken wie eine fünf Mal so große, bedeuten größere Beeren geringere Lohnkosten. White ersann einen einfachen und billigen Plan, die Beeren zu vergrößern: Sie bot jedem professionellen Beerensammler drei Dollar (nach heutiger Kaufkraft etwa 50 Euro), wenn er ihr einen Strauch zeigte, dessen Beeren einen größeren Durchmesser als 1,5 Zentimeter hatten. Bis 1916 hatte sie mit dieser Methode

100 besonders gute Sträuche identifiziert. Die Sträuche wurden geklont und in einen Versuchsgarten auf dem Anwesen der Whites gepflanzt. Sobald diese Klone Früchte trugen, begann die nächste Auswahlrunde. Als Erstes musterten White und Coville die Sträucher mit den dunkelsten Beeren aus – weil sie fanden, hellere Beeren sähen frischer und attraktiver aus als dunkelblaue oder fast schwarze. Im nächsten Schritt wurden Pflanzen aussortiert, die krankheitsanfällig waren oder mittelmäßig schmeckende Beeren trugen. Danach blieben nur noch sechs Pflanzen übrig. Mit diesem Ausgangsmaterial begannen Coville und White ihre Züchtungen und schufen im Lauf der Jahrzehnte Heidelbeeren, die ihren Vorstellungen immer mehr entsprachen. Auch andere Züchter arbeiteten mit diesem Material, weshalb heute alle 75 Hybridsorten, die in kommerziellen Plantagen wachsen, von denselben sechs Sträuchern abstammen.

Dass man durch die Selektion von Pflanzen mit blassen, großen Beeren die Sträucher mit den gesündesten Früchten aussortiert hatte, erkannte man erst Anfang des 21. Jahrhunderts. Denn je stärker eine Beere gefärbt ist, desto mehr Anthocyane – die wichtigsten Phytonährstoffe in Heidelbeeren – enthält sie normalerweise. Auch die Entscheidung zugunsten größerer Früchte senkte den Nährwert der Heidelbeeren: Je kleiner die Beeren, desto mehr Anthocyane enthalten sie pro Kilo. Wieder einmal haben wir in unserem Bestreben, wilde Pflanzen produktiver, hübscher, wohlschmeckender und profitabler zu machen, natürliche Medizin über Bord geworfen.

Nur an einer aktuell noch existierenden Sorte wurde kaum herumgedoktert: der Rubel-Heidelbeere. Diese Sorte stammt direkt von einem der sechs Original-Büsche ab, die White und Coville ausgewählt hatten. Die Beeren waren so gut, dass Klone der Pflanze ohne weitere Veränderungen an andere Heidelbeerbauern weitergegeben wurden. Bei einem aktuellen Vergleich von 87 Heidelbeersorten kam Rubel auf den höchsten Gehalt an Antioxidantien und den zweithöchsten an Anthocyanen. Die Sorte ist auch heute noch erhältlich; nicht in Supermärkten und wahrscheinlich auch kaum auf Bauernmärkten, wohl aber als Strauch, etwa über das Internet. Ich habe selbst einen Rubel-Strauch im Garten und liebe den intensiven Geschmack der Beeren. Manche wilde Pflanzen sind so exquisit, dass man am besten gar nicht mehr an ihnen herumpfuscht.

WARUM HEIDELBEEREN SO GESUND SIND

Möglicherweise sind Heidelbeeren eine wahre Wunderwaffe im Kampf gegen die typischen Krankheiten unserer Kultur: In Tierversuchen unterdrückten die Beeren die Bildung von Tumoren, bremsten das Wachstum bestehender Tumore, senkten den Blutdruck, hemmten die Bildung von Ablagerungen in den Blutbahnen und linderten Entzündungen. Bei Ratten, die zu viel Fett, Zucker und Kalorien bekamen – die sich also falsch ernährten wie viele Menschen im Westen –, bremsten Heidelbeeren die Gewichtszunahme und das Auftreten von Diabetes.

Vielleicht noch bemerkenswerter ist das Potenzial von Heidelbeeren, altersbedingte Demenz aufzuhalten. Alzheimer verursacht unendliches Leid und gewaltige Pflegekosten; selbst die modernsten Medikamente vermögen nicht viel mehr, als den geistigen Verfall zu bremsen – und verursachen gleichzeitig oft gravierende Nebenwirkungen (wie Herzrhythmusstörungen oder Ohnmachtsanfälle).

Vielleicht sollten wir schlicht mehr Heidelbeeren essen. Im Tierversuch zumindest bremsten sie den Alterungsprozess von Ratten erheblich: Ende der 1990er nahmen Forscher von der Tufts University eine Gruppe mittelalter Ratten und teilte sie in vier Gruppen. Acht Monate lang bekam eine Gruppe weiter die gewohnte Labornahrung, die drei anderen Gruppen bekamen zusätzlich täglich Spinat, Erdbeeren bzw. Heidelbeeren. Hinterher unterzog man die inzwischen deutlich gealterten Ratten (die Lebenserwartung von Ratten liegt bei zwei bis drei Jahren) einer Reihe von Tests. Darin triumphierten die mit Heidelbeeren gefütterten Ratten; sie waren körperlich stärker, hatten ein besseres Gleichgewichtsgefühl und eine bessere Koordination als die Ratten der anderen Gruppen. Noch bemerkenswerter: Ihre Hirnchemie war »jünger«, als sie zu Beginn der Studie gewesen war. Der Verzehr von Heidelbeeren hat den Alterungsprozess von Rattengehirnen also nicht nur gebremst, sie hat ihn *rückgängig gemacht*. In ihrer Zusammenfassung der Forschungsergebnisse schrieben die Wissenschaftler: »Es ließ sich ein überraschend schneller und starker Effekt bei Ernährungsumstellungen hin zu mehr Antioxidantien feststellen.« Starke Worte, die uns zu denken geben sollten.

IHR GEHIRN AUF HEIDELBEEREN

Es mehren sich die Hinweise darauf, dass der Verzehr von Heidelbeeren auch bei Menschen den altersbedingten Verfall von Gehirnfunktionen umkehren könnte. Im Jahr 2010 führten die gleichen Wissenschaftler von der Tufts University eine Studie mit einer kleinen Gruppe von Senioren durch. Die Teilnehmer – ihr Durchschnittsalter lag bei 76 Jahren – zeigten erste Anzeichen von Gedächtnisschwäche und eingeschränkter Denkfähigkeit. Drei Monate lang trank ein Teil der Freiwilligen täglich zwei Gläser Saft wilder Heidelbeeren, die Kontrollgruppe bekam ein Getränk, das keine Beeren enthielt. Am Ende des Experiments schnitten die Heidelbeertrinker bei Tests zur Gedächtnis- und Denkfähigkeit um 30 Prozent besser ab als die Kontrollgruppe. Bemerkenswerterweise hatten sie auch signifikant bessere Laune – ein schöner Nebeneffekt, der in der Kontrollgruppe nicht auftrat.

Trotz solch ermutigender Ergebnisse möchten die Forscher verständlicherweise noch nicht zu viel versprechen. Dr. James Joseph, einer der leitenden Wissenschaftler des Projekts, schrieb in seinem Buch *The Color Code* im Jahr 2003: »Garantiert unsere Forschung, dass Heidelbeeren beim Menschen tatsächlich in dieser Weise wirken? Natürlich nicht. Aber ich warte nicht, bis endgültige Beweise vorliegen. Ich esse Heidelbeeren. Sie schmecken gut – und sie sind viel unbedenklicher als viele andere gepriesene Anti-Aging-Mittel wie etwa Wachstumshormone.«

HEIDELBEEREN FÜR IHR HERZ

Der Genuss von Heidelbeeren senkt möglicherweise auch das Risiko für Herz-Kreislauf-Erkrankungen. Mehrere Befragungen zu den Ernährungsgewohnheiten von Menschen zeigten: Je mehr Beeren die Befragten aßen, desto niedriger lag ihr Risiko für Herz- oder Schlaganfälle. Eine klinische Studie aus dem Jahr 2008 zeigte einen möglichen Mechanismus dafür auf. Für diese Studie wurden 72 übergewichtige Menschen mit hohem Risiko für Herz-Kreislauf-Erkrankungen in zwei Gruppen aufgeteilt. Die eine Gruppe bekam zwei Monate lang täglich 75 Gramm phytonährstoffreiche Heidelbeeren und ein kleines Glas Beerensaft. Die

Kontrollgruppe blieb bei ihrer gewohnten Ernährung. Am Ende der Studie hatte die Beerengruppe einen niedrigeren Blutdruck, ein geringeres Risiko für Blutgerinnsel und mehr »gesundes« HDL-Cholesterin im Blut als die Kontrollgruppe. Die Wissenschaftler freuten sich außerdem über die »offenbar hervorragende Mitwirkung« der Testpersonen – kein Wunder: Wenn ich jeden Tag Heidelbeeren essen »müsste«, würde ich auch brav mitmachen!

ESSEN SIE MEHR BEEREN!

All diese Forschungsergebnisse weisen darauf hin, dass Beeren außerordentlich gesund sind. Eine Handvoll Heidelbeeren pro Woche reicht aber nicht. Essen Sie also mehr Heidelbeeren, als Sie es bisher tun, und Sie tun damit Ihrer Gesundheit etwas Gutes. Stecken Sie sich ein realistisches Ziel, etwa 75 Gramm Heidelbeeren täglich. Essen Sie zum Beispiel Joghurt mit Heidelbeeren zum Frühstück. Mischen Sie Beeren in Muffins, Pfannkuchen, Waffeln usw. Geizen Sie nicht! Nehmen Sie ruhig doppelt so viel, wie im Rezept steht. Reichen Sie frische Heidelbeeren als Nachtisch. Aus Heidelbeeren und anderen Beeren lassen sich schmackhafte Soßen für Fleischgerichte machen.

Auch Heidelbeersaft enthält viele Anthocyane. Achten Sie aber darauf, 100 Prozent reinen Heidelbeersaft zu kaufen. Heidelbeersaft etwa wird gern mit Traubensaft gestreckt, weil der süß und billig ist. Leider enthält Traubensaft aber wenige Antioxidantien und ist längst nicht so gesund.

EINKAUFSTIPPS FÜR HEIDELBEEREN

Manche Supermärkte verkaufen drei oder vier Monate im Jahr frische Heidelbeeren. Normalerweise wird nur eine Sorte angeboten, oft wird der Name der Sorte gar nicht genannt. Eine Auswahl zwischen verschiedenen Sorten haben Sie also nicht. Aber Sie können zumindest die frischesten Beeren nehmen. Sehen Sie sich die Packungen an und legen Sie alle zurück, in denen weiche, schimmlige, nässende oder verschrumpelte Beeren liegen. Heidelbeeren lassen sich, wie alle Beeren, nur ganz schlecht lagern. Sie werden reif gepflückt und verderben nach etwa einer Woche. Legen Sie Heidelbeeren gleich nach dem Einkauf ins Gemüsefach Ihres Kühlschranks. Waschen Sie sie erst unmittelbar vor dem Essen, denn der wächserne Überzug der Schale schützt die Beeren vor Austrocknung und Bakterienbefall.

Schauen Sie sich während der Beerensaison um, ob Geschäfte in Ihrer Nähe örtlich angebaute Heidelbeeren anbieten. Die sind dann vollreif und höchstwahrscheinlich ganz frisch. Kaufen Sie diese dann gleich in großen Mengen und frieren Sie den Großteil portioniert ein, sodass Sie später über Monate hinweg einfach in die Kühltruhe greifen und einen Beutel mit 250 oder 500 Gramm Heidelbeeren herausholen können.

TIEFKÜHL-HEIDELBEEREN

Eingefrorene Heidelbeeren gibt es im Supermarkt das ganze Jahr über. Messungen haben ergeben, dass sie fast genauso gesund sind wie frische Beeren. Die höchste Qualität hat »schockgefrostete« Ware. Das schnelle Einfrieren verhindert, dass die Zellen »auslaufen« und sich Polyphenoloxidase in der Beere ausbreitet, ein Enzym, das die Phytonährstoffe und das Vitamin C in der Beere angreift. Kaufen Sie größere Packungen, dann sparen Sie Geld. Wenn Sie irgendwo gefrorene *wilde* Heidelbeeren bekommen können (in Deutschland z. B. bei bofrost), schlagen Sie zu!

Eine relativ junge Erkenntnis ist, dass Tiefkühl-Beeren und viele andere tiefgefrorene Lebensmittel auch *»schockgetaut«* werden sollten. Das geschieht am besten in der Mikrowelle. Intuitiv könnte man ja denken, dass man mit dieser Brachialmethode die Nährstoffe der Beeren zerstört, aber genau das Gegenteil ist der Fall: In der Mikrowelle aufgetaute Beeren enthalten doppelt so viele Antioxidantien wie Beeren, die langsam bei Zimmertemperatur oder im Kühlschrank aufgetaut wurden. Je schneller das Auftauen geschieht, desto weniger Zeit haben die nährstoffvernichtenden Enzyme, Schaden anzurichten.

Wenn Sie selbst Heidelbeeren einfrieren, bestäuben Sie sie am besten mit Puderzucker, Vitamin-C-Pulver, Pektinpulver oder einer Mischung davon. So verringern Sie die Oxidationsrate.

Verteilen Sie die frischen Heidelbeeren in einer Lage auf einem Tablett, das in die Kühltruhe passt, und legen Sie es ein paar Stunden hinein. So frieren die Beeren rasch ein, ihre Nährstoffe bleiben weitgehend erhalten. Außerdem klumpen sie so beim Einfrieren nicht aneinander. Sobald die Beeren gefroren sind, können Sie sie in Portionsbeutel umfüllen und zurück in die Kühltruhe geben.

GEKOCHT SIND HEIDELBEEREN NOCH GESÜNDER

Ob Sie es glauben oder nicht: Gekochte Heidelbeeren haben noch größere antioxidative Wirkung als rohe. Selbst Heidelbeeren aus dem Konservenglas sind gesünder als frische – vorausgesetzt, Sie trinken die Einmachflüssigkeit mit. Das liegt daran, dass die Struktur der Phytonährstoffe sich unter Hitzeeinwirkung verändert und sie für den Körper leichter aufnehmbar werden. (Das gilt übrigens für viele andere Beeren auch.) Was für ein wunderbarer Grund, Heidelbeertörtchen, Pfannkuchen oder Waffeln mit Heidelbeersoße oder Heidelbeermuffins zu machen! Dieses Aha-Erlebnis sollte uns wieder vor Augen führen, dass wissenschaftliche Entdeckungen einige unserer hartnäckig gepflegten Vorurteile über Nahrung und Ernährung über den Haufen werfen können.

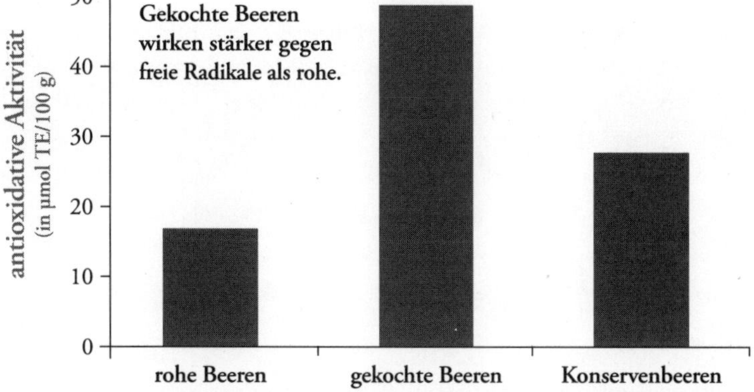

GETROCKNET SIND BEEREN WENIGER GESUND

Gedörrte Beeren sind zwar schön zu knabbern, aber beim Dörren gehen 50 bis 80 Prozent der antioxidativen Wirkung verloren. Während des Trocknungsprozesses lösen die Polyphenoloxidasen die Nährstoffe auf; je länger die Trocknung dauert, desto weitgehender die Zerstörung. Die althergebrachte Methode, die Beeren in der Sonne oder gar auf dem Dachboden zu trocknen, dauert am längsten; entsprechend viele Nährstoffe gehen verloren. Schneller und schonender geht es im Backofen oder, wenn Sie regelmäßig Obst trocknen, im eigenen Dörrofen. Bei der neuartigen REV-Trocknung wird das Obst in einer Mikrowelle getrocknet, aus der eine Vakuumpumpe die Feuchtigkeit entzieht. Dabei bleiben am meisten Phytonährstoffe erhalten.

Vielleicht ist Ihnen schon aufgefallen, dass Dörrobst aus dem Supermarkt heute oft weicher und süßer ist als früher. Entsprechend besser verkauft es sich – wenn Obst süßer und leichter zu kauen wird, freut das die Verbraucher. Doch das Ganze hat seinen Preis: Um die Beeren weicher und süßer zu machen, wird ihnen vor der Trocknung Fruchtsaft oder Zuckersirup injiziert. Ein Teil der Zuckerlösung bleibt auch nach der Trocknung erhalten, wodurch das Dörrobst extra weich und saftig bleibt. Sie als Kunde zahlen allerdings für die billige Zuckerlösung genauso viel wie für die teuren Beeren – 100 Gramm Dörrobst enthalten jetzt weniger Obst als früher und mehr Zuckersirup. Den Profit macht der Hersteller. Suchen Sie also gezielt nach gedörrten Beeren ohne Zusätze.

Mit einem eigenen Dörrgerät können Sie gesünderes Trockenobst herstellen. Erstens sparen Sie sich natürlich den Zuckersirup, zweitens können Sie die Dörrzeit reduzieren und damit mehr Nährstoffe erhalten. Wenn Sie das Obst nicht wie üblich bei ca. 50 Grad dörren, sondern bei 90 Grad, bleiben doppelt so viele Nährstoffe erhalten. Überwachen Sie das Obst aber gut, damit es nicht zu sehr austrocknet.

JENSEITS DES SUPERMARKTS

Frische Beeren besonders gesunder Sorten sind kaum erhältlich, selbst nicht auf Bauernmärkten oder in Bioläden. Bleibt fast nur, sie selbst anzubauen. Das lohnt sich: Die Sorte Aliceblue etwa enthält doppelt so viele Antioxidantien wie die Sorte Beckyblue und schmeckt genauso gut. Weitere empfehlenswerte Sorten finden Sie in der Tabelle am Ende des Kapitels. Heidelbeersträucher kann man einzeln pflanzen, sie bilden aber auch eine schöne Hecke. Die Blätter einiger Varietäten verfärben sich im Herbst wunderbar rot, sodass sie nicht nur Ihren Gaumen, sondern auch die Augen laben.

Brombeeren

In all dem Hype um Heidelbeeren wurden Brombeeren lange übersehen. Nun ist es Zeit, sie ins Rampenlicht zu heben. Einige Brombeersorten enthalten ebenso viele Anthocyane wie Heidelbeeren, aber weniger Zucker. Außerdem stecken 40 bis 50 Gramm Ballaststoffe in einem Kilo, was für einen Platz in den Top Ten der Ballaststoff-Hitliste reicht.

Ähnlich wie Heidelbeeren werden auch Brombeeren erst seit ein-, zweihundert Jahren kultiviert. Glücklicherweise konzentrierten sich die Züchter darauf, den Sträuchern ihre Dornen zu nehmen, die Samen kleiner und weniger zahlreich zu machen, die Beeren zu vergrößern und haltbarer zu machen. Ihre tiefdunkle Farbe hat den Brombeeren niemand ausgetrieben, weshalb sie noch ebenso viele Anthocyane enthalten wie ihre wilden Vorfahren.

Eine neue Brombeersorte namens Wild Treasure (*Rubus* subgen. *Rubus* ssp. Watson) zeigt, wohin der Trend geht. Hierbei handelt es sich um die Kreuzung einer köstlichen wilden Brombeere (*Rubus ursinus*) mit der dornenfreien Kultursorte Waldo. Die neue Hybride hat keine Dornen, ihre Beeren sind größer als diejenigen des wilden Strauchs, aber ebenso köstlich und gesund. Das Kreuzen von Wild- und Kultursorten hat sich als hervorragende Möglichkeit erwiesen, einige der Nährstoffe zurückzuholen, die über die Jahrtausende verloren gegangen sind.

Reife Brombeeren sind weich, schnell verderblich und sehr empfindlich. Folglich kosten sie mehr und werden in weniger Geschäften überhaupt angeboten. Um sich richtig einzudecken, müssen Sie Brombeeren selbst pflücken, Tiefkühl-Brombeeren kaufen (fast ebenso gesund wie frische Beeren) oder selbst Brombeerbüsche anbauen. Trommeln Sie doch mal ein paar Freunde zusammen und gehen Sie wilde Brombeeren und Heidelbeeren sammeln.

LOGANBEEREN, BOYSENBEEREN UND MARIONBEEREN

Für diese drei Züchtungen wurden Brombeeren mit anderen Beerenarten gekreuzt: Loganbeeren sind eine Kreuzung aus Brombeere und Himbeere. Sie sind groß, haben eine dunkelrote Farbe und sind verhältnismäßig sauer. Boysenbeeren sind eine Kreuzung aus europäischer Himbeere, Brombeere und Loganbeere. Sie sind süßer als die meisten Brombeeren. Marionbeeren sind ein wildes Gemisch aus vier Brombeerarten, Himbeeren, Ackerbeeren und Loganbeeren. Sie haben eine glänzend schwarze Farbe und einen intensiven, komplexen Geschmack. Erstaunlichereise sind alle drei dieser Neuzüchtungen gesünder als die meisten Brombeeren. Marionbeeren enthalten die meisten Antioxidantien, gefolgt von Boysenbeeren und Loganbeeren.

AUFBEWAHRUNG VON BROMBEEREN

Brombeeren halten sich im Kühlschrank nur ein paar Tage; essen Sie sie also möglichst bald nach dem Einkaufen bzw. Ernten. Überzählige Beeren frieren Sie am besten ein (Methode wie bei Heidelbeeren geschildert).

Heidelbeeren – empfohlene Sorten

Im Supermarkt	
TYP	BEMERKUNG
Heidelbeeren, frisch oder tiefgefroren, alle Sorten	Die Sorte der verkauften Heidelbeeren wird in Supermärkten nur selten angegeben, doch alle Sorten enthalten viele Anthocyane. Tiefgefrorene Beeren sind fast ebenso gesund wie frische. Tiefgefrorene ***wilde*** Heidelbeeren sind zwar ein bisschen teurer, aber auch gesünder. Kaufen Sie Heidelbeeren während der Hochsaison in großen Mengen und frieren Sie sie ein.

Bauernmärkte, Bioläden, Saatenkataloge		
SORTE / ART	BESCHREIBUNG	INFO FÜR GÄRTNER
Apfelbeeren	Erbsengroße, adstringierende, dunkelblaue Beeren mit dunkelblauem Fleisch. Gehören zu den gesündesten Früchten überhaupt. Nur selten frisch zu bekommen.	Sträucher werden bis zu 2 m hoch und breit. Sehr robust, gut für kühlere Klimazonen. Wirft erst nach 4 Jahren guten Ertrag ab.
Bluegold	Feste, hellblaue Beeren, starkes Aroma, einheitliche Größe. Sehr reich an Antioxidantien.	Nördliche Sorte. Niedriger Strauch (1,20 m), frost unempfindlich, robust, Beeren reifen spät.
Brightwell	Mittelgroße, saftige, fast kernlose, dunkelblaue Beeren mit gutem Geschmack. Gilt als eine der besten Sorten überhaupt. Kann tiefgefroren oder getrocknet werden. Viele Antioxidantien.	Gute Winterhärte. Kaninchenäugige Heidelbeere. Reichhaltige Ernte ab Ende Juli. Wird bis zu 4 m hoch; gut für Hecken. Zur besseren Befruchtung mehrere Varietäten pflanzen.
Chandler	Sehr große, hellblaue Beeren mit feinem, süßem Geschmack. Enthält trotz der Größe viele Antioxidantien.	Wird bis 1,5 m hoch. Hohe Erträge im August und September. Robust und pflegeleicht.

Climax	Große, süße Beeren, die einheitlich reifen. Reich an Antioxidantien.	Sehr frühe Sorte. Dekorativ.
Coville	Große, süße Beeren, roh und gekocht gut. Gehörte bei einer Untersuchung von 15 Sorten zu den gesündesten.	Nördliche Sorte, reift Ende Juli, Anfang August. Wird ca. 1 m hoch und 1,5 m breit. Braucht zwei Pollenspender.
Darrow	Süßer, aber robuster Geschmack. Gehört zu den größten und gesündesten Heidelbeeren.	Nördliche Sorte, reift im August, wird 1,5 m auf 1,5 m groß.
Earlyblue	Süß und hellblau. Roh oder gekocht gut. Ein bisschen weniger Antioxidantien als Coville.	Reift sehr früh. Mittlere Erträge. Wird 1,2 bis 1,5 m hoch.
Elliott	Feste, kleine bis mittlere, hellblaue Beeren. Sehr viele Antioxidantien.	Nördliche Sorte, reift spät. Hoher Ertrag. Dekorativ.
Northcountry	Kleine bis mittelgroße Beeren mit himmelblauer Blüte. Süß und mild, schmeckt wie wilde Heidelbeeren. Viele Antioxidantien.	Sehr winterhart. Nördliche Sorte. Reift früh. Wird 1,2 m hoch. Hoher Ertrag. Dekorativ.
Northsky	Kleine, himmelblaue Beeren mit wildem, süßem Geschmack. Etwas mehr Antioxidantien als Northcountry.	Sehr robust und winterhart. Ministrauch, wird nur 60 cm hoch und kann in Töpfen gepflanzt werden.
Rancocas	Kleine Beeren mit hohem Zuckergehalt und einem Hauch von Zitrone. Viele Antioxidantien.	Nördliche Sorte, winterhart. Trägt ab Mitte der Saison 7 Wochen lang.
Rubel	Kleine, dunkelblaue Heidelbeeren, süß, intensives Aroma. Enthält doppelt so viele Antioxidantien wie viele andere Sorten. Eine wilde Pflanze, die geklont, aber nicht verändert wurde.	Nördliche Sorte. Reift eher spät. Kräftiger, aufrechter Strauch, der ca. 2 m hoch wird. Regelmäßiger Ertrag, schöne Herbstfärbung.

Brombeeren u. a. – empfohlene Sorten

Im Supermarkt	
ART	BEMERKUNG
Brom-, Boysen-, Logan- und Marionbeeren	Bei Brombeeren wird die Sorte nur selten angegeben, doch alle Sorten enthalten viele Anthocyane und Antioxidantien. Auch Boysen-, Logan- und Marionbeeren sind eine exzellente Wahl. Gefrorene Beeren sind fast genauso gesund wie frische. Kaufen Sie zur Hochsaison große Mengen und frieren Sie sie ein.

Bauernmärkte, Bioläden, Saatenkataloge		
ART ODER SORTE	BESCHREIBUNG	INFO FÜR GÄRTNER
Boysenbeeren	Sehr große, weiche, dunkelrotbraune Beeren mit gutem feinsäuerlichem Geschmack. Kreuzung zwischen einer europäischen Himbeere, einer Brombeere und einer Loganbeere. Enthält mehr Antioxidantien als viele Brombeeren.	Ruten sind stachlig und brauchen ein Rankgerüst. Hitzeunempfindlich.
Chester Thornless Brombeere	Saftig, fest, voller Geschmack. Sehr gut zum frisch essen und backen.	Reift im Juli. Ohne Dornen, extrem frosthart. Selbstbefruchtend. Sehr hoher Ertrag (10 kg pro Pflanze).
Hull Thornless Brombeere	Große bis sehr große Brombeeren mit mildem Aroma. Süßer und reicher an Antioxidantien als die meisten anderen dornlosen Sorten.	Trägt zwischen Mitte Juni und Ende Juli reife Früchte. Guter Ertrag. Braucht ein Rankgerüst.
Jumbo Thornless Brombeere	Schnitt bei vier getesteten Sorten bei den Anthocyanen und insgesamt bei den Phytonährstoffen am besten ab.	Sehr winterhart. Braucht ein Rankgerüst.

Loganbeere	Mittelgroße, lange, dunkelrote weiche Beeren mit exzellentem, einmaligem Aroma. Gesünder als viele Brombeer-Varietäten.	Ranken haben Dornen, aber es sind auch dornenlose Typen erhältlich. Winterhart und robust gegen Krankheiten. Reif ab Ende Juli.
Marionbeere	Eine der beliebtesten Brombeerhybriden weltweit. Enthält mehr Antioxidantien als Logan- und Boysenbeeren. Sehr aromatisch.	Trägt im Spätsommer.
Wild Treasure Brombeere	Neue Sorte mit kleinen bis mittelgroßen Beeren, kleinen Samen und einem exzellenten Geschmack. Hoher ORAC-Wert. Wird gerade erst populär.	Kältetolerant. Sehr wüchsig und kräftig. Ranken sind dornenlos, empfindlich und benötigen vorsichtige Handhabung.

ZUSAMMENFASSUNG HEIDELBEEREN UND BROMBEEREN

1. ***Essen Sie mehr Heidel- und Brombeeren.***
   Sie gehören zu den gesündesten Nahrungsmitteln überhaupt. Sie enthalten viel Vitamin C, Anthocyane und Ballaststoffe und haben eine niedrige glykämische Last. Essen Sie Ihrer Gesundheit zuliebe mehrmals die Woche Heidel- oder Brombeeren. Studien haben gezeigt, dass sie den Alterungsprozess des Gehirns aufhalten können, vor Krebs schützen und Herz-Kreislauf-Erkrankungen vorbeugen.

2. ***Tiefgefrorene Beeren sind das ganze Jahr über erhältlich und fast ebenso gesund wie frische.***
   Wenn die Beeren schockgefrostet wurden, sind sie so gesund wie frische Beeren. Beim Auftauen gehen aber viele Nährstoffe verloren – außer, es geschieht sehr schnell. Am besten machen Sie dies in der Mikrowelle.

3. ***Mehr Auswahl haben Sie auf Bauernmärkten, direkt vom Erzeuger oder in Bioläden.***
   Einige unserer modernen Sorten enthalten ebenso viele Nährstoffe wie ihre wilden Vorfahren.

4. ***Essen Sie Beeren sofort oder frieren Sie sie ein.***
   Heidel- und Brombeeren verderben sehr schnell. Im Kühlschrank halten sie sich maximal drei Tage. Überzählige Beeren frieren Sie am besten ein. Breiten Sie sie in einer Schicht auf einem Backblech aus, legen Sie dieses in die Kühltruhe und füllen Sie die gefrorenen Beeren dann in Portionsbeutel.

5. ***Beim Kochen oder Konservieren kann sich der Phytonährstoff-Gehalt von Heidelbeeren sogar noch erhöhen.***
   Gekochte oder konservierte Heidelbeeren wirken mitunter stärker gegen freie Radikale als frische Heidelbeeren. Welchen Effekt das Kochen auf Brombeeren hat, ist noch nicht hinreichend erforscht.

12. KAPITEL

ERDBEEREN, CRANBERRYS UND HIMBEEREN

Drei unserer gesündesten Früchte

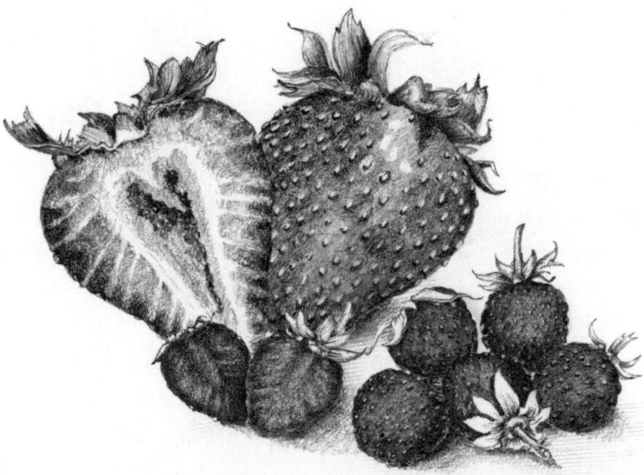

Moderne und wilde Erdbeeren

Als die Pilgerväter Anfang des 17. Jahrhunderts in Amerika ankamen, wuchsen an der Ostküste gewaltige Mengen wilder Erdbeeren. Der Prediger Roger Williams war von ihrem Geschmack so begeistert, dass er schwelgte: »Gott hätte zweifellos noch eine bessere Beere erschaffen können, doch zweifellos hat Er es nicht getan.«

Wie zu erwarten, verzehrten die örtlichen Indianerstämme die Erdbeeren in großen Mengen. Erdbeeren – die ersten Früchte, die im Jahreszyklus reiften – galten ihnen als Frühlingsboten und bekamen ein eigenes »Erntedankfest«. Indianer schätzten die Erdbeeren auch als natürliche Medizin; die Wyandot-Indianer trockneten sie und aßen die Trockenfrüchte im Januar, als Vorbeugung gegen Krankheiten. Heute wissen wir, dass Erdbeeren viel Vitamin C und Anthocyane enthalten.

Einige Stämme gingen sogar noch einen Schritt weiter und förderten das Wachstum der wilden Erdbeeren. Alle paar Jahre brannten sie die Felder nieder, um sie so von Sträuchern und kleinen Bäumen zu befreien, deren Schatten das Wachstum der Erdbeeren hemmte. Der Fruchtbarkeit der Erde tat dies keinen Abbruch, denn nur wenige Monate nach solch einem Brand vermehrten sich die Erdbeeren in rasantem Tempo auf dem nun freien, sonnigen Feld.

KULTURERDBEEREN

Der Vorfahr unserer Kulturerdbeere entstand im 18. Jahrhundert aus einer zufälligen Kreuzung zweier wilder amerikanischer Arten: der kleinen, aromatischen Scharlach-Erdbeere (*Fragaria virginiana*) und der größeren, robusteren, aber weniger wohlschmeckenden Chile-Erdbeere (*Fragaria chiloensis*). Die Kreuzung der beiden fand im 18. Jahrhundert in einem botanischen Garten der Niederlande statt, wo die beiden Arten zufällig nebeneinander gepflanzt worden waren. Eines Frühlings gelangte der Pollen einer Art zur Blüte der anderen, und es entstand eine natürliche Hybride mit Früchten, so groß und robust wie diejenigen der chilenischen Pflanze, gleichzeitig aber so rot und beinahe so aromatisch wie die Früchte der Scharlach-Erdbeere. Die entstandene Hybride überzeugte die Menschen derart, dass bis heute die meisten Kulturerdbeeren von ihr abstammen.

Dass bei dieser Kreuzung allerdings Phytonährstoffe verloren gegangen waren, fand man erst im Jahr 2007 heraus: Die Scharlach-Erdbeere enthält deutlich mehr Phytonährstoffe als die Chile-Erdbeere und bekämpft Krebs wirksamer. Als wir uns für die größere, unempfindlichere Beere entschieden, haben wir den unvergleichlichen Geschmack und die gesundheitlichen Vorteile der Scharlach-Erdbeere geopfert.

DIE ZÜCHTUNG IMMER GRÖSSERER, ROBUSTERER ERDBEEREN

In den folgenden 225 Jahren bemühten sich Züchter in aller Welt, die Kulturerdbeere immer noch weiter zu »verbessern«. Es ist gar nicht so lange her, da waren Erdbeeren sehr empfindlich und ziemlich aromatisch. Wie groß der Unterschied ist, wissen Gartenbesitzer mit eigenen Erdbeerpflanzen: Die Erdbeeren alter Sorten schmecken enorm fruchtig, sind deutlich kleiner als Supermarkt-Erdbeeren und verderben sehr schnell, mitunter innerhalb von Stunden.

Für die industrielle Landwirtschaft ist das natürlich ein Graus, und so entstanden die heute gängigen Supermarkt-Erdbeeren: groß (d. h. leicht und damit billig zu ernten), lange haltbar – und relativ geschmacklos. Viele der kommerziell angebauten Sorten würden sogar gut schmecken, wenn man sie denn vollreif äße; doch die Erdbeeren werden geerntet, wenn sie zu drei Viertel reif sind, damit sie den Transport besser überstehen. Anders als Pfirsiche, Avocados oder Bananen reifen Erdbeeren nach der Ernte nicht mehr nach, werden also nicht mehr süßer. Halb reife Erdbeeren sind auch weniger gesund als sonnengereifte: Sie enthalten weniger Vitamin C, weniger Quercetin und 40 Prozent weniger Anthocyane. Geschmack und Gesundheit sind auf der Strecke geblieben, dafür sehen die Erdbeeren jetzt hübscher aus.

EINKAUFSTIPPS FÜR ERDBEEREN

Wenn Sie beim Einkaufen nicht aufpassen, riskieren Sie, halb reife, geschmacklose und relativ phytonährstoffarme Erdbeeren nach Hause zu bringen. Wer genau hinsieht, bekommt bessere Ware. Achten Sie erstens darauf, dass die Erdbeeren vollständig rot sind, nicht untenrum rot und oben noch weiß – daran erkennt man unreife (und mäßig gesunde) Früchte. Die frischesten Erdbeeren glänzen kräftig rot. Lassen Sie Schalen liegen, in denen Früchte Druckstellen oder Schimmel haben oder Saft ausgetreten ist. Wenn keine Schale Ihren Anforderungen entspricht, kaufen Sie besser anderes Obst. Die Erdbeerproduzenten werden sich schon etwas einfallen lassen, wie sie den Früchten wieder Geschmack einhauchen, wenn der Kunde aufhört, sich geschmackloses Zeug andrehen zu lassen.

In vielen Supermärkten bekommt man in der Saison auch Erdbeeren aus der Region. Diese Früchte werden vollreif geerntet und innerhalb weniger Tage zum Kunden gebracht. Verglichen mit Erdbeeren, die eine Reise von hunderten oder tausenden Kilometern hinter sich haben, sind sie aromatischer, roter und gesünder. Erdbeeren aus der Region schmecken noch wie vor hundert Jahren.

Besonders empfehlenswert ist Bioware aus der Region. Konventionell angebaute Erdbeeren werden fröhlich mit verschiedensten chemischen Mitteln gegen Insekten, Pilze und Unkraut gespritzt – von denen Rückstände in den Früchten bleiben. Bioerdbeeren sind in aller Regel »clean« – und schützen möglicherweise auch besser vor Krebs. Für eine schwedische Studie aus dem Jahr 2007 wurden konventionell angebaute mit Bio-Erdbeeren verglichen. Es stellte sich heraus, dass die Bioware erheblich mehr Vitamin C enthielt und Krebszellen effektiver tötete.

Waschen Sie konventionell angebaute Erdbeeren vor dem Verzehr gründlich! Essen Sie Erdbeeren nach dem Einkauf / der Ernte am besten innerhalb eines Tages auf, dann schmecken sie am besten. Zwei, drei Tage halten sich Erdbeeren im Kühlschrank oder auf dem Küchentresen. Bei Raumtemperatur reifen die Erdbeeren zwar nicht nach, doch sie werden aromatischer und köstlicher. Erstaunlicherweise nimmt ihre Wirksamkeit gegen freie Radikale sogar zu – ein Phänomen, das auch bei einigen anderen Früchten auftritt. Wollen Sie die Erdbeeren einfrieren, erhalten Sie die Nährstoffe besser, wenn Sie die Beeren vor dem Einfrieren mit Zucker, Pektin- oder Vitamin-C-Pulver bestäuben. Tauen Sie die Früchte später in der Mikrowelle auf, dann bleiben Anthocyane und Vitamin C am besten erhalten.

JENSEITS DES SUPERMARKTS

Die besten und reifsten Erdbeeren pflücken Sie selbst auf dem Erdbeerfeld. Eine gewisse Auswahl verschiedener Erdbeersorten finden Sie vielleicht auf Bauernmärkten oder in großen Obst- und Gemüsehandlungen. Besonders gesund sind Camarosa, Chandler, Latestar, Ovation und Sweet Charlie.

Überlegen Sie sich, ob Sie selbst Erdbeeren anbauen können; das geht sogar auf dem Balkon. Die Pflanzen tragen jedes Jahr wieder, die kleine Anfangsinvestition lohnt sich also. Wenn Sie sie im Frühherbst pflanzen, bilden sich noch vor Wintereinbruch starke Wurzeln und die Pflanzen tragen schon im ersten Frühsommer gut. Die reifen Beeren sind auch bei Tieren sehr beliebt, möglicherweise müssen Sie also Netze spannen, *bevor* die Erdbeeren rot werden.

Walderdbeeren sind tolle Bodendecker. Die Pflanzen bekommen Sie aus Gärtnereien oder Gartenmärkten – und wenn Sie die reifenden Beeren vor Vögeln und anderen Tieren schützen, können Sie die Früchte Ihrer Gartengestaltung sogar noch essen. Am köstlichsten und gesündesten ist die bereits erwähnte Scharlach-Erdbeere.

Cranberrys

Die aus Nordamerika stammende Großfrüchtige Moosbeere oder Kranbeere (*Vaccinium macrocarpon*) kennt man im deutschsprachigen Raum zumeist als Cranberry. Die Delaware-Indianer nannten sie pakim, »laute Beere«, wegen des ploppenden Geräuschs, das sie beim Hineinbeißen machen. Die Beeren wurden nach dem ersten Frost geerntet, weil die kalten Temperaturen den Zucker in den Früchten konzentrierten. Cranberrys wurden erst sehr spät kultiviert, der systematische Anbau begann erst um 1816. Seitdem haben sich Cranberrys kaum verändert, noch immer sind sie knallrot und außerordentlich herb. Was sich geändert hat: Heute wissen wir, wie gesund sie sind. Die rote Färbung stammt von Anthocyanen, die die antioxidative Wirkung der Beeren in die Stratosphäre treiben – nur Açaifrüchte, Apfelbeeren und schwarze Himbeeren können da noch mithalten.

Traditionell wurden Cranberrys zur Vorbeugung und Behandlung von Blaseninfektionen eingenommen – was aktuellen Studien zufolge auch wirklich hilft. Eine einzige Portion pro Woche senkt einer Studie von 2009 zufolge die Anfälligkeit für eine Blaseninfektion um 50 Prozent. Das liegt wohl daran, dass die Bakterien im Urin sich weniger gut an den Zellwänden festhalten können, wenn man Cranberrys gegessen hat. Eine noch aktuellere Studie zeigte, dass Cranberrys eine ganze Reihe von in Nahrungsmitteln enthaltenen Bakterien wie Staphylokokken, Listerien und E. Coli zerstören. Auch die krebshemmende Wirkung von Cranberrys ist Objekt intensiver Forschung.

Gedörrte Cranberrys haben leider nur ein Fünftel der antioxidativen Wirkung frischer Früchte. Insgesamt enthalten Cranberrys aber so viele Wirkstoffe, dass sie selbst getrocknet (und möglicherweise mit Sirup versetzt) noch gesund sind.

Cranberrysaft enthält noch die Hälfte aller Phytonährstoffe der Früchte – einer Studie zufolge immer noch genug, um die Vermehrung des berüchtigten *Helicobacter pylori* im Magen zu hemmen, eines Auslösers von Magengeschwüren. Auch hier verhindern Cranberrys, dass die Bakterien sich in den Schleimhäuten des Verdauungstrakts festsetzen.

AUFBEWAHRUNG VON CRANBERRYS

Frische Cranberrys halten sich im Gemüsefach des Kühlschranks etwa eine Woche, wenn man sie in ihrer Schale mit perforierter Hülle lässt. Essen Sie möglichst mehr Cranberrys. Verwenden Sie sie etwa als Ergänzung in Apfelkuchen oder Muffins. Cranberrysoße bietet einen schönen Kontrast zu fettigem oder langweiligem Fleisch. Besonders gut passt sie zu gebratenem Schinken, Brathuhn, Truthahn und gegrillten Rippchen. Mischen Sie Dörr-Cranberrys in grüne Salate, Studentenfutter, Haferkekse, Muffins u. Ä. Trinken Sie Cranberrysaft, am besten ungesüßten. Der schmeckt zwar einigermaßen adstringierend, liefert aber viel konzentriertere Phytonährstoffe als Saftmischungen mit Cranberrys.

Probieren Sie doch mal einen Cranberry-Kren (siehe Rezept unten), die Zubereitung dauert nur 15 Minuten. Sieht mit den roten Cranberrys und den grünen Frühlingszwiebeln sehr festlich aus. Cremiger und milder im Geschmack wird das Relish, wenn Sie Sauerrahm oder Joghurt dazugeben.

Cranberry-Kren

Zubereitungszeit: 15 Minuten (ergibt ca. 400 Gramm)

250 g frische Cranberrys
30 g dünn geschnittene Frühlingszwiebeln (weiße und grüne Teile!)
3 EL Zucker oder warmen Honig
1 EL fertige Meerrettichcreme
2 EL Johannisbeeren, gehackte Rosinen oder getrocknete Cranberrys
2 EL Sauerrahm oder Joghurt (optional)

Die frischen Cranberrys fein schneiden oder im Mixer kurz zerkleinern. In eine kleine Schüssel geben und die anderen Zutaten untermischen. Vor dem Servieren 15 Minuten ruhen lassen, damit die Aromen miteinander verschmelzen und die Trockenfrüchte aufweichen. Im Kühlschrank aufbewahren.

Himbeeren

ROTE HIMBEEREN

Rote Himbeeren wachsen wild in allen gemäßigten Zonen Europas, Asiens und Nordamerikas. Kultiviert werden sie seit mehr als 1.800 Jahren; ein römischer Ackerbauschriftsteller namens Palladius erwähnte sie bereits im fünften Jahrhundert n. Chr. In den Überresten römischer Festungsbauten in England fanden sich Himbeersamen, ein Indiz dafür, wie sehr die römischen Legionäre die Beeren schätzten: Ohne sie wollten sie nicht von zu Hause losziehen. Im Mittelalter wurden Himbeeren hauptsächlich in Klöstern kultiviert.

Wie so oft kamen auch den Himbeeren mit der Zeit viele Phytonährstoffe abhanden. *Rubus caucasius*, eine dunkelrote wilde Himbeere, enthält zweieinhalb Mal so viele Antioxidantien wie die moderne Kultursorte Glen Lyon. Gelbe Sorten wie Anne sind noch einmal nährstoffärmer: Um Himbeeren gelb zu machen, mussten Züchter das Gen abstellen, das Anthocyane produziert. Gelbe Himbeeren sind also etwa so gesund wie Medizin, der man ihren Wirkstoff genommen hat. Von unseren aktuellen Sorten sind Heritage Red, Tulameen und Caroline noch die gesündesten.

Genau genommen sind Himbeeren gar keine Beeren, sondern Sammelsteinfrüchte; jede Beere besteht aus einem Haufen winziger Früchte mit je einem Kern. Aufgrund dieser komplexen Struktur enthalten Himbeeren eine erstaunliche Menge löslicher Ballaststoffe – 48 Gramm pro Kilo, mehr als fast alle anderen Obst- und Gemüsearten.

Himbeeren werden für ihre weiche, samtige Konsistenz geschätzt – was aber gleichzeitig bedeutet, dass Himbeeren extrem druckempfindlich sind. Außerdem verderben sie innerhalb weniger Tage. Zwar haben inzwischen einige Großproduzenten eine Logistik aufgebaut, die Himbeeren innerhalb von ein, zwei Tagen zum Verbraucher bringt, doch die hat natürlich ihren Preis. Achten Sie beim Kauf auf jeden Fall darauf, dass die Ware frisch ist. Frische Himbeeren sind nicht matschig, kein Saft ist ausgelaufen. Wenn gerade keine Saison ist oder Sie keine frischen Früchte gefunden haben, die Ihre Ansprüche erfüllen, können Sie immer Tiefkühlware nehmen, die ist fast genauso gesund (und in aller Regel deutlich billiger). Verwenden Sie sie ungehemmt, in Himbeer-Smoothies, in Obstsalaten, beim Backen usw.

Mit einem Himbeerstrauch im eigenen Garten werden Sie zum Selbstversorger. Die Wurzelausläufer wachsen so kräftig, dass Sie Freunde und Nachbarn damit auch noch versorgen können.

SCHWARZE HIMBEEREN

Die Schwarze Himbeere (*Rubus occidentalis*) stammt aus Nordamerika, und ihre modernen Nachfahren sind fast ebenso gesund wie ihr wilder Vorfahr. Sie enthalten fast drei Mal so viele Antioxidantien wie die Marionbeere, eine der gesündesten Brombeer-Hybriden. Seit über einem Jahrzehnt wird die krebshemmende Wirkung schwarzer Himbeeren erforscht. Ein Beerenextrakt beugte im Experiment Dickdarm- und Speiseröhrenkrebs vor – zumindest bei Ratten. Die Wirkung auf den Menschen könnte die gleiche sein, wie die Forschung an der Ohio State University nahelegt: Für eine Studie im Jahr 2007 wurden 25 Patienten mit frisch diagnostiziertem Kolorektalkrebs ausgewählt. In den Wochen vor ihren Operationen aßen die Freiwilligen täglich 60 Gramm gefriergetrocknete schwarze Himbeeren. Als die Tumoren der Patienten entfernt wurden, stellten die Forscher fest, dass die schwarzen Himbeeren das Wachstum der Geschwülste und der sie versorgenden Blutgefäße gebremst hatten. Dies ist umso bemerkenswerter, als die Patienten den Beerenextrakt ja gerade einmal zwei bis vier Wochen lang genommen hatten.

2011 startete eine erste klinische Studie des Extrakts, der zweite notwendige Schritt hin zur Zulassung als Medikament. Die Ergebnisse waren ebenso gut. Langfristig hofft das Forscherteam um Dr. Gary Stoner, eine unbedenkliche Therapie zu finden, mit der das Risiko von Darmkrebs gesenkt und die Effektivität konventioneller Behandlungsmethoden gesteigert werden könnte. Die Tatsache, dass eine köstliche Beere Darmkrebs verhindern könnte – die am dritthäufigsten auftretende Krebsart –, ist eine wirklich gute Nachricht. Noch möchte der Leiter der Studie nicht mehr versprechen, als die Daten hergeben. Trotzdem rät er jedem, täglich eine Portion Beeren zu essen.

Momentan sind schwarze Himbeeren noch kaum erhältlich, lediglich in Pulverform oder als Pflanze (beides über das Internet erhältlich). Gefriergetrockneter Beerenextrakt ist dabei deutlich effektiver, weil man viel mehr Nährstoffe bekommt, als wenn man den Extrakt in Kapselform kauft. Am besten baut man seine schwarzen Himbeeren jedoch selbst an. Lassen Sie sich aber warnen: Schneiden Sie die Ruten entschlossen zurück, sonst werden sie über sechs Meter lang.

Erdbeeren – empfohlene Sorten

Im Supermarkt	
TYP	BEMERKUNG
Frische Erdbeeren	Nehmen Sie frische und vollreife Erdbeeren. In der Saison bieten viele Geschäfte auch Früchte aus der Region an. Kaufen Sie in großen Mengen ein und frieren Sie ein.
Tiefgefrorene Erdbeeren	Tiefgefrorene Erdbeeren sind fast genauso gesund wie frische und das ganze Jahr über erhältlich. In der Mikrowelle aufgetaut behalten sie am meisten Nährstoffe.

Bauernmärkte, Bioläden, Erdbeerfelder, Saatenkataloge		
SORTE	BESCHREIBUNG	INFO FÜR GÄRTNER
Camarosa	Große, feste, kegelförmige Frucht mit intensiv roter Farbe. Enthält sehr viele Phytonährstoffe und hat einen hohen ORAC-Wert.	Am besten geeignet für eher südliches Klima. Reift früh. Seit 1993 im Anbau.
Chandler	Große Frucht, die mehr Phytonährstoffe enthält als die meisten anderen Sorten. Exzellenter Geschmack, tiefrote Farbe. Gut einzufrieren. Seit 1983.	Kältefest. Wird vornehmlich in Sizilien angebaut.
Earliglow	Süß, guter Geschmack, glänzend und fest. Einheitlich tiefrot. Empfohlen zum Einfrieren oder Konservieren und für Nachspeisen.	Trägt im Juni. Winterfest. Robuste Pflanze, sehr krankheitsresistent.
Honeoye	Intensives Erdbeeraroma. Kegelförmige Früchte, enthalten relativ viele Antioxidantien und Anthocyane.	Frühe Sorte, trägt schon Ende Mai. Sehr winterhart, sehr ertragreich. Hochresistent gegen Erdbeerfäule.

Selva	Feste, saftige Frucht. Enthält mehr Antioxidantien als Sweet Charlie.	Trägt drei Monate nach dem Pflanzen erste Früchte und dann den ganzen Sommer hindurch. Robust, vor allem gegen Feuchtigkeit.
Sweet Charlie	Orangerote Früchte mit viel Zucker und wenig Säure. Gewinner mehrerer Geschmackstests. In einem Experiment effektiver gegen menschliche Brustkrebszellen als jede andere getestete Sorte.	Braucht warmes Klima. Widerstandsfähig gegen viele Erdbeerkrankheiten.

Cranberrys – empfohlene Sorten

In allen Läden	
TYP	BEMERKUNG
Alle Sorten, frisch oder tiefgefroren	Alle Sorten enthalten viele Nährstoffe und sind ähnlich gesund wie wilde Cranberrys.

Saatenkataloge	
Bergman, Bain McFarlin, Searles, Black Veil und Beckwith eignen sich für den Anbau in Deutschland.	Braucht sauren, feuchten bis moorigen Boden (ph-Wert 4,5 bis 6,5).

Himbeeren – empfohlene Sorten

Im Supermarkt	
TYP	BEMERKUNG
Frisch	Achten Sie auf frische, nicht matschig gewordene Früchte. Ansonsten lieber Tiefkühlware nehmen.
Tiefgefroren	Immer erhältlich und fast so gesund wie frische Früchte. In der Mikrowelle auftauen.

Bauernmärkte, Bioläden, Saatenkataloge		
ROTE HIMBEEREN	BESCHREIBUNG	INFO FÜR GÄRTNER
Caroline	Große, relativ feste, toll schmeckende Früchte mit vielen Antioxidantien. Krebshemmend.	Robust, winterhart. Trägt zwei Mal ausgiebig, Ende Juni und im August / September.
Heritage Red	Mittelgroße Früchte mit gutem Aroma. Viele Antioxidantien.	Späte Sorte, trägt von Ende August bis zum ersten Frost.
Summit	Große Früchte mit mildem Geschmack.	Winterhart, mag aber mildes Klima lieber. Sehr widerstandsfähig gegen Wurzelfäule.
SCHWARZE HIMBEEREN	BESCHREIBUNG	INFO FÜR GÄRTNER
Alle Sorten	In-vitro- und Tierversuche haben ergeben, dass alle schwarzen Himbeeren krebshemmend wirken und viele Antioxidantien enthalten.	Um Fremdbestäubung zu vermeiden, sollten schwarze Himbeeren mindestens 25 m von Johannisbeeren oder anderen Himbeeren gepflanzt werden.

Bristol	Groß, schwarz, mit glänzender Oberfläche und festem Fleisch. Guter Geschmack. Gut zum Eindosen, Backen und Einfrieren, aber auch frisch ein Genuss.	Kältetolerant. Kräftige, aufrecht stehende Ruten, die kein Gerüst brauchen. Reift im Juli. Leicht zu pflücken. Selbstbefruchtend.
Jewel	Große, feste, glänzend schwarze Früchte. Süßer und komplexer Geschmack. Gut für Marmeladen.	Verlässlich und robust. Reichhaltige Ernte im Sommer. Hohe, wüchsige und reich tragende Pflanze. Eignet sich für Privatgärten und Produzenten.

ZUSAMMENFASSUNG ERDBEEREN, CRANBERRYS UND HIMBEEREN

1. ***Nehmen Sie rote, reife Erdbeeren.***
   Die meisten Supermarkterdbeeren werden dreiviertelreif geerntet. Danach reifen sie nicht mehr nach und werden nie so süß oder gesund wie vollreife Früchte. Kaufen Sie örtlich produzierte Erdbeeren oder gehen Sie gleich selbst pflücken, dann bekommen Sie das maximale Aroma. Achten Sie beim Einkauf bzw. Pflücken auf einheitlich tiefrote Früchte und essen Sie sie innerhalb weniger Tage. Sie können ihre antioxidative Wirkung steigern, indem Sie sie zwei Tage bei Zimmertemperatur lagern. Tiefgefrorene Beeren in der Mikrowelle auftauen, so bleiben die meisten Phytonährstoffe erhalten. Beeren vor dem Einfrieren mit Zucker, Vitamin-C-Pulver oder Pektinpulver bestäuben, um die Nährstoffe zu erhalten.

2. ***Essen Sie das ganze Jahr über Cranberrys.***
   Cranberrys enthalten sehr viele Antioxidantien. Verwenden Sie sie deshalb in Soßen, beim Backen usw. Getrocknete Cranberrys sind weniger gesund als frische, enthalten aber immer noch genug Antioxidantien. Auch Cranberrysaft ist nachgewiesenermaßen gesund. Ungesüßter Saft ist am besten (wenn auch sehr adstringierend); Fruchtsaftmischungen mit Cranberrys enthalten deutlich weniger Nährstoffe.

3. ***Himbeeren stecken voller Ballaststoffe und Antioxidantien.***
Tiefrote Himbeeren bieten eine ganze Palette von Phytonährstoffen und enthalten bemerkenswert viele Ballaststoffe. Schwarze Himbeeren sind sogar noch gesünder und beugen möglicherweise sogar Krebs vor. Frisch sind sie in Deutschland kaum erhältlich; mehr Chancen haben Sie mit Tiefkühlware und gefriergetrocknetem Pulver aus schwarzen Himbeeren.

13. KAPITEL

STEINOBST

Höchste Zeit für eine Wiederbelebung seines Geschmacks

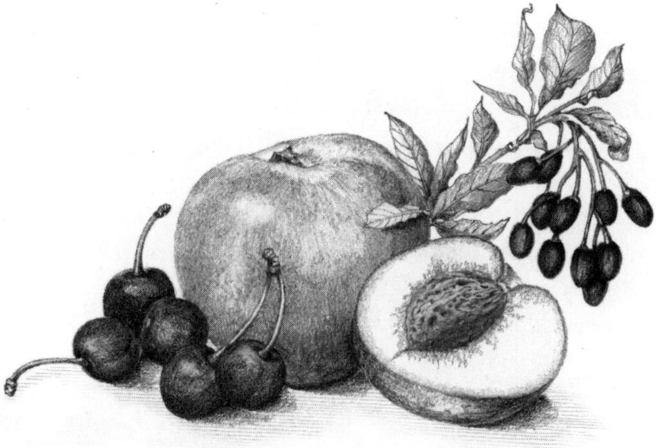

Bing-Kirschen, Pfirsich und wilde Pflaume

Steinfrüchte – zu den beliebtesten Arten gehören Pfirsiche, Nektarinen, Aprikosen, Kirschen und Pflaumen – haben ein weiches Fruchtfleisch um einen großen, harten Kern oder Stein statt einzelner Samen. Steinobst ist nicht mehr so gefragt wie noch vor wenigen Jahrzehnten. Manche Verbraucher haben sogar ganz aufgehört, es zu kaufen, weil sie von Geschmack und Konsistenz der Supermarktware enttäuscht sind. Warum sollte man auch gutes Geld für unreifes, mehliges, ledriges oder trockenes Obst ausgeben? Mit Bananen und Orangen ist man immer auf der sicheren Seite. Mit den Informationen aus diesem Kapitel ausgestattet werden Sie zu einem Experten darin, die aromatischsten, gesündesten Steinfrüchte zu finden.

Pfirsiche und Nektarinen

Pfirsiche und Nektarinen haben identisches Erbgut – bis auf ein Gen, das den Flaum auf der Haut und ein paar weitere, eher nebensächliche Eigenschaften codiert. Die nahe Verwandtschaft lässt sich schon daran ablesen, dass gelegentlich ein Pfirsich an einem Nektarinenbaum oder eine Nektarine an einem Pfirsichbaum wächst. Ihr gemeinsamer Vorfahr ist alten chinesischen Texten zufolge eine kleine, bittere, pelzige Frucht, die schon um das Jahr 4.000 v. Chr. in China kultiviert wurde. Durch sorgfältige Auswahl und Zucht machten die chinesischen Bauern allmählich eine immer attraktivere Frucht daraus. Alexander der Große, der Obstliebhaber mit dem großen Wirkungskreis, probierte während seines Feldzugs gegen Persien im vierten Jahrhundert v. Chr. einige dieser Pfirsiche. Er fand sie so schmackhaft, dass er einige der Steine heim nach Griechenland schicken ließ. In Europa wurde die Frucht als persischer Apfel bekannt (wenn man genau hinsieht, erkennt man im Namen »Pfirsich« noch das »Persisch«).

Tausend Jahre später wuchsen überall in Europa und Asien Pfirsiche und Nektarinen. Aufzeichnungen aus dem Jahr 1276 erwähnen Pfirsichbäume im Garten des englischen Monarchen Edward I. Im späten 15. Jahrhundert schon brachten spanische Entdecker Pfirsiche in den heutigen Südosten der Vereinigten Staaten. So gut gediehen die Bäume in ihrer neuen Umgebung, dass sie sich über die ganze Ostküste hinauf ausbreiteten. Die örtlichen Indianerstämme ernteten die Früchte in großen Mengen. Als später dann die Auswanderer aus England ganze Wälder von Pfirsichbäumen vorfanden, nahmen sie an, Pfirsiche kämen in der Neuen Welt ganz natürlich vor. Die Früchte waren bei den Siedlern und ihren Nachfahren enorm beliebt, es entstanden hunderte Varietäten. Die meisten von ihnen sind heute ausgestorben, es bleiben uns allein die hymnischen Beschreibungen. Der Pfirsich Lafayette Free etwa war einem alten Obstkatalog zufolge »von feiner dunkelkarmesinroter Farbe, das Fleisch sehr saftig und köstlich und durchgehend karmesinrot gefärbt«. Oder der Yellow Red Rareripe hatte »dunkelgelbes, süßes, saftiges Fleisch mit einem komplexen und köstlichen Geschmack«.

WIE GESCHMACK UND SAFTIGKEIT VERLOREN GINGEN

Heute sind wir weniger begeistert von unseren Pfirsichen und Nektarinen – zumindest mit denen aus dem Supermarkt. In den USA stagnieren die Absatzzahlen seit zwanzig Jahren. Um die Gründe dafür herauszufinden, befragte die Universität Kalifornien 1.552 zufällig ausgewählte Verbraucher zu ihren aktuellen Erfahrungen mit Pfirsichen. Die häufigsten Antworten lauteten: Die Pfirsiche aus dem Supermarkt seien »zu weich«, »nicht süß«, »noch nicht essbar«, »überreif«, »mehlig« und »fasrig«. Außerdem fanden die Kunden, die Pfirsiche würden zu schnell verderben und nach kaum etwas schmecken. Kein Wunder, dass der Absatz stagniert!

Doch warum taugen unsere Supermarkt-Pfirsiche so wenig? Weil Pfirsiche und Nektarinen, wie so viele andere Früchte auch, halb reif geerntet werden, damit sie den Transport besser überstehen und sich in den Geschäften länger halten. Sie reifen nach der Ernte zwar noch weiter – allerdings nur unter idealen Bedingungen. Und bei Steinfrüchten bedeutet das: Die Temperatur in der Frucht darf nie unter zehn Grad fallen, sonst entstehen Kälteschäden: Die Früchte werden trocken, braun, ledrig oder mehlig – oder reifen gar nicht mehr weiter. Kälteschäden sieht man bei Steinobst sehr häufig, weil die Temperatur irgendwo in der Transport- und Lagerkette dann doch unter zehn Grad fällt. Einer Studie der Universität Kalifornien aus dem Jahr 2002 zufolge passiert dies bei vollen 80 Prozent aller Pfirsiche. Daran liegt es, dass Pfirsiche und Nektarinen aus dem Supermarkt so oft enttäuschen.

EINKAUFSTIPPS FÜR PFIRSICHE UND NEKTARINEN

Nehmen Sie im Supermarkt Früchte, die reif oder annähernd reif sind, dann müssen Sie nicht befürchten, Obst mit Kälteschäden nach Hause zu bringen. Die Tatsache, dass die Früchte weich und reif wurden, zeigt schon an, dass sie keine größeren Kälteschäden davongetragen haben. Und wie erkennt man reife Früchte? Leider nicht am Rotton ihrer Haut: Einige der neuesten Züchtungen verfärben sich noch unreif stellenweise tiefrot – damit der Kunde glaubt, er kaufe einen reifen Pfirsich. Diesen Trick der Branche unterlaufen Sie, indem Sie die Früchte nicht anhand der *Deck*farbe auswählen, sondern nach der *Grund*farbe. Wenn weißfleischige Pfirsiche und Nektarinen reif sind, ist die Grundfarbe der Haut cremeweiß, ohne jedes Grün. Reife gelbfleischige Sorten haben eine zartgelbe bis gelbe Grundfarbe, weder weiß noch grün. Wenn Sie Früchte mit der richtigen Farbe gefunden haben, drücken Sie sie sanft zwischen den Handflächen. Reife Pfirsiche geben ein wenig nach.

Es gibt auch eine Methode, die jeweils gesündesten Pfirsiche im Laden aufzuspüren, auch wenn keine Sortennamen angegeben sind: Nehmen Sie einfach weißfleischige Sorten, keine gelbfleischigen. Hierbei handelt es sich um eine Ausnahme von der Regel, dass normalerweise das am kräftigsten gefärbte Obst oder Gemüse auch das gesündeste ist. Laborstudien zeigen, dass man sechs gelbfleischige Flavorcrest-Pfirsiche essen müsste, um ebenso viele Antioxidantien aufzunehmen wie mit einem einzigen weißfleischigen Snow King. Das Gleiche gilt für Nektarinen: Die weißfleischige Brite Pearl enthält sechs Mal so viele Antioxidantien wie die gelbe May Glo. Die weißfleischigen Sorten sind auch süßer (für den Blutzuckerspiegel aber unbedenklich). Schon wenn Sie in Zukunft weißfleischige Sorten statt gelbfleischiger nehmen, profitiert Ihre Gesundheit.

Das Gesündeste an Pfirsichen und Nektarinen ist übrigens ihre Haut. Die Haut eines Champagne-Pfirsichs etwa enthält pro Gramm drei Mal so viele Phytonährstoffe wie das Fruchtfleisch. Essen Sie die Haut also nach Möglichkeit mit. Wenn Sie sich vor dem Flaum auf Pfirsichen ekeln, dann reiben Sie ihn mit einem feuchten Tuch weg – oder nehmen Sie gleich Nektarinen.

Allerdings sollten Sie lieber Biofrüchte kaufen, wenn Sie die Haut mitessen. Jahr für Jahr kommen Pfirsiche und Nektarinen unter die Top Ten der am stärksten mit Pestizidrückständen belasteten Früchte. In einer aktuellen Untersuchung aus den USA wiesen 95 Prozent aller zufällig ausgewählten Pfirsiche und Nektarinen Reste von Spritzmitteln auf. Bei einigen Pfirsichen ließen sich Reste von 67 verschiedenen Mitteln nachweisen – der schlimmste Wert aller untersuchten Obst- und Gemüsearten. Möglicherweise enthalten Biofrüchte auch mehr Antioxidantien. Eine Studie aus Italien stellte zumindest für eine Pfirsichsorte fest, dass Früchte aus Biolandwirtschaft mehr Phytonährstoffe enthielten als Früchte derselben Sorte aus konventioneller Landwirtschaft. Weinbergpfirsiche (auch »Bergpfirsiche« oder »Plattpfirsiche« genannt) erleben in Europa derzeit einen Boom – wahrscheinlich, weil Kunden die geschmacklose, mehlige Standardware einfach satt haben. Untersuchungen über den Nährstoffgehalt dieser meist alten Sorten stehen noch aus, doch wenn man weiß- oder rotfleischige Sorten nimmt (dazu später mehr), kann man wohl kaum etwas verkehrt machen.

JENSEITS DES SUPERMARKTS

Die besten Pfirsiche und Nektarinen kommen aus lokalem Anbau und werden reif geerntet – nur gibt es in Mitteleuropa klimabedingt praktisch keinen kommerziellen Anbau. Wer vollreife, frisch gepflückte Pfirsiche oder Nektarinen haben will, muss sie selbst anbauen. Dafür braucht er allerdings einen geschützten, vollsonnigen Platz im Garten. Am gesündesten sind sogenannte Blutpfirsiche, Pfirsiche mit rotem Fleisch. Wie aus der folgenden Grafik ersichtlich, sind das die gesündesten überhaupt. Sortenempfehlungen finden Sie am Ende des Kapitels.

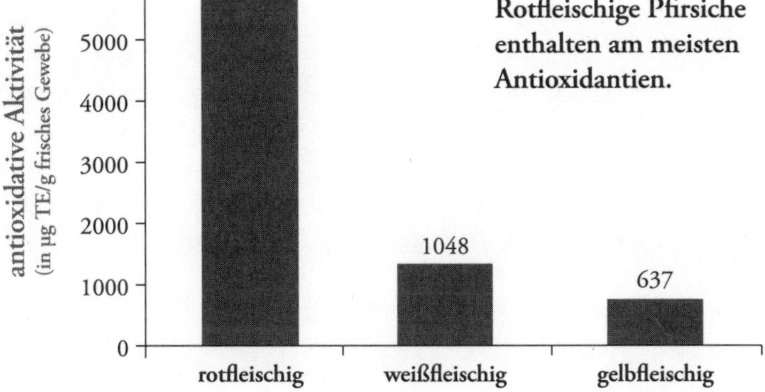

Selbst geerntete Früchte kann man auch einfrieren oder einwecken; beim Einfrieren bleiben mehr Antioxidantien erhalten. Schneiden Sie die Früchte vor dem Einfrieren in Scheiben und bestäuben Sie diese mit Vitamin-C-Pulver, Pektin oder Zucker. Auftauen in der Mikrowelle.

Aprikosen

Die Aprikose (*Prunus armeniaca*) stammt nach Ansicht der meisten Botaniker aus Westchina. An den wilden Bäumen, die dort noch immer wachsen, hängen Früchte, die etwa halb so groß sind wie diejenigen, die wir so im Supermarkt kaufen. Sie sind auch weniger saftig und süß. In abgelegenen Bergdörfern Indiens ernten die Bewohner diese Früchte noch. Einen Teil essen sie frisch, den Rest trocknen sie und essen ihn in Zeiten, in denen es keine frischen Früchte gibt. Traditionell werden die Früchte gedörrt, indem man sie auf den Hausdächern ausbreitet. Die Sonne trocknet sie dann in weniger als einer Woche. Zubereitet werden sie später, indem man sie zusammen etwas *jagri* oder Rohzucker in Wasser aufkocht und über Nacht ziehen lässt. Am nächsten Morgen hat man dann eine zuckerarme Variante einer Aprikosenmarmelade.

Manche der in Indien gesammelten Aprikosen haben bittere oder giftige Samen, andere süße und essbare. Die Dorfbewohner essen die süßen Samen wie Mandeln oder gewinnen Öl daraus, das sie zum Kochen verwenden. (Die Samen unserer Supermarkt-Aprikosen sind nicht essbar, sie enthalten messbare Mengen Zyanid.)

Aprikosen werden schon seit tausenden Jahren kultiviert. Im Lauf der Zeit schafften es findige Bauern, die Früchte durch gezielte Zucht immer größer und wohlschmeckender zu machen. Schon als Alexander der Große durch Persien kam, machte er mit diesen »verbesserten« Aprikosen Bekanntschaft. Er ließ ihre Kerne nach Hause schicken und dort in seinen Obstgarten pflanzen. Wenige Jahrhunderte später hatte sich die Aprikose über ganz Südeuropa ausgebreitet.

MODERNE APRIKOSENSORTEN

Frische Aprikosen kommen in Europa in der Regel aus Italien oder Spanien, allerdings gibt es auch große Anbaugebiete in Österreich (Wachau) und der Schweiz (Wallis). Und sie enthalten erstaunlich viele Nährstoffe, etwa drei bis acht Mal so viele wie Pfirsiche oder Nektarinen. Doch werden sie leider in aller Regel, wie das meiste Steinobst, »hartreif« (d. h. halb reif) gepflückt, damit sie den Weg zum Kunden besser überstehen. Wenn alles gut geht, reifen die Früchte in Lagerhäusern, im Supermarkt oder beim Kunden aus. Doch auch Aprikosen erleiden leicht Kälteschäden.

Einige der neueren Züchtungen wurden auf die Bedürfnisse der Industrie zugeschnitten, nicht auf die der Verbraucher. So etwa die extrafesten Sorten, die nicht mehr so leicht Druckstellen bekommen – dafür aber auch nicht mehr so saftig sind. Einige Sorten wurden so gezüchtet, dass sie besonders früh reifen und vor allen anderen Sorten auf den Markt kommen – nur sind diese Sorten deutlich weniger gesund als diejenigen, die ein paar Wochen mehr Sonne bekommen. Für eine Studie aus dem Jahr 2010 wurden 27 Aprikosensorten miteinander verglichen. Ergebnis: Die frühen Sorten, die schon im Mai reif sind, enthalten gerade einmal ein Fünftel der Antioxidantien, die in spät reifenden Sorten (August) zu finden sind.

EINKAUFSTIPPS FÜR APRIKOSEN

Wenn Sie nur wissen, worauf Sie achten müssen, können Sie auch im Supermarkt köstliche und gesunde Früchte bekommen. Erstens: Kaufen Sie erst im Sommer Aprikosen, die sind dann reifer und gesünder als Früchte, die früher im Jahr angeboten werden. Überprüfen Sie trotzdem, ob das Obst reif ist; so vermeiden Sie die Enttäuschung, halb reife Aprikosen zu kaufen, die aufgrund von Kälteschäden daheim nicht mehr nachreifen. Eine reife Aprikose ist prall, ihre Haut ist fest gespannt und gelb oder orange, nur noch ganz kleine Stellen dürfen blassgelb sein. Wenn Sie die Frucht in der Mitte sanft drücken, gibt sie leicht nach.

Wenn Sie die Wahl zwischen verschiedenen Sorten haben, suchen Sie nach Royal Blenheim oder kurz Blenheim. Diese ehrwürdige Sorte wird wegen ihres komplexen Aromas und ihrer feinen Konsistenz seit mehr als 16 Generationen angebaut. Heute wissen wir auch, dass sie mehr Betacarotin enthält als die meisten anderen Sorten. Weitere Empfehlungen finden Sie am Ende des Kapitels.

DÖRRAPRIKOSEN

Die in Europa erhältlichen getrockneten Aprikosen kommen zu 95 Prozent aus der osttürkischen Provinz Malatya. Zum Trocknen bestimmte Aprikosen werden vollreif geerntet und haben deshalb ein tolles Aroma. Allerdings geht bei der Trocknung in der Sonne ein Großteil der Nährstoffe verloren: Während des Dörrens zersetzen Enzyme die gesunden Bestandteile. Je länger die Trocknung dauert, desto mehr geht verloren. Sonnengetrocknete Früchte enthalten nur noch halb so viele Phytonährstoffe wie frische Aprikosen. Mehr Nährstoffe bekommen Sie mit Aprikosen, die in Heißluft getrocknet wurden: Im sogenannten Tunnel getrocknete Aprikosen haben 75 Prozent mehr Antioxidantien als in der Sonne gedörrte Früchte.

Aprikosen werden vor dem Dörren oft mit Schwefeldioxid versetzt, das antibakteriell wirkt und verhindert, dass die Frucht braun wird. Im Jahr 2007 zeigte eine Untersuchung, dass geschwefelte Aprikosen viel mehr Antioxidantien enthielten als unbehandelte – der Schwefel hemmt auch die Aktivität der Enzyme, die die Antioxidantien zersetzen. Doch ist Schwefel nicht ungesund? Wer auf Sulfite allergisch reagiert, sollte geschwefelte Produkte grundsätzlich vermeiden. Bei allen anderen Menschen verursacht Schwefel in den verwendeten Mengen keinerlei Nebeneffekte. Trotzdem kaufen viele Menschen lieber ungeschwefeltes Dörrobst, nach der Devise »Je weniger Chemie, desto besser«. Der Schwefel hat allerdings den Vorteil, dass die Früchte ihre ursprüngliche Farbe behalten und man der Packung so von außen ansieht, wie gesund ihr Inhalt ist. Die meisten Trockenaprikosen aus der Türkei sind gelb oder gelb-orange und enthalten in der Regel weniger Betacarotin als dunkelorange oder rot-orange kalifornische Dörraprikosen. Außerdem sind sie weniger süß. Getrocknete Blenheim-Aprikosen sind rot-orange, weich und schmecken großartig.

Garantiert chemiefrei ist Dörrobst, das Sie daheim selbst hergestellt haben. Verwenden Sie dafür vollreife, intensiv orange Aprikosen. Je schneller die Trocknung abläuft, desto mehr Antioxidantien bleiben erhalten. Stellen Sie Ihren Obstdörrer deshalb besser auf 90 Grad statt auf die oft empfohlene Temperatur von 50 Grad. Bei dieser höheren Temperatur müssen Sie Ihre Aprikosen aber gut überwachen, damit sie nicht zu trocken werden. Mehr Informationen über das Dörren von Obst finden Sie auf zahlreichen Webseiten.

Kirschen

Unsere heutige Süßkirsche stammt von der Vogelkirsche (*Prunus avium*) ab, die Sauerkirsche (*Prunus cerasus*) entstand möglicherweise aus einer Kreuzung von Vogel- und Steppenkirsche (*Prunus fruticosa*). Alle diese Arten kommen ursprünglich aus Westasien. Wilde Süßkirschen sind klein, dunkel und entweder süß oder bitter, aber nie sauer. Sauerkirschen sind, wie der Name schon verrät, sauer. Beide Arten werden seit mehr als 2.000 Jahren kultiviert. Schon Plinius der Ältere erwähnte im ersten Jahrhundert n. Chr. acht verschiedene Varietäten und berichtete, Kirschen seien in Rom heiß begehrt und wüchsen noch in so fernen Ländern wie Großbritannien.

EINKAUFSTIPPS FÜR KIRSCHEN

Süß- und Sauerkirschen finden Sie in den meisten Supermärkten. Süßkirschen werden normalerweise frisch gegessen, (eingelegte) Sauerkirschen verwendet man zum Backen und in Desserts. Leider werden die Sorten in den Geschäften eher selten angegeben, was schade ist, denn sie unterscheiden sich in ihrem Nährstoffgehalt mitunter erheblich.

Eine breitere Auswahl und Sortenangaben finden Sie in großen Obst- und Gemüsehandlungen.

Sauerkirschen werden nur selten frisch angeboten, sondern als Konserven, in Saftform oder getrocknet. Das ist auch weiter kein Problem, denn Sauerkirschen verlieren bei der Verarbeitung nur wenig von ihrer Fähigkeit, freie Radikale zu binden. Getrocknete Sauerkirschen ohne Zuckerzusatz wirken stärker antioxidativ als diejenigen mit Zuckerzusatz. Wie gesund Sauerkirschen sein können, dringt erst langsam ins Bewusstsein der Öffentlichkeit. Studien zeigen, dass Sauerkirschen der Sorte Montmorency schmerzlindernd und entzündungshemmend wirken und die Muskelregeneration beschleunigen. Auch Kirschen der ungarischen Sorte Balaton hemmen erwiesenermaßen Entzündungen.

Wollen Sie frische Sauerkirschen essen, pflanzen Sie am besten einen eigenen Baum. Keine Angst – wer nicht genug Platz im Garten für voll ausgewachsene Kirschbäume hat (die können bis 20 Meter hoch werden!), ist mit einem Halbstamm oder einem Zwergkirschbaum gut bedient. Bei den kleineren Versionen ist nicht nur die Ernte einfacher, die Früchte lassen sich auch leichter vor gefräßigen Vögeln schützen. Werfen Sie ein Vogelnetz über die Bäume, wenn die Kirschen fast reif sind, und der Großteil der Früchte wird auch wirklich in Ihrem Magen landen. Empfohlene Sorten finden Sie am Ende des Kapitels.

AUFBEWAHRUNG VON KIRSCHEN

Alle Kirschen haben eine hohe Respirationsrate, ihre Antioxidantien bauen sich nach dem Ernten schnell ab. Kaufen Sie deshalb die frischesten Früchte, die Sie bekommen können, und verzehren Sie sie möglichst bald. Frische Kirschen sind fest, glänzend und frei von Dellen und Druckstellen. Am besten lässt sich die Frische aber an den Stielen ablesen: Die Stiele atmen 15 Mal so schnell wie die Früchte und zeigen rasch ihr wahres Alter. Frische Kirschen haben leuchtend grüne Stiele, die biegsam, aber fest sind. Wirken die Stiele müde oder haben sie sich bräunlich verfärbt, wurden die Kirschen schon vor längerer Zeit geerntet. Lassen Sie sie liegen.

Wer nur die frischesten Früchte nimmt, tut möglicherweise viel für seine Gesundheit. Eine Studie aus dem Jahr 2004 zeigte, dass frisch geerntete Kirschen in vitro die Oxidation von LDL-Cholesterin verlangsamt. Genau dieses oxidierte Cholesterin droht, Ihre Arterien zu verstopfen und Herz- oder Schlaganfälle auszulösen. Bei Kirschen, die einige Tage zuvor geerntet worden waren, trat in der Studie diese Schutzwirkung nicht mehr auf. Achten Sie also auf frischgrüne Stiele!

Die meisten Kirschen aus Spanien und Frankreich waren bei einem Greenpeace-Test im Jahr 2009 mit Pestizidrückständen belastet. Ware aus Deutschland ist in der Regel »sauberer« (und möglicherweise auch frischer). Mit Bio-Kirschen sind Sie auf der sicheren Seite.

Kühlen Sie Kirschen sofort nach dem Einkaufen / Ernten! Füllen Sie sie in einen mikroperforierten Plastikbeutel, lagern Sie sie im Gemüsefach des Kühlschranks und verzehren Sie sie so bald wie möglich.

Frischer geht es nicht!

Ludovico Sforza, von 1489 bis 1508 Herzog von Mailand, hat nicht nur *Das letzte Abendmahl* bei Leonardo da Vinci in Auftrag gegeben, er war auch ein ausgemachter Gourmet. Rund um sein Mailänder Schloss ließ der Herzog ausgedehnte Obst- und Gemüsegärten anlegen. Aus ihnen bezog nicht nur das Schloss, sondern auch die Anwohnerschaft pflückfrisches Obst und Gemüse.

Noch frischer aber war das Obst, das Sforza und seine Entourage aßen: Der Herzog hatte sich private Obstbäume und -sträucher in gewaltige Pflanztröge mit Rädern setzen lassen. Und wenn ihm die Lust nach Obst stand, wurde das fahrbare Festessen in seine Privatgemächer gerollt. Ludovico musste nur die Hand ausstrecken und eine perfekte Frucht von der lebenden Pflanze pflücken.

(Nach: *Chronicle of America: A History for a New World*, Band 12, von Gonzalo Fernández de Oviedo y Valdés (1478–1557))

Pflaumen

Wilde Pflaumen sind außerordentlich gesund. Die australische Buschpflaume enthält mehr Vitamin C als irgendein anderes bisher getestetes Lebensmittel – 3.000 mg pro Portion, 50 Mal so viel, wie in einer Portion Orangen enthalten ist. Die Buschpflaume enthält auch fünf Mal so viele Antioxidantien wie durchschnittliche Heidelbeeren.

EINKAUFSTIPPS FÜR PFLAUMEN

Unsere modernen Pflaumensorten können mit wilden Pflaumen in Sachen Phytonährstoffe nicht mithalten, trotzdem sind einige von ihnen noch sehr empfehlenswert. Rote, violette, blaue oder schwarze Pflaumen sind die beste Wahl; einige dieser stark pigmentierten Früchte enthalten sogar mehr Phytonährstoffe als Rotkohl, Spinat, Zwiebeln oder Porree. Pflaumen mit gelber, rosafarbener oder grüner Haut enthalten weniger Anthocyane und sind folglich weniger gesund.

Pflaumen erleiden wie alle Steinfrüchte leicht Kälteschäden. Wie immer umgehen Sie dieses Risiko am besten, indem Sie vollreife Pflaumen kaufen. Drücken Sie die Frucht sanft zwischen den Handflächen; gibt sie leicht nach, ist sie reif. Wenn Sie erst ab Juli Pflaumen kaufen, bekommen Sie reifere und geschmackvollere Früchte als früher im Jahr. Am gesündesten und köstlichsten sind vollreif gepflückte Früchte aus der Region. Empfohlene Sorten finden Sie am Ende des Kapitels. Cacaks Beste, Zwetschgen, Italienische Pflaumen, und Stanley-Pflaumen gehören zu den gesündesten.

Wirken Pflaumen wirklich abführend?

Insbesondere in angelsächsischen Ländern schwört man darauf, dass Pflaumen für einen regelmäßigen Stuhlgang sorgen. Und daran ist auch etwas: Pflaumen enthalten sehr viel in Wasser lösliche und unlösliche Ballaststoffe. Die löslichen Ballaststoffe machen den Stuhl weich, die unlöslichen sorgen für einen schnelleren »Durchlauf«.

Außerdem enthalten Pflaumen Sorbit, einen Zucker, der das Wachstum von Mikroorganismen im Verdauungstrakt fördert, die wiederum für einen regelmäßigen »Durchsatz« sorgen.

DÖRRPFLAUMEN

Dörrpflaumen erleben gerade ein Comeback. Früher schätzte man sie hauptsächlich wegen ihrer abführenden Wirkung und assoziierte sie folglich mit Verstopfung – nicht gerade das coolste Image. Inzwischen schätzt man sie aber schlicht auch wieder als wohlschmeckende und gesunde Frucht.

Denn wie sich herausstellte, enthalten Dörrpflaumen mehr Antioxidantien als die meisten Heidel- und Erdbeeren – die ja auch schon zu den sehr gesunden Früchten gehören. Relativ neu ist die Erkenntnis, dass Dörrpflaumen auch Knochen stärken können. Für eine britische Studie bekamen 160 Patientinnen, die nach der Menopause mit Osteoporose zu kämpfen hatten, ein Jahr lang täglich eine Portion getrocknete Äpfel bzw. Pflaumen. Es zeigte sich, dass die Knochendichte bei beiden Gruppen zunahm, bei der Pflaumengruppe allerdings stärker. Die Forscher erklären sich den Effekt damit, dass Dörrpflaumen Entzündungen hemmen, die wiederum zu einem Verlust an Knochenmasse geführt hätten. Außerdem enthalten Pflaumen das Mineral Bor, das die Knochenbildung unterstützt.

Früher einmal wurden alle Dörrpflaumen in der Sonne getrocknet. Heute kommen die meisten aus Dörrtunneln, wo ihnen mit Heißluft schnell die Feuchtigkeit entzogen wird. Bei dieser Methode bleiben mehr Antioxidantien erhalten. Dörrpflaumen müssen nicht geschwefelt werden, um ein Braunwerden zu verhindern, da sie ja ohnehin schon dunkel sind. Sie enthalten zwar viel natürlichen Zucker, aber auch so viele Antioxidantien, dass die negativen Auswirkungen des Zuckers mehr als aufgewogen werden. Insgesamt sind sie also außerordentlich gesund und verdienen viel mehr Aufmerksamkeit.

Heute bekommt man in Supermärkten zweierlei Dörrpflaumen: Früchte, die in Saft oder Sirup eingelegt wurden und deshalb süßer und weicher sind, und Pflaumen, die einfach so gedörrt wurden. Diese schlicht gedörrten Pflaumen können ziemlich fest und zäh sein. Früher legten die Menschen Dörrpflaumen in Wasser oder kochten sie, bis sie wieder weich wurden. Dörrpflaumen kochen Sie am besten, indem Sie sie in einen Topf geben und vollständig mit Wasser bedecken. Aufkochen lassen, die Temperatur herunterdrehen und zwanzig Minuten lang köcheln lassen. Eine Zitronenscheibe oder ein bisschen Zucker verleiht dem Ganzen ein bisschen mehr Geschmack.

Würzige Pflaumensoße

Vorbereitungszeit: 5 Minuten

Zubereitungszeit: 30 Minuten

Gesamtzeit: 35 Minuten (ergibt ⅓ l)

1 Knoblauchzehe
12 rote, blaue oder schwarze Pflaumen, entsteint und halbiert
120 ml Rotwein
1 EL Butter, ungesalzen
⅛ TL Salz
⅛ TL gemahlene Nelken
½ TL gemahlenen Zimt
1 TL Honig oder weißen oder braunen Zucker

Den Knoblauch durch die Presse drücken und zur Seite legen. Pflaumen und Rotwein in einem unbedeckten Topf zehn Minuten lang köcheln lassen. Topf bedecken und weitere zehn Minuten lang köcheln lassen.

Die restlichen Zutaten samt Knoblauch in den Topf geben, diesen bedecken und weitere zehn Minuten lang köcheln lassen. Gegebenenfalls ein, zwei Esslöffel Wasser dazugeben, wenn die Sache zu dick wird. Das Ganze in einen Mixer geben und pürieren. Als warme Soße zu Rind, Schwein, Geflügel oder Lamm servieren.

Pfirsiche und Nektarinen – empfohlene Sorten

Im Supermarkt	
TYP	BESCHREIBUNG
Weißfleischig	Weißfleischige Pfirsiche und Nektarinen enthalten mehr Phytonährstoffe als gelbfleischige. Die Haut ist der gesündeste Teil der ganzen Frucht. Konventionell angebaute Pfirsiche und Nektarinen werden mit erheblichen Mengen Pestiziden gespritzt. Kaufen Sie Bio-Obst, um sich die Chemie zu sparen.

Bauernmärkte, Bioläden, Saatenkataloge		
PFIRSICHE	BESCHREIBUNG	INFO FÜR GÄRTNER
Champagne	Großer, weißfleischiger, steinlösender Pfirsich. Leichte Rottönung über cremefarbener Hintergrundfarbe. Saftig, süß und säurearm. Feine Konsistenz. Viele Antioxidantien, besonders in der Haut.	Am besten für sehr mildes Klima. Früchte reifen Mitte August. Starkwüchsiger, produktiver Baum.
O'Henry	Großer, fester Pfirsich mit gelbem, rot gemasertem Fleisch. Toller Geschmack. Alte Sorte. Enthält mehr Antioxidantien als die meisten anderen gelbfleischigen Sorten.	Braucht sehr mildes Klima. Späte Sorte. Starker, wüchsiger, sehr ertragreicher und selbstbefruchtender Baum.

Snow King	Großer, süßer Pfirsich mit roter Haut und weißem Fleisch. Enthält mehr Antioxidantien als alle anderen hier empfohlenen Pfirsiche. 1993 eingeführt.	Selbstbefruchtend, reift im August.
Spring Crest	Mittelgroßer Pfirsich mit wenig Flaum. Festes, gelbes Fleisch, rote Haut. Kam bei einer Studie beim Nährwert auf den zweiten Platz (von elf Sorten).	Frühe Sorte, reift schon im Juni.
NEKTARINEN	BESCHREIBUNG	INFO FÜR GÄRTNER
Arctic Snow	Weißfleischige Nektarine, die sich leicht vom Stein löst. Säurearme, süße Frucht mit vielen Phytonährstoffen.	Späte Sorte; reift erst im September.
Brite Pearl	Weißfleischige Nektarine mit sehr vielen Antioxidantien. Die Haut enthält viel mehr Phytonährstoffe als das Fleisch.	Kälteempfindlich.
Red Jim	Rotfleischige Nektarine, schwer vom Stein zu lösen. Viele Anthocyane.	Kälteempfindlich.
Zee Fire	Gelbfleischige, schwer vom Stein zu lösende Nektarine. Gelbe Haut, rot überlaufen. Supersüß, säurearm und recht fest. Enthält mit am meisten Phytonährstoffe.	Frühe Sorte, reift schon im Mai.

Aprikosen – empfohlene Sorten

Im Supermarkt	
SORTE	BESCHREIBUNG
Alle Sorten	Aprikosen sind gesünder als Pfirsiche und Nektarinen. Die meisten Phytonährstoffe enthalten Aprikosen mit dunkel- oder rotoranger Haut und ebenso dunklem Fleisch.

Bauernmärkte, Bioläden, Saatenkataloge		
SORTE	BESCHREIBUNG	INFO FÜR GÄRTNER
Blenheim	Festes, helloranges Fleisch mit sehr gutem, intensivem Geschmack. Mittelgroße bis große Früchte.	Reift von Juni bis Anfang Juli. Selbstbefruchtend.
Goldstrike	Große, feste Frucht mit hellorangem Fleisch und leicht glänzender Haut. Fest, fleischig und mittelsaftig. Exzellent in Aroma und Konsistenz.	Reift im Juli; schnell wachsender Baum, braucht einen Pollenspender.
Hargrand	Sehr große, süße und saftige Aprikose, Haut und Fleisch intensiv orange. Sehr hoher ORAC-Wert – doppelt so hoch wie der vieler roter Trauben. 1980 eingeführt.	Widerstandsfähig gegen Kälte und Krankheiten, reif, Ende Juli. Selbstbefruchtend.
Harogem	Mittelgroße Aprikose mit rubinroter Deckfarbe auf orangem Untergrund. Enthält zehn Mal mehr Betacarotin als ein durchschnittlicher Pfirsich.	Sehr widerstandsfähig gegen Kälte, wenig fäulnisanfällig. Ernte im Juni und Juli.
Robada	Groß, saftig, schöne Balance aus süß und herb. Attraktive Hautfarbe mit roter Deckfarbe. Intensiv oranges Fleisch.	Ernte Ende Mai bis Juni; stark wachsender und produktiver Baum.
Wilson Delicious	Goldorange Aprikose mit köstlichem, ganz eigenem Geschmack. Am drittmeisten Antioxidantien von 22 untersuchten Sorten.	Reife im Juli, hoher Ertrag. Selbstbefruchtend.

Kirschen – empfohlene Sorten

Supermärkte, Bauernmärkte, Bioläden, Saatenkataloge		
SORTE	BEMERKUNG	INFO FÜR GÄRTNER
Balaton	Alte ungarische Sorte. Würzige, große, feste Kirsche mit rotem, saftigem Fleisch.	Kräftige Bäume, Ernte im Juli.
Bing	Süßkirsche mit dunkelroter, fast schwarzer Haut. Viele Anthocyane, eine der gesündesten Sorten. Alte Sorte aus den USA.	Braucht einen Pollenspender.
Early Black	Dunkelrote, bei Reife fast schwarze Haut. Enthält erheblich mehr Anthocyane als fast alle anderen Sorten. Alte Sorte von 1810. Sehr rar.	Reift Mitte Juni. Widerstandsfähig, standortunempfindlich.
Große Prinzessin	Große, süße, feste Kirschen mit gelber, rot überlaufener Haut. Enthält doppelt so viele Antioxidantien wie die ähnlich aussehende Rainier-Kirsche.	Reift Ende Mai, Anfang Juni. Teilweise selbstbefruchtend, besser wird das Ergebnis aber mit einem Pollenspender.
Hartland	Süße, feste, glänzend rotviolette Kirschen, weniger süß als andere Sorten, aber geschmacklich hervorragend. In einer aktuellen Studie Siegerin bei den Antioxidantien.	Mittlere Sorte, braucht einen Pollenspender. Frosthart, standortunempfindlich, ertragreich und widerstandsfähig gegen Krankheiten und Fäule.
Montmorency	Würzige, mittelgroße, feuerrote Sauerkirsche, die sich in Kuchen toll macht. Hemmt nachgewiesenermaßen Entzündungen.	Reift im Juni; aufrechter Baum mit einer Masse Kirschen.
Summit	Süß, knackig, saftig. Sehr große dunkelrote Knorpelkirsche mit rosafarbenem, mittelfestem Fleisch.	Frühe Sorte, reift Ende Juni. Braucht einen Pollenspender, etwas standortempfindlich.

Pflaumen – empfohlene Sorten

Im Supermarkt	
TYP	BESCHREIBUNG
Rote, dunkelblaue und schwarze Pflaumen	Stark pigmentierte Pflaumen sind gesünder als gelbe oder grüne Pflaumen.

Bauernmärkte, Bioläden, Saatenkataloge		
SORTE	BESCHREIBUNG	INFO FÜR GÄRTNER
Angeleno	Große, knackige, schwarzschalige Pflaumen. Viele Antioxidantien.	Späte Sorte, ab Mitte September. Robuster Wuchs, sehr hoher Ertrag.
Autumn Sweet	Sehr süße Pflaume, mit den zweitmeisten Antioxidantien von elf getesteten Sorten. Neue Sorte, ähnlich wie die italienische Pflaume, nur größer.	Späte Sorte, winterfest. Hoher Ertrag.
Black Beaut	Große, dunkelviolette Frucht mit tollem rotem Fleisch. Saftig, mäßig süß. Relativ viele Antioxidantien.	Sehr frühe Sorte, reift schon im Juni.
Black Diamond	Sehr gesunde, aber rare Pflaume mit einem ORAC-Wert, der sogar über dem von Artischocken und schwarzen Bohnen liegt.	Frühe bis mittelfrühe Sorte.
Cacaks Beste	Große, blauschwarze Pflaume mit fahlgelbem Fleisch. In einer Studie von 2003 eine der gesündesten Pflaumen. Stammt aus Jugoslawien.	Mittlere Sorte, braucht einen Pollenspender. Widerstandsfähig gegen die Scharka-Krankheit. Robuster Baum mit offener Krone.

Italienische Pflaume	Mittelgroße bis große Frucht mit dunkelvioletter Haut und gelbgrünem Fleisch. Die Sorte, die meistens für Dörrpflaumen verwendet wird. Sehr süß, mit einem Hauch Zitrone.	Hoher Ertrag, selbst befruchtend.
Long John	Blaue, langgezogene Pflaume, die sich leicht vom Kern löst. Bei Antioxidantien drittbeste von elf getesteten Sorten. 1993 eingeführt.	Schlanker, hoher Baum. Teilweise selbstbefruchtend, bessere Ergebnisse gibt es aber mit Pollenspender.
Red Beaut	Angenehm süß, mit herber Schale. Mittelgroße Frucht mit roter Haut, die violett wird, wenn die Frucht reif ist.	Sehr frühe Sorte, reift Ende Mai. Braucht einen Pollenspender.
Stanley	Feste, zarte, große Pflaume mit dunkelblauer Haut. Süß und verbreitet.	Späte Sorte, reift im September. Blüht spät. Selbstbefruchtend, aber mit Pollenspender gibt es bessere Ergebnisse. Äußerst scharkatolerant. Verlässlich hohe Erträge.
Zwetschgen	Ovale Form, blaue Haut, grünes Fruchtfleisch. Der Geschmack ist vielen zu herb und intensiv. In einer Studie aus dem Jahr 2003 eine der drei gesündesten Sorten.	Reifen Mitte September, sehr widerstandsfähig gegen Schädlinge und Krankheiten.

ZUSAMMENFASSUNG STEINFRÜCHTE

1. ***Kaufen Sie reife oder fast reife Steinfrüchte.***
   Steinfrüchte, die nach dem Pflücken zu stark gekühlt werden, bleiben unreif oder ihr Fleisch wird braun, trocken oder ledrig. Kaufen Sie reife oder fast reife Früchte, dann riskieren Sie nichts.

2. ***Wählen Sie Pfirsiche und Nektarinen sorgfältig aus.***
   Nehmen Sie im Supermarkt reife Früchte mit einer cremig-gelben oder weißen Hintergrundfarbe, die nur geringste Spuren von Grün

zeigen darf. Die Früchte sollten frei von Dellen und Verletzungen sein und leicht nachgeben, wenn man sie zwischen den Handflächen drückt. In der Regel sind weißfleischige Pfirsiche und Nektarinen reicher an Phytonährstoffen als gelbfleischige Früchte.

3. ***Essen Sie die Haut mit.***
   Nur so nehmen Sie die ganze Dosis Gesundheit auf. Wenn Sie den Flaum auf Pfirsichen nicht mögen, können Sie ihn mit einem feuchten Tuch wegreiben – oder Sie steigen gleich auf Nektarinen um, die kommen aus der gleichen Familie. Bioware ist frei von Pestizidrückständen, die sich sonst oft in der Haut konzentrieren.

4. ***Kaufen Sie Dörraprikosen nach ihrer Farbe.***
   Konventionell hergestellte Dörraprikosen werden in der Regel vor der Trocknung mit Schwefeldioxid behandelt, das Bakterien und Pilze tötet und verhindert, dass die Aprikosen sich braun verfärben. Mit dieser Methode, die für fast alle Menschen unbedenklich ist, bleiben auch mehr Phytonährstoffe erhalten. Intensiv dunkelorange oder orange-rot gefärbte Dörraprikosen sind gesünder als gelbe oder hellorange Früchte.

5. ***Nehmen Sie die gesündesten Kirschen.***
   Sauerkirschen wirken entzündungshemmend. Alle Kirschen sind frisch gepflückt am besten. Frischgrüne, biegsame Stiele sind der beste Hinweis auf Frische. Zwergkirschbäume oder Halbstämme passen noch in die kleinsten Gärten.

6. ***Blaue, schwarze und rote Pflaumen enthalten mehr Phytonährstoffe als gelbe und grüne Sorten.***
   Je dunkler Haut und Fleisch einer Pflaume sind, desto mehr Anthocyane enthält sie. In aller Regel sind Sorten, die erst im Sommer auf den Markt kommen, süßer und weniger säurehaltig als frühe Sorten. Kaufen Sie reife oder fast reife Pflaumen, um mit größerer Wahrscheinlichkeit gute Qualität zu bekommen. Dörrpflaumen gehören zu den gesündesten Lebensmitteln im ganzen Supermarkt.

14. KAPITEL

TRAUBEN UND ROSINEN

Von wilden Muscadins zur Thompson Seedless

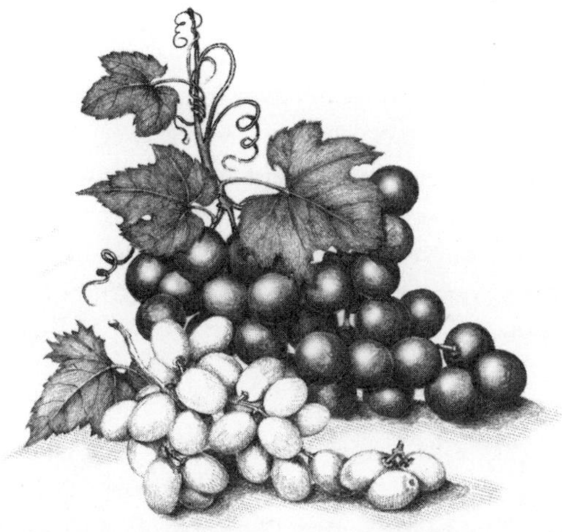

Wilde Trauben und Thompson-Trauben

Wilde Muscadins sind runde, große, dunkelviolette Trauben der Weinrebenart *Vitis rotundifolia* und wachsen an wild wuchernden Ranken. Im Südosten der Vereinigten Staaten gedeihen sie prächtig und können geradezu monströs groß werden – Sir Walter Raleigh berichtete 1585 von seiner Erkundungstour auf Roanoke Island, er habe eine Pflanze gesehen, deren Stock einen Durchmesser von 60 Zentimetern hatte und die sich über 2.000 Quadratmeter Land erstreckte. Die Ranken wanden sich um die Stämme anderer Bäume und trugen 20 Meter über dem Boden Trauben.

Sehr süße Trauben übrigens – Muscadine-Beeren enthalten fast 30 Prozent Zucker und sind damit um ein Viertel süßer als unsere heutigen Tafeltrauben. Bald aßen die Auswanderer aus Europa die Trauben ebenso begeistert wie die örtlichen Indianerstämme.

Damit taten sie ihrer Gesundheit sicher Gutes: Heute weiß man, dass die Beeren viele Ballaststoffe, Zink, Mangan, Eisen und Kalzium enthielten, in ihren Schalen ballte sich Ellagsäure, ein Phytonährstoff mit krebshemmender Wirkung. Darüber hinaus fangen Muscadine-Beeren mehr freie Radikale ein als moderne Tafeltrauben – sie wirken sogar stärker antioxidativ als die aktuellen Gesundheits-Superstars Heidelbeere und Granatapfel.

So beliebt die Muscadine-Trauben früher auch waren, heute sind sie praktisch vom Markt verschwunden. Mit ihrer relativ dicken Schale, ihren vielen Kernen und ihrem leicht modrigen Geschmack können sie einfach nicht gegen »optimierte« Neuzüchtungen konkurrieren. Es gibt nur noch einen Nischenmarkt für Muscadine-Pulver, -Saft und -Wein. Wieder einmal wurde eine gesunde wilde Frucht von einer nur mäßig gesunden verdrängt.

DIE DOPPELT MUTIERTE THOMPSON-SEEDLESS-TRAUBE

An ihre Stelle sind Mutanten wie die Thompson Seedless getreten. Diese Trauben erfüllen alle Träume der Verbraucher: Sie haben dünne Schalen, keine Kerne und schmecken nicht ansatzweise modrig. Übrigens stammt diese Sorte, die wie gemacht für die Anforderungen der Branche zu sein scheint, nicht aus dem Labor; es handelt sich um eine uralte Sorte, die vor vielen Jahrhunderten im Ottomanischen Reich entdeckt und »Sultaninas« oder »Sultanas« genannt wurden. Sultanas waren heller als andere Trauben der Region und hatten keine Kerne – beides das Ergebnis spontaner Mutationen. Die eine Mutation zerstörte die Fähigkeit der Pflanze, Anthocyane zu produzieren, ebenjene Phytonährstoffe, die schwarzen Trauben ihre Farbe verleihen und sie so gesund machen.

Eine zweite Mutation ließ die Kerne verschwinden – in den Augen der Menschen eine gewaltige Verbesserung. Schon bissen die Leute nur ungern auf bittere Traubenkerne. Ein schöner Nebeneffekt: Aus kernlosen Trauben lassen sich ohne weitere Umstände Rosinen machen. Früher hatte man vor dem Dörren mühsam alle Kerne aus den Weinbeeren entfernen müssen. (Deshalb heißen Rosinen im deutschsprachigen Raum auch Sultaninen.)

Erst eine Studie aus dem Jahr 2010 brachte ans Licht, wie wenige Phytonährstoffe Thompson-Seedless-Trauben enthalten. Sie fangen drei bis vier Mal weniger freie Radikale ab als rote oder schwarze Weinbeeren. Aber sie verkaufen sich hervorragend …

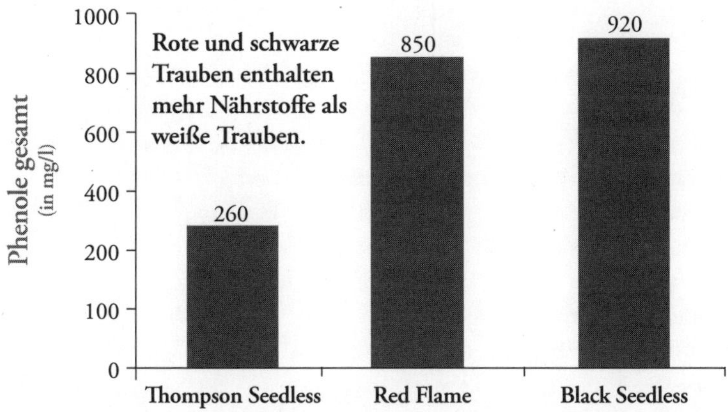

Auch Trauben werden geerntet, bevor sie vollständig ausgereift sind; erstens, damit sie früher auf den Markt kommen, und zweitens, damit sie den Transport besser überstehen. Doch im Gegensatz zu anderen Früchten reifen Trauben nach der Lese nicht mehr nach. Verfrüht geerntete Trauben bleiben fest und sauer, bis sie verderben. Der geschmackliche Unterschied zu vollreif geernteten Trauben ist gewaltig: Reif geerntete Trauben (zu erkennen an ihrer goldeneren Farbe und der weniger prall sitzenden Schale) sind süßer und haben viel komplexere Aromen. Da Trauben in aller Regel massiv gespritzt werden, empfiehlt sich dringend der Kauf von Bioware.

TRAUBENSAFT

Saft aus roten Trauben ist der gesündeste Fruchtsaft. So lautet das Ergebnis einer schottischen Studie aus dem Jahr 2007, bei der 13 Fruchtsäfte untersucht wurden. Der Saft aus Concord-Trauben (in Europa leider kaum erhältlich; das Ergebnis dürfte aber tendenziell auch für die in Deutschland gängigen Säfte aus roten Trauben gelten) wies den höchsten Gesamtgehalt an Phenolen auf, darunter Anthocyane und Flavonoide. Auf den Rängen folgten trüber Apfelsaft, Preiselbeersaft und Granatapfelsaft. Interessanterweise kam der ebenfalls untersuchte Saft aus *weißen* Trauben auf den letzten Rang.

Eine Studie der Universität von Kalifornien aus dem Jahr 2008 bestätigte das Ergebnis, wieder schaffte Saft aus roten Concord-Trauben den höchsten ORAC-Wert unter allen getesteten Fruchtsäften, darunter auch ein sündteurer Saft aus brasilianischen Açai-Beeren.

Einige kleine Studien geben auch zu der Hoffnung Anlass, dass roter Traubensaft den altersbedingten Gedächtnisverlust bremsen könnte. Im Jahr 2012 teilte ein britisches Forscherteam 21 Probanden mit beginnender Gedächtnisschwäche in zwei Gruppen und gab der einen Gruppe über vier Monate hinweg täglich einen knappen halben Liter roten Traubensaft, der Kontrollgruppe dagegen ein süßes Ersatzgetränk. Am Anfang und Ende des Studienzeitraums unterzogen die Probanden sich einem Gehirnscan. Im Vergleich zeigte sich in den Gehirnregionen, die für Lernen und Erinnern zuständig sind, nach den vier Monaten eine deutlich erhöhte Aktivität – aber nur bei der Traubensaftgruppe. Bei den anderen hatte sich kaum etwas verändert. Die Forschung auf diesem Gebiet geht weiter. Eine weitere Studie, veröffentlicht im *American Journal of Cardiology*, kam zum Schluss, dass roter Traubensaft bei den Probanden die Arterien elastischer machte und den Blutdruck senkte.

Anderen Studien zufolge kann der Saft das Blut verdünnen und damit das Thromboserisiko senken. Des Weiteren verzögert roter Traubensaft die Oxidation von LDL-Cholesterin, wodurch sich dieses langsamer an den Wänden der Blutgefäße anlagert. Bei In-vitro-Experimenten schützte roter Traubensaft gesunde Brustzellen vor giftigen, das Erbgut schädigenden Chemikalien. Geschädigtes Erbgut ist oft der erste Schritt auf der tödlichen Reise in Richtung Krebs. Auch wenn all diese Ergebnisse noch mit Vorsicht zu genießen sind und sich genau genommen auf den Saft der roten Concord-Traube beziehen, sollten sie uns doch zu denken geben – zumal roter Traubensaft auch noch billig ist und gut schmeckt.

EINKAUFSTIPPS FÜR TRAUBEN

Rote und schwarze Trauben enthalten, wie bereits beschrieben, mehr Phytonährstoffe und sind deshalb gesünder. Auch sie gibt es als kernlose Sorten; besonders empfehlenswert sind Crimson Seedless, Red Globe, Flame Seedless und Sheridan. Die ebenfalls empfehlenswerte neue Sorte Autumn Royal reift erst im Oktober, später als die meisten anderen Tafeltrauben. Weitere Empfehlungen finden Sie am Ende des Kapitels. Ein Hinweis noch: Wenn die Weinbeeren unnatürlich länglich aussehen statt kugelförmig, wurden sie vermutlich mit dem Wachstumshormon Gibberelinsäure behandelt. Die Beeren werden dadurch bis zu 75 Prozent größer – aber ihr Geschmack wird ebenfalls verwässert.

Tafeltrauben liegen mitunter acht Wochen in Lagerhäusern, bis sie in die Supermärkte kommen, und werden meist mit Schwefeldioxid behandelt, um Schimmelbefall vorzubeugen. Bei lose verkauften Trauben wird das meist nicht angegeben, bei verpackten Trauben auch nicht immer. Aber man darf getrost davon ausgehen, dass die meisten konventionell produzierten Trauben mit Schwefeldioxid begast wurden.

Achten Sie beim Einkaufen auf pralle, feste Weinbeeren. Nehmen Sie eine Traube am Stiel und schütteln Sie sie leicht. Es sollte keine Weinbeere abfallen. Wie bei Kirschen lässt sich auch bei Trauben die Frische am besten an den Stielen ablesen. Die Stiele sollten von frischem Grün sein, biegsam und keinesfalls welk. Bei fest verpackten Trauben lässt sich die Qualität und Frische nur schwer beurteilen. Lassen Sie Packungen stehen, in denen sichtbar Saft ausgelaufen ist oder sich einzelne Trauben gelöst haben – beides zeigt an, dass die Trauben schon bessere Tage gesehen haben.

Trauben gehören zu den am massivsten gespritzten Obst- und Gemüsearten überhaupt. Im Jahr 2011 fand das US-Landwirtschaftsministerium in 97 Prozent aller überprüften Weinbeeren Rückstände von mindestens einem Pestizid. Bei einem aktuellen Test in Deutschland stellte Greenpeace zwar fest, dass Tafeltrauben weniger stark belastet waren als in den Vorjahren, aber immer noch erhebliche Pestizidrückstände aufwiesen. Die EU-Grenzwerte für einzelne Pestizide wurden zwar eingehalten, aber nur, weil die Produzenten einen Cocktail verschiedenster Chemikalien einsetzten. Die Greenpeace-Studie kam zu dem Schluss: »Um Pestiziden möglichst weitgehend vorzubeugen, bleibt dem Verbraucher beim Einkauf von Tafeltrauben keine andere Wahl als der Griff ins Bioregal.«

BEHANDLUNG VON TRAUBEN

Legen Sie Trauben sofort nach dem Einkauf in den Kühlschrank. So bleiben nicht nur die Antioxidantien erhalten, sondern auch Geschmack und Saftigkeit. Packen Sie die Trauben in einen Plastikbeutel, den Sie mit zwanzig Nadelstichen durchlöchert haben (was einen langsamen Gasaustausch ermöglicht). Im kühlsten Bereich des Kühlschranks lagern (am liebsten mögen Trauben Temperaturen von ein bis fünf Grad). Nehmen Sie jeweils nur so viel heraus, wie Sie aktuell benötigen. Waschen Sie die Trauben erst unmittelbar vor dem Verbrauch, denn Restfeuchte sorgt für ein schnelleres Verderben der Beeren.

ESSEN SIE MEHR TRAUBEN

Weinbeeren eignen sich hervorragend für Snacks oder Desserts. Natürlich gehören sie in jeden Fruchtsalat, aber mischen Sie ruhig auch mal Trauben in einen normalen Salat. Halbierte schwarze Trauben bilden optisch einen schönen Kontrast zu roten Tomaten und grünen Salatblättern. Auch die klassischen Häppchen – ein Stück Käse und eine Traube mit einem Zahnstocher zusammengesteckt – sind sowohl gesund als auch wohlschmeckend. Probieren Sie mal Ziegenkäse oder Roquefort mit schwarzen Trauben oder – mein persönlicher Favorit – schwarze Trauben mit Fetakäse, dekoriert mit einem Blättchen frischer Minze. Das nachfolgende Rezept kombiniert diese drei Zutaten zu einem erfrischenden und originellen Salat.

Salat aus Trauben, Minze und Feta

Vorbereitungszeit: 20 Minuten

Ruhezeit: 30 Minuten

Gesamtzeit: 50 Minuten (ergibt 4 Portionen)

500 g kernlose schwarze oder rote Trauben, halbiert
100 g Fetakäse, zerkrümelt
50 g Wal- oder Pecannüsse, grob gehackt
2 EL frische Minze (alternativ 2 TL getrocknete Minze)
1 EL Zitronensaft, frisch gepresst
2 EL extra natives Olivenöl, vorzugsweise unfiltriert

Traubenhälften, Feta, Nüsse und Minze in die Salatschüssel geben.

Zitronensaft und Olivenöl in einer separaten Schüssel verquirlen. Die Soße über den Salat geben und gut untermischen. Vor dem Servieren eine halbe Stunde bei Zimmertemperatur ruhen lassen.

ROSINEN

Wenn Jäger und Sammler spät im Jahr noch Trauben suchten, fanden sie verschrumpelte, trockene, aber ungemein süße Beeren, die sich monatelang hielten. Bald fingen sie an, reife Beeren zu ernten und in der Sonne oder am Feuer zu trocknen, als Energievorrat für das ganze Jahr.

Heute sind Rosinen das beliebteste Dörrobst.

Zur genaueren Unterscheidung: Es gibt goldfarbene *Sultaninen*, die aus der wenig gesunden Rebsorte Thompson Seedless gemacht werden, und dunkle Rosinen (genauer: *Traubenrosinen*), die aus den verschiedensten, mehr oder weniger gesunden Sorten gemacht sein können. Die noch immer üblichste Dörrmethode – in der Sonne – verringert den Gehalt an Antioxidantien weiter. Zwei bis drei Wochen brauchen die Beeren so, bis sie vollständig gedörrt sind – mehr als genug Zeit für die Polyphenoloxidase, einen Großteil der Phytonährstoffe in den Beeren abzubauen. Sultaninen wie Traubenrosinen sind oft geschwefelt, damit sie sich besser halten. Wie bei Aprikosen hemmt der Schwefel auch in Weinbeeren das zerstörerische Werk der Enzyme. Folglich haben geschwefelte Sultaninen einen viel höheren ORAC-Wert als braune, ungeschwefelte Rosinen aus Thompson-Seedless-Trauben (siehe Grafik).

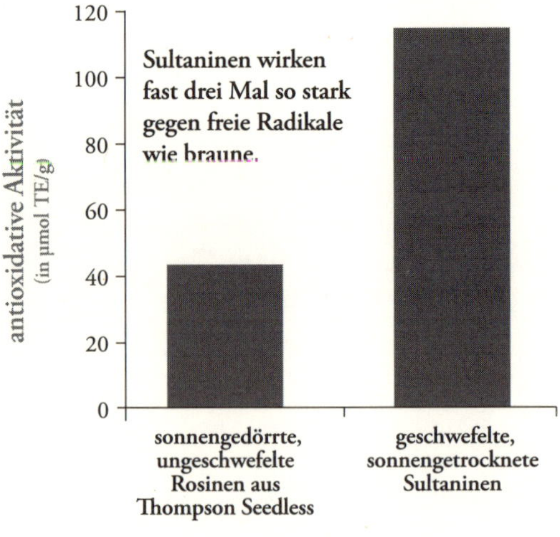

Ab einem Zusatz von zehn Milligramm Sulfit pro Kilo muss dies auf der Packung angegeben werden – als Warnung für alle Menschen, die auf Schwefel äußerst sensibel reagieren.

KORINTHEN

Im Jahr 75 beschrieb Plinius der Ältere eine winzige, kernlose, dünnhäutige Weinbeere aus dem griechischen Korinth als »saftig und süß«. Das Wort »Korinthen« wird im deutschen Sprachraum synonym mit »Rosinen« verwendet, doch genau genommen handelt es sich bei Korinthen um Rosinen einer sehr gesunden Beerensorte. Korinthen enthalten mehr Phytonährstoffe als die meisten Dörrfrüchte und auch als Sultaninen. Sie haben einen ausgewogenen süß-säuerlichen Geschmack und damit ein komplexeres Aroma als die pappsüßen Sultaninen. Ich halte sie für einen heimlichen Superstar. Sehen Sie in Ihrem Supermarkt nach, ob er auch Korinthen führt. Korinthen sind eigentlich eine traditionelle Zutat zu vielen Speisen, oft werden aber einfach Rosinen verwendet, weil der Koch sich des Unterschieds gar nicht bewusst ist. Korinthen machen sich hervorragend in Brot, Gebäck und sogar Fleischgerichten. Nehmen Sie beim Kochen und Backen nach Möglichkeit Korinthen statt Rosinen. Mischen Sie Korinthen ins Müsli, in Muffins, Pfannkuchen, Zimtschnecken usw. Machen Sie Studentenfutter daraus und halten Sie im Auto immer eine Packung als Zwischenmahlzeit bereit.

Trauben – empfohlene Sorten

Im Supermarkt	
TYP	BEMERKUNG
Rote oder schwarze Trauben	Viele Supermärkte geben bei Trauben die Sorte an. Wählen Sie wenn möglich eine Sorte aus der nachfolgenden Liste. Thompson Seedless hat am wenigsten Nährstoffe. Falls die Sorten nicht angegeben sind, nehmen Sie einfach dunkle Trauben.

Bauernmärkte, Bioläden, Gemüsehandlungen, Saatenkataloge		
SORTE	BESCHREIBUNG	INFO FÜR GÄRTNER
Autumn Royal	Knackige, süße, kernlose Beeren mit schwarzer oder violettschwarzer Haut. Viele Phytonährstoffe.	Braucht sehr mildes Klima, aber keinen Pollenspender.
Concord	Große, blauschwarze Weinbeeren mit Kernen. Eine Neuzüchtung ohne Kerne ist neuerdings auch erhältlich.	Lese im September, selbstbefruchtend. Kälteresistenter als viele andere Sorten. Robust und produktiv.
Crimson Seedless	Sehr süße, mittelgroße, rote Beeren ohne Kerne. Rote Haut.	Trägt von Ende September bis Ende Oktober. Große dreieckige Trauben.
Glenora	Süße, kernlose, extrasaftige, blauschwarze Beeren mit würzigem Nachgeschmack und dünner Haut.	Sehr wüchsige, hochproduktive Rebe, widerstandsfähig gegen Krankheiten, Rebläuse und Mehltau. Selbstbefruchtend. Trägt schon nach zwei Jahren.
Noble	Enthält von allen Muscadine-Trauben die meisten Antioxidantien. Mittelgroße Beeren sehr guter Qualität mit 16 Prozent Zucker.	Braucht sehr mildes Klima. Frühe bis mittlere Sorte.
Red Flame Seedless	Rote bis dunkelviolette, knackige Beeren mit hervorragendem Geschmack. Sieger bei Antioxidantien im Vergleich von sieben Tafeltraubensorten. In den 1970ern eingeführt.	Braucht sehr mildes Klima. Starkwüchsig, ertragreich, braucht lange Vegetationsperioden. Selbstbefruchtend.
Red Globe	Sehr große, rote Trauben mit Kernen und festem Fleisch. Kommt gleich hinter Red Flame. Viele Antioxidantien.	Braucht sehr mildes Klima. Ernte von September bis Oktober.
Ribier	Große, runde, schwarze Beeren mit Kernen. Stammt aus Frankreich.	Braucht sehr mildes Klima. Ernte von August bis Oktober.

ZUSAMMENFASSUNG TRAUBEN UND ROSINEN

1. ***Stark pigmentierte Trauben sind gesünder.***
Weiße Thompson Seedless oder andere blassgrüne Sorten enthalten kaum oder gar keine Anthocyane, den Phytonährstoff, der Trauben eigentlich so gesund macht. Muscadine- und Concord-Trauben enthalten besonders viele Anthocyane, ebenso wie andere rote, violette oder schwarze Sorten. Saft aus schwarzen Trauben ist billig, überall erhältlich und gesünder als alle anderen Fruchtsäfte.

2. ***Nehmen Sie frische Trauben.***
Manche Trauben kommen erst nach wochenlanger Lagerung in die Läden. Sie schmecken fade und sind weniger gesund als frische Trauben. Prüfen Sie, ob die Beeren schön prall sind und fest an der Traube hängen. Die Stiele sollten frischgrün und biegsam sein. Lassen Sie Packungen mit klebrigem oder feuchtem Boden oder mit losen Beeren liegen.

3. ***Lagern Sie Trauben richtig, damit sie frisch und aromatisch bleiben.***
Kühlen Sie Trauben sofort nach dem Heimkommen, so halten sie sich länger frisch. Stecken Sie die Trauben in einen mikroperforierten Beutel und legen Sie ihn in das Gemüsefach Ihres Kühlschranks. Nehmen Sie jeweils nur so viele Beeren heraus, wie Sie sofort verbrauchen, und lassen Sie den Rest im Kühlschrank.

4. ***Kaufen Sie Biotrauben, um weniger Pestizide aufzunehmen.***
In Trauben stecken mehr Pestizide als in den meisten anderen Früchten. Waschen Sie die Beeren gründlich oder kaufen Sie gleich Bioware. Die ist zwar auch nicht immer ganz frei von Chemie, aber deutlich weniger stark belastet.

5. ***Geschwefelte Rosinen enthalten mehr Phytonährstoffe als ungeschwefelte.***
Die Zerstörung von Nährstoffen beim Dörren wird gebremst, wenn Rosinen geschwefelt werden. So bleiben mehr Antioxidantien erhalten – allerdings enthalten die Rosinen dann geringe Mengen Schwefel, was nicht jedermanns Sache ist.

6. ***Essen Sie mehr Korinthen.***
Korinthen sind Rosinen aus schwarzen, winzigen Weinbeeren der Rebsorte Korinthiaki. Korinthen enthalten noch mehr Antioxidantien als geschwefelte Rosinen und schmecken angenehm ausgewogen süß-sauer. Nehmen Sie beim Backen und Kochen Korinthen statt Rosinen.

15. KAPITEL

ZITRUSFRÜCHTE

Nicht nur Vitamin C

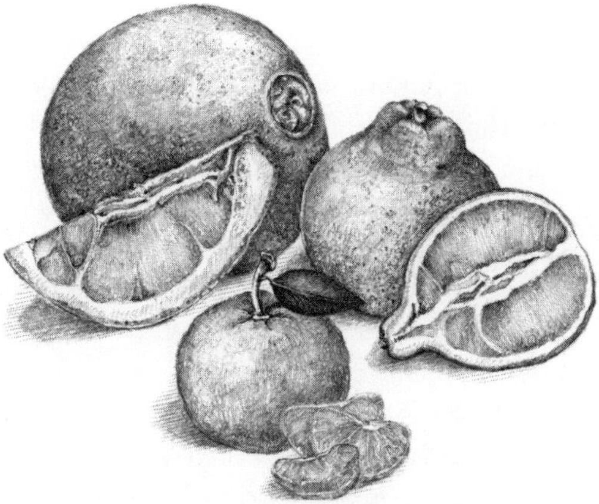

Navelorange, Tangelo und Mandarine

Lange waren auch in Europa sogenannte Orangenfruchtsaftgetränke populär, grässliche Mixturen aus Wasser, künstlichen Farbstoffen, Zucker und Vitamin-C-Pulver. Orangen, so glaubte man, seien nur wegen ihres Vitamins C gesund. Dabei enthalten sie mehr als 170 verschiedene Phytonährstoffe, wie Nahrungsmittelforscher inzwischen herausgefunden haben. Zusammengenommen schützen diese Verbindungen sogar stärker vor freien Radikalen als das Vitamin C selbst: 76 Prozent der antioxidativen Wirkung von Orangen stammen von diesen erst neuerdings entdeckten Verbindungen.

Vermutlich wird die Lebensmittelindustrie uns bald neue und noch bessere Orangenfruchtsaftgetränke anbieten, mit noch mehr Vitamin- und Phytonährstoffzusätzen, aber das Original wird immer unerreichbar bleiben. Zum Beispiel enthalten Orangen Hesperidin, einen bisher weniger bekannten Phytonährstoff. Im Tierversuch konnte Hesperidin Depressionen lindern, Entzündungen hemmen, Erbgut vor Strahlungsschäden schützen und das Wachstum verschiedener Krebsarten hemmen. Wer diese Vorzüge genießen will, muss die ganze Frucht essen.

DIE WILDEN WURZELN DER ZITRONE

Die wilden Vorfahren unserer Zitrusbäume stammen aus Südostasien, hatten sich aber schon im Jahr 500 v. Chr. bis nach Griechenland ausgebreitet. Die Früchte schmeckten zumeist sehr bitter – weshalb sie Anthropologen zufolge wohl eher als Heil-, Schönheits-, Reinigungs- oder Einbalsamierungsmittel eingesetzt wurden. Die ersten wirklich essbaren Varietäten waren Bitterorangen und Zitronatzitronen. Zitronatzitronen sind große, bittere Früchte mit sehr dicker, höckeriger Schale und wenig Fruchtfleisch. In der Antike galten sie als Gegenmittel gegen Gift; dem griechischen Philosophen Demokrit (geboren 460 v. Chr.) zufolge half es sogar gegen Schlangengift. Auf seiner Reise durch Ägypten hörte Demokrit von Häftlingen, die zum Tod in der Schlangengrube verurteilt worden waren. Doch unmittelbar vor Vollzug der Strafe, so die Geschichte, habe ein Straßenhändler den Verurteilten Zitronatzitrone zu essen gegeben. Danach seien sie von den Schlangen zwar gebissen worden, doch das Gift habe ihnen nichts ausgemacht.

Im 13. Jahrhundert tauchten in der Mittelmeerregion plötzlich süße Orangen auf, vermutlich eine spontane Mutation der Bitterorange. Zwei Jahrhunderte später nahm Christoph Kolumbus auf seiner Reise nach »Indien« einen Beutel Orangenkerne mit und machte ein ganz neues Publikum mit der köstlichen Frucht bekannt.

Immer wieder kommt es irgendwo auf der Welt bei Zitrusbäumen zu spontanen Mutationen und neuen Kreuzungen. Verschiedene Varietäten von Zitruspflanzen lassen sich leicht miteinander kreuzen. Wann immer Pollen von einem Zitrusbaum zu einer anderen Zitrusblüte gelangt, besteht die Chance, dass eine Hybride entsteht. Das passiert derart häufig, dass man DNS-Experten braucht, um definitiv festzustellen, welche Varietäten sich da bei der Entstehung einer neuen Varietät zusammengetan haben. Vermutlich entstand unsere moderne süße Orange als Kreuzung aus Mandarine und Pomelo (*Citrus grandis*). Auch unsere Grapefruits stammen übrigens vermutlich von Pomelos ab, einer Art Riesengrapefruit mit fahlgelbem Fleisch.

Fruchtreife

Folgende Früchte sollten vollreif geerntet werden, weil sie nicht mehr nachreifen:

- Ananas
- Beeren
- Granatäpfel
- Kirschen
- Trauben
- Zitrusfrüchte

Folgende Früchte können halb reif geerntet werden, weil sie noch nachreifen:

- Äpfel
- Aprikosen
- Avocados
- Bananen
- Birnen
- Guaven
- Kiwis
- Mangos
- Nektarinen
- Pfirsiche
- Pflaumen
- Tomaten

Orangen

NAVELORANGEN

Orangen sind die am häufigsten angebauten Zitrusfrüchte weltweit. Hauptsächlich werden Navelorangen produziert, die man, wie der Name schon vermuten lässt, an ihrem Nabel erkennt. Am unteren Ende jeder Frucht befindet sich ein kleiner Kreis mit einer orangen Ausbeulung. Diese Beule ist eine zweite Orange, die sich nicht entwickelt hat. Stellen Sie sie sich als nie ausgereiften Zwilling vor. Wenn Sie die Orange aufschneiden, bekommen Sie einen genaueren Blick auf den in seiner Entwicklung stehen gebliebenen Zwilling. Dieser merkwürdige Anhang ist im Erbgut jeder Navelorange codiert, das botanische Gegenstück zu einer eingetragenen Marke.

Es heißt, die Navelorange stamme aus Bahia (Brasilien) und sei dort irgendwann vor 1870 entstanden. Auch sie ist das Ergebnis einer spontanen Mutation. Ein adleräugiger Bauer soll die Frucht am Ast eines konventionellen Orangenbaums erspäht haben. Die Frucht war größer, süßer, leichter zu schälen als die anderen Früchte, außerdem kernlos – eine ganze Reihe von schönen Vorteilen, die allesamt aus einer kleinen Veränderung im Erbgut resultieren. Die Brasilianer nannten die Frucht »laranja de umbigo«, Nabel-Orangen. Diese Bezeichnung hat sich bis heute erhalten.

Im Jahr 1871 erfuhr der US-Landwirtschaftskommissar von diesen vielversprechenden Früchten und ließ eine Reihe Baumsetzlinge nach Florida bringen. Doch die Pflanzen ertrugen die dortige Hitze und Luftfeuchtigkeit nicht; kein einziger Baum trug Früchte, und die allermeisten starben ab. Drei überlebende Bäume wurden nach Kalifornien geschickt, in der Hoffnung, dass sie in trockenerer, kühlerer Umgebung besser gedeihen würden. Und das taten sie: Sie trugen Früchte, die besser schmeckten als alle anderen Orangen der Region. Die Züchter standen Schlange und pfropften Edelreiser der drei Bäume auf ihre eigenen Orangenbäume. Diese ersten Klone wurden weiter und weiter geklont, verbreiteten sich über Kalifornien und dann über die halbe Welt.

Unglaublich, aber wahr: Einer der drei Originalbäume von 1871 lebt heute noch. Im Jahr 1902 wurde er in einen Park in Riverside verpflanzt

– bei der Zeremonie war der Präsident der USA anwesend, woran man ablesen kann, welche Bedeutung dieser Baum für die Wirtschaft des Landes hatte. Bis heute trägt der Baum übrigens reichlich Früchte.

Heute weiß man, dass Navelorangen nicht nur groß, süß und kernlos sind, sondern mehr Phytonährstoffe enthalten als anerkannt gesundes Obst und Gemüse wie schwarze Trauben, grüner Spargel, gelbe Zwiebeln und Stängelkohl. Darüber hinaus enthält sie jede Menge Vitamin C und Ballaststoffe (mehr als drei Gramm pro Frucht). Außerdem treibt sie den Blutzuckerspiegel nicht in die Höhe: Eine mittelgroße Navelorange hat nur 80 Kalorien, das Verhältnis von Nährwert zu Brennwert ist also exzellent. Obwohl es noch gesündere Orangen gibt als die Navelorange – welche, erkläre ich gleich –, sind Navelorangen immer eine gute Wahl.

DIE »ENTGRÜNUNG« VON ORANGEN

Im 19. Jahrhundert ließ sich eine reife Orange noch ganz einfach von einer unreifen unterscheiden: Eine reife Orange war orange, eine unreife grün. Doch Anfang des 20. Jahrhunderts fingen findige US-Zitrusbauern an, unreife Früchte zu »entgrünen«, sprich in orangene Farbe zu tauchen, um ihnen einen Anschein von Reife zu geben. Sie hielten das für nötig, weil Orangen die Minimalanforderungen an ihre Reife schon erfüllten, während sie noch grün waren, die Verbraucher grüne Früchte aber für unreif hielten und verschmähten.

Als sich die verwendete Farbe im Jahr 1955 als giftig herausstellte, musste die Branche nach neuen Wegen suchen, den Umstand zu verbergen, dass ihre Ware noch grasgrün und nicht vollständig ausgereift war. Die effektivste – und bis heute gängige – Methode ist, Orangen halb reif zu ernten, sie in Reifekammern zu bringen und sie dort mit Ethylen zu begasen, jenem Gas, das in vielen Früchten einen Reifungsprozess auslöst. Wenn Temperatur, Feuchtigkeit und Konzentration des Gases stimmen, verfärben sich die Früchte innerhalb von Tagen orange – allerdings reift leider nur die Schale, nicht das Fruchtfleisch: Die Orangen sehen reif aus, sind aber saurer, weniger süß und weniger gesund als vollreife Früchte.

EINKAUFSTIPPS FÜR ORANGEN

Da keine Kennzeichnungspflicht für derart behandelte Früchte besteht, ist es schwierig, wenn auch nicht unmöglich, wirklich sonnengereifte Orangen zu erkennen. Sehen Sie sich die angebotenen Orangen genau an. Sind sie alle einheitlich orange oder gibt es hellere, fast gelbe Früchte und intensiv dunkelorange? Wenn die Farbtöne sich leicht unterscheiden, haben Sie natürlich gereifte Früchte vor sich. (Unreif geerntete und begaste Orangen haben alle dieselbe Farbe.) Nehmen Sie in diesem Fall einfach die am intensivsten getönten Orangen.

Bei einheitlich orangen Früchten wissen Sie nicht, ob sie ihre Färbung ehrlich erworben oder nur dem Ethylen zu verdanken haben. Nehmen Sie in diesem Fall die größten Früchte, denn wie die meisten Früchte wachsen auch Orangen während der Reifung weiter, größere Früchte haben also vermutlich länger am Baum gehangen als kleinere und sind folglich reifer.

Sie können aber auch mit dem Kauf von Navelorangen warten, bis die Orangensaison voll in Schwung gekommen ist: Früchte aus Südeuropa verfärben sich erst ab Januar von Natur aus orange. Die Erntesaison geht dann bis in den folgenden August, heikel sind also allein die Monate September bis Dezember. In diesen Monaten ist die Gefahr am größten, »entgrünte« Früchte zu bekommen.

Mit Bio-Orangen sind Sie auf der sicheren Seite, für sie ist diese Behandlung tabu. Außerdem finden sich in ihnen auch weniger bis gar keine Rückstände von Pestiziden und anderen Chemikalien. Einer europäischen Studie aus dem Jahr 2006 zufolge sind Bio-Orangen mitunter auch aromatischer und gesünder als konventionell angebaute Früchte.

LAGERUNG VON ORANGEN UND ANDEREN ZITRUSFRÜCHTEN

Da Zitrusfrüchte nach dem Pflücken nicht mehr weiter reifen, wäre es sinnlos, sie noch zu Hause herumliegen zu lassen: Sie werden nicht mehr süßer, sondern nur älter und möglicherweise schimmlig. Essen Sie Zitrusfrüchte innerhalb weniger Tage auf oder lagern Sie sie im

Kühlschrank (im Gemüsefach oder auf einem Einlegeboden). Stecken Sie sie aber nicht in einen Plastikbeutel, darin ist es zu feucht, es bildet sich schnell Schimmel. Im Kühlschrank halten sich Zitrusfrüchte etwa zwei Wochen lang. Alles, was dann noch übrig ist, können Sie auspressen und den Saft einfrieren. Sie können auch die Schale abreiben und einfrieren.

CARA-CARA-ORANGEN

Wie bereits erwähnt, sind einzelne Varietäten von Navelorangen gesünder als andere. Die Cara Cara oder Red-Navel, das Ergebnis einer spontanen Mutation, gehört zu diesen Varietäten. Sie hat nur zwei Drittel der Größe ihres Vorfahren (einer Washington-Navelorange), lässt sich leicht schälen und aufspalten und enthält kaum Kerne.

Vor allem aber ist ihr Fruchtfleisch intensiv rosa gefärbt. Das liegt am enthaltenen Lycopin (Washington-Navelorangen haben keines). Und wegen dieses hohen Lycopin-Gehalts bekämpft die Cara Cara freie Radikale zwei bis drei Mal so gut wie herkömmliche Navelorangen. Außerdem sind sie süßer und säureärmer. Sie kommen Mitte, Ende Januar in manche (längst nicht alle) Läden und sind dort in aller Regel deutlich gekennzeichnet.

BLUTORANGEN

Blutorangen (*Citrus sinensis* L. Osbeck) toppen Cara Caras noch einmal. Sie sind weniger als halb so groß wie Navelorangen, haben eine dünne Schale und wenige bis gar keine Kerne. Ihr Fruchtfleisch ist tiefrot, daher der Name. Auch die Schale verfärbt sich bei der Reifung teilweise tief orangerot. Die Färbung kommt von Anthocyanen, also nicht von Lycopin wie bei Cara Caras. Blutorangen haben ein ausgesprochen lebendiges, nuanciertes Aroma. Enthusiastische Fans schwärmen von »Himbeernoten« und »einem Hauch von Traube« oder »einer Vermählung von Orange und Pflaume« oder »Burgundernoten mit einem Schuss Orange«. Ich nenne sie einfach köstlich.

Bei vielen Früchten beeinflusst das Klima den Nährstoffgehalt und für Blutorangen trifft das in besonderem Maße zu. Je stärker die Temperaturdifferenzen zwischen Tag und Nacht sind, desto mehr Anthocyane bilden die Pflanzen. Außerordentlich gesund sind etwa Moro-Orangen, die an den Hängen des Vulkans Ätna auf Sizilien wachsen. Die Saison für Blutorangen geht von Januar bis Mitte April, danach verschwinden sie in aller Regel aus den Geschäften – anders als die fast das ganze Jahr über erhältlichen Navelorangen.

VALENCIA-ORANGEN

Die Valencia-Orange ist mittelgroß und wird in erster Linie als Saftorange verwendet, weil sie viele Kerne und eine dünne, fest sitzende Schale aufweist. Sie gehört zu den wenigen Sorten, die im Sommer reifen (Erntesaison Mai bis Juli). Wenn Ihnen also im Sommer der Sinn nach frischen Orangen steht und der Extra-Aufwand mit Kernen und Schale Sie nicht abschreckt, bekommen Sie mit Valencia-Orangen nicht nur frische, süße und sehr aromatische, sondern auch gesunde Orangen, die doppelt so viele Carotinoide enthalten wie normale Navelorangen.

Valencia-Orangen haben eine merkwürdige Eigenheit: Sie können spät in der Saison wieder grün werden, obwohl sie schon orange waren. Wenn das passiert, korrigieren viele Produzenten das mit Ethylen, damit der Kunde nicht glaubt, die Frucht sei unreif. Da Valencia-Orangen aber schon reif sind, wenn sie begast werden, handelt es sich hier um eine eher harmlose Täuschung.

TANGELOS

Tangelos (*Citrus x tangelo*) entstanden 1897, als ein Zitrusbauer den Pollen einer Mandarinenblüte auf eine Grapefruitblüte übertrug. Die Frucht ähnelt ihren Eltern kaum, sondern sieht eher aus wie eine Orange mit einem Knubbel oben drauf, wie ihn Zitronen haben. Das Fruchtfleisch hat die Farbe und zart herbe Säure einer Mandarine. Tangelos enthalten mehr Phytonährstoffe (insbesondere Flavanone) als die meisten Orangen, wodurch sie auch gesünder sind als diese. Außerdem sind sie herrlich saftig.

MANDARINEN & CO.

Mandarinen (*Citrus reticulata*), Tangerinen (*Citrus tangerina*), Satsumas und Clementinen (beides Kreuzungen aus Mandarine und Orange) haben alle gemein, dass sie sich leicht schälen lassen. Satsumas und Clementinen sind außerdem noch kernlos, was Verbraucher natürlich schätzen. Umgangssprachlich werden die vier im deutschsprachigen Raum meistens als »Mandarinen« in einen Topf geworfen. Clementinen sind kleiner als Tangerinen und haben ein tief oranges Fruchtfleisch mit viel Betacarotin. Tangerinen sind süßer als die meisten Orangen, können aber ziemlich viele Kerne haben. Wegen ihres hohen Lycopin-Gehalts sind sie intensiver orange gefärbt als Mandarinen. Mandarinen werden wie Orangen bei zunehmender Reife süßer. Manche Produzenten pflücken sie halb reif und »entgrünen« sie dann. Bei Bioware können Sie sich sicher sein, dass bei der Farbe nicht nachgeholfen wurde.

Den gesündesten Teil der Orange nutzen

Der gesündeste Teil der Orange ist erstaunlicherweise nicht das Fruchtfleisch, der Saft oder die intensiv orange äußere Schale. Am dichtesten ballen sich die Phytonährstoffe in der weißen inneren Schicht der Schale, die Albedo. Sie enthält viel Pektin und eine dichte Konzentration von Flavanonen. Da das schwammartige weiße Gewebe aber eher trocken ist und leicht bitter schmeckt, schälen die meisten Leute es mit ab. Bitte bedenken Sie beim Kauf von weiterverarbeiteten Orangen oder Dosenorangen, dass die Zitrusbranche die Früchte mechanisch schält und dann Albedo und die Membranen zwischen den Segmenten chemisch behandelt, damit sie sich leichter entfernen lassen. Das Endprodukt ist eine »nackte« Orange.

Tun Sie Ihrer Gesundheit etwas Gutes und essen Sie die Albedo mit. Eine Studie zeigte, dass eine Navelorange mit Resten von Albedo 400 Milligramm Phytonährstoffe pro Portion aufwies – entfernte man die gesamte Albedo, blieben nur noch 100 Milligramm übrig. Lassen Sie beim nächsten Schälen also gerade so viel von dem weißen Fluff an der Frucht, dass Ihnen der Genuss noch nicht verdorben wird.

Auch die Membranen der Segmente sind gesund. Für manche Rezepte soll man die Segmente »filetieren«, also die Membranen entfernen. Schneiden Sie die Orangen besser in Scheiben, dann fallen die Membranen kaum mehr auf.

WELCHER ORANGENSAFT IST DER BESTE?

Deutsche trinken im Schnitt etwa acht Liter Orangensaft pro Jahr (Zahl von 2013), damit kommt er knapp hinter Apfelsaft auf den zweiten Platz in der Verbrauchergunst. Doch welchen Saft soll man nun nehmen?

Dazu erst einmal ein bisschen Grundlagenwissen: Bei der Produktion von Orangensaft gehen relativ wenige Nährstoffe verloren, weil der Saft nicht stark bearbeitet (raffiniert) wird. Die Kunden akzeptieren oder wünschen sogar, dass der Saft noch Fruchtfleisch enthält und undurchsichtig ist.

Trotzdem sind manche Säfte deutlich gesünder als andere. Wissenschaftler der A & m University in Texas untersuchten 26 Orangensäfte und stellten erstaunt fest, dass aus Konzentrat hergestellte Säfte *45 Prozent mehr Flavonoide* enthielten als sogenannter Direktsaft. Ebenso verblüffend war, dass der Gehalt an Antioxidantien stark schwankte und vom Preis des Produkts unabhängig war. So enthielt ein Edelsaft, der doppelt so viel kostete wie ein Billigprodukt, nur halb so viele Phytonährstoffe.

Viele Menschen kaufen Direktsaft, weil sie ihn für natürlicher und gesünder halten und seinen Geschmack bevorzugen. Allerdings wird Direktsaft beim Abfüllen pasteurisiert, also durch Erhitzen haltbar gemacht (wie Saft aus Konzentrat übrigens auch). Dabei gehen leider nicht nur Keime kaputt, sondern auch einige Geschmacksträger und Vitamine. Die Wirkung der Phytonährstoffe sinkt um bis zu 30 Prozent. Teilweise aufgelöst werden kann dieses Dilemma durch die sogenannte Blitz-Pasteurisierung, bei der der Saft nur ganz kurz erhitzt wird – allerdings verdirbt blitzpasteurisierter Saft deutlich schneller. Saft aus dem Kühlregal hält sich immerhin einige Wochen, schmeckt in der Regel aromatischer und ist außerdem noch gesünder.

Vergleichen Sie die Marken und wählen Sie den Saft mit der intensivsten Orangefärbung und dem frischesten Geschmack. Der Nährwert von Orangensaft schwankt auch im Verlauf des Jahres, in Abhängigkeit von der Orangensorte, die gerade reift und verarbeitet wird. Saft mit Fruchtfleisch ist auf jeden Fall gesünder als filtrierter Saft. Neuesten Forschungen zufolge enthält das Fruchtfleisch eine Reihe von Phytonährstoffen wie Naringenin und Hesperetin, die vor freien Radikalen, Bakterien und Viren schützen, Entzündungen hemmen und Allergien vorbeugen.

SELBST GEPRESSTER ORANGENSAFT

Am aromatischsten und gesündesten ist noch immer selbst gemachter Orangensaft – vorausgesetzt, Sie verwenden die richtigen Sorten. Die meisten kommerziell produzierten Säfte werden aus Navelorangen gepresst; süßerer und dunklerer Saft aus Valencia-Orangen wird nur beigemischt. Wenn Sie Ihren Saft selbst machen, können Sie zu hundert Prozent Valencia-Orangen verwenden. Das Ergebnis schmeckt nicht nur besser, sondern enthält auch mehr Phytonährstoffe. Noch gesünder wird die Sache, wenn Sie Moro-Orangen oder Blutorangen verwenden. Mischen Sie je nach Geschmack noch andere Zitrusfrüchte dazu. Ein weiterer Vorteil: Das Pasteurisieren entfällt bei selbst gemachtem Saft natürlich.

Für 200 Milliliter Saft brauchen Sie etwa zwei bis drei große Orangen. Am meisten Saft erhalten Sie, wenn Sie die Früchte vor dem Pressen auf der Küchenplatte herum rollen und dabei so fest drauf drücken, dass die inneren Membranen reißen. Halbieren Sie die Orangen und entfernen Sie die Kerne. Ein elektrischer Entsafter holt am meisten Saft heraus und nimmt auch einen Teil der Albedo mit, wodurch der Saft noch gesünder wird. Den Saft nicht durch ein Sieb gießen – die festen Bestandteile enthalten mehr Phytonährstoffe als der Saft selbst. Alles Fruchtfleisch, das im Entsafter geblieben ist, wieder zurück in den Saft geben. Trinken Sie den Saft sofort: Nahrungsmittelchemiker haben herausgefunden, dass selbst gemachter Orangensaft schon nach 24 Stunden im Kühlschrank den Großteil seines Aromas und die Hälfte seiner antioxidativen Kapazität eingebüßt hat.

Grapefruits

Bis ins 20. Jahrhundert hinein hatten alle Grapefruits weißes Fruchtfleisch. Dann entdeckte ein Grapefruit-Bauer in Florida einige ungewöhnliche Grapefruits an einem Ast. Er schnitt eine der Früchte auf und sah, dass sie rosafarbenes Fruchtfleisch hatte. Das Auge, aus der sich der Ast entwickelt hatte, war spontan mutiert. Der Bauer biss in die Frucht und stellte fest, dass sie süßer schmeckte als normale Grapefruits. Durch Pfropfen klonte er den Ast und begann mit der Produktion rosafarbener Grapefruits. Die Verbraucher waren begeistert, und bald wuchs die rosafarbene Mutation in unzähligen Zitrushainen in Florida und Texas.

In Texas kam es dann 25 Jahre später zu einer weiteren spontanen Mutation, bei der die rotfleischige Grapefruit entstand. Diese neue Frucht, Hudson Pink genannt – eigentlich ein irreführender Name, da das Fruchtfleisch eher rot als pinkfarben ist –, schmeckte wiederum süßer als rosafarbene Grapefruits und schlug bei den Verbrauchern entsprechend ein. Danach brach ein wahres Zuchtfieber aus; im Jahr 1959 schickte das Kingsville Citrus Center der A & m University Texas tausende Hudson-Pink-Kerne zur Bestrahlung an ein Forschungszentrum: Mutation on demand. Und tatsächlich entstand aus einem der bestrahlten Kerne die Sorte Star Ruby, die weniger Kerne und ein tiefer rot gefärbtes Fruchtfleisch als die Hudson Pink besaß. Die Kerne dieser Sorte wiederum wurden 1963 bestrahlt, und es entstand Rio Red, eine der dunkelrotesten Grapefruits überhaupt. Diese Sorte dominiert bis heute den US-Markt und gehört auch in Europa zu den beliebtesten.

Wie wir gesehen haben, hat der Mensch im Lauf seiner Züchtungen den Nährwert der meisten Obst- und Gemüsesorten verringert, doch bei den doppelt bestrahlten roten Grapefruits ist das Gegenteil passiert: Sie enthalten mehr Anthocyane und Phytonährstoffe insgesamt als Sorten mit blasserem Fruchtfleisch. Diese geballte Ladung Anthocyane könnte sich als pure Medizin herausstellen: Im Jahr 1995 führten Forscher eine Studie mit 57 Herzpatienten durch, die nach einer Bypassoperation nicht auf die Medikamente ansprachen, die ihre Triglyzeridwerte senken sollten. (Hohe Triglyzeridwerte können zu Herz- und Schlaganfällen führen.) Die Patienten wurden in drei Gruppen eingeteilt: eine Kontrollgruppe (keine Grapefruits), eine Gruppe, die täglich eine weißfleischige Grapefruit aß, und eine Gruppe, die täglich eine rotfleischige Grapefruit aß. Nach vier Wochen wiesen beide Grapefruit-Gruppen bessere Cholesterinwerte auf als die Kontrollgruppe, doch nur die Probanden, die rotfleischige Grapefruits gegessen hatten, hatten auch weniger Triglyzerid im Blut.

Die Unverträglichkeit von Grapefruits mit manchen Medikamenten

Aufgepasst! Von immer mehr Medikamenten wird bekannt, dass sie gefährliche Wechselwirkungen mit Grapefruits eingehen. Neuesten Erkenntnissen zufolge kann der Konsum von Grapefruits mehrere Stunden vor oder nach der Gabe eines Medikaments dafür sorgen, dass der Körper mehr von dem Wirkstoff aufnimmt. Dadurch erhöht sich die Wirkung des Medikaments – und die Stärke der Nebenwirkungen. Es drohen sogar Leberschäden und Nierenversagen.

Zu den betroffenen Medikamenten gehören Mittel zur Senkung des Cholesterinwerts und des Blutdrucks, Mittel zur Linderung von Angstzuständen und zur Unterdrückung des Immunsystems. Falls Sie betroffen sind, sprechen Sie mit Ihrem Arzt über diese möglicherweise sehr gefährlichen Wechselwirkungen.

EINKAUFSTIPPS FÜR GRAPEFRUITS

Wie Orangen werden auch Grapefruits teilweise frühzeitig geerntet und mit Ethylen »entgrünt«, weil der Kunde gelbe und nicht grüne Früchte verlangt. Eine reife Grapefruit ist süßer und gesünder als eine »entgrünte« halb reife.

Suchen Sie im Laden nach großen, relativ schweren Früchten mit glatter Haut. (Eine große, aber relativ leichte Grapefruit hat wenig Saft und eine dicke Schale.) Die Schale sollte straff sein und sich elastisch wieder ausbeulen, nachdem sie eingedrückt wurde. Lassen Sie Früchte mit Dellen, Narben und weichen Stellen liegen. Wenn weißfleischige Grapefruits reif sind, ist ihre Schale gelb, nicht grünlich-gelb. Die reifen rotfleischigen Grapefruits haben eine rötliche Deckfarbe.

Wenn Sie keine weißfleischigen Grapefruits mögen, sind Sie möglicherweise ein Superschmecker (siehe S. 32). Um Grapefruits attraktiver für den Verbraucher zu machen, versuchen Zitrusbauern ihr Bestes, um den Früchten ihren Bitterstoff Naringin auszutreiben. Saftproduzenten gelingt es mithilfe ausgefeilter Prozesse bereits, dem Saft alle Bitterstoffe zu entziehen. Inzwischen weiß man aber, dass Naringin den LDL-Cholesterinwert senken und das Wachstum von Tumoren bremsen kann. Wieder einmal haben wir beim Versuch, unsere Nahrung weniger bitter zu machen, auch unseren Schutz vor tödlichen Krankheiten verringert.

Zitronen und Limetten

Zitronen und Limetten stammen aus den Bergregionen Südchinas und Nordindiens. Über den Stammbaum der zwei Früchte herrschte Unklarheit, bis im Jahr 2010 eine Erbgutanalyse die Frage schließlich klärte: Zitronen sind eine natürliche Kreuzung von Zitronatzitrone und Bitterorange, Limetten eine Kreuzung von Zitrone und der relativ unbekannten Zitrusfrucht Papeda.

Zitronen und Limetten werden seit mindestens 4.000 Jahren angebaut. Im vierten Jahrhundert v. Chr. brachte – wer sonst? – Alexander der Große sie nach Europa. Etwa 1.800 Jahre später führte Christoph Kolumbus sie in Haiti ein, wo die Pflanzen prächtig gediehen.

Normalerweise verzehren wir Zitronen wie Limetten nicht pur, dafür sind sie zu sauer: Ihr Saft enthält fünf bis sechs Prozent Zitronensäure. Also wird er verdünnt, gezuckert oder zur Konservierung von Lebensmitteln verwendet. Der ungarische Wissenschaftler Albert Szent-Györgyi entdeckte Anfang des 20. Jahrhunderts das überaus wichtige Vitamin C, als er Zitronen und Limetten chemisch analysierte. 1937 erhielt er dafür den Nobelpreis für Medizin.

Die todbringende Krankheit Skorbut wird durch Vitamin-C-Mangel ausgelöst. Schon Hippokrates beschrieb im fünften Jahrhundert v. Chr. Zahnfleischbluten und Einblutungen als Symptome dieser tödlichen Krankheit. Als die großen Entdecker etwa 2.000 Jahre später auf lange Seereisen gingen, grassierte Skorbut unter den Seeleuten, die monatelang weder frisches Obst noch Gemüse bekamen. Zehntausende Männer sollen daran gestorben sein, darunter der Großteil der Crew, die Ferdinand Magellan im 16. Jahrhundert auf seiner Weltumsegelung begleitete.

Dass Zitrusfrüchte Skorbut verhindern können, wusste man schon hunderte Jahre vor der Entdeckung des Vitamins C. Bereits 1564 schrieb der holländische Arzt Boudewijn Ronsse: »Seeleute, die sich auf ihrer Rückreise von Spanien aus Gier und Völlerei an den neuen Köstlichkeiten der [Orange] labten, vertrieben damit unerwartet Skorbut.« Doch erst 230 Jahre später fand Zitronensaft als Heilmittel gegen die Krankheit offizielle Anerkennung. Wie alle Zitrusfrüchte sind auch Zitronen und Limetten mehr als nur gute Vitamin-C-Lieferanten. Sie enthalten viele Flavanone, die freie Radikale binden und sogar krebsvorbeugend wirken. Bei In-vitro-Versuchen wirkte einzig Cranberryextrakt noch stärker gegen Krebszellen als Zitronensaft. Zitronen helfen auch dabei, die Phytonährstoffe in anderen Nahrungsmitteln zu erhalten. So sollte man zum Beispiel einen Spritzer Zitrone in die Tasse oder die Teekanne geben, *bevor* man Grüntee macht. Mit dieser Methode steigt nicht nur der Anteil der Phytonährstoffe im Tee, sondern auch die Aufnahmefähigkeit des Körpers für sie.

EINKAUFSTIPPS FÜR ZITRONEN UND LIMETTEN

Bei Zitronen und Limetten gibt es im Laden kaum Auswahl – und die angebotenen Sorten unterscheiden sich vom Nährwert her auch kaum. Also können Sie sich darauf beschränken, die frischesten, saftigsten Früchte auszuwählen. Frische Zitronen und Limetten guter Qualität sind fest, aber nicht hart, und haben eine glänzende Schale ohne weiche Stellen. Die saftigsten Früchte erkennt man daran, dass sie sich für ihre Größe besonders schwer anfühlen. Sowohl Zitronen als auch Limetten werden unreif geerntet, damit sie sich im Geschäft länger halten. Je reifer eine Frucht ist, desto saftiger und gesünder ist sie. Nehmen Sie Zitronen mit kräftig gelber Farbe, ohne jeden Rest von Grün. Die wenigsten Menschen wissen, dass reife Limetten gelb sind, nicht grün. Folglich sind die dunkelgrünen Früchte im Laden die unreifsten und haben am wenigsten Saft.

Alle Zitrusfrüchte sind anfällig für Penicillium citrinum, einen blauen Schimmel, lange ein Fluch für die ganze Branche. In den 1940ern experimentierte man mit neuen Methoden der Bekämpfung; dazu gehörte, Zitrusfrüchte in das giftige Pestizid 2,4-D zu tauchen. Gottlob wurde diese Praxis wenige Jahre später verboten.

AUFBEWAHRUNG VON ZITRONEN UND LIMETTEN

Zitronen und Limetten halten sich, wie andere Zitrusfrüchte, bei Zimmertemperatur eine Woche lang. Legen Sie sie in den Kühlschrank, wenn Sie sie länger aufbewahren wollen. Allerdings bleiben sie auch dort maximal zwei Wochen lang frisch. Ganze Zitronen kann man nicht einfrieren, wohl aber den Saft. Dabei wird weder der Geschmack noch der Gehalt an Phytonährstoffen beeinträchtigt. Ihr hausgemachter eingefrorener Saft wird viel besser schmecken als im Laden gekaufter »frischer« Zitronensaft. Ich empfehle, auch die äußere Schale (die Zeste) abzuschaben und einzufrieren.

KAUFEN SIE BIO-ZITRUSFRÜCHTE UND ESSEN SIE DIE SCHALE MIT

Die Schale von Zitrusfrüchten enthält pro Gramm ungleich mehr Phytonährstoffe als das Fruchtfleisch. Die Nahrungsergänzungsmittelbranche kauft schon lange die ungenutzten Schalen der Zitrusindustrie und macht daraus teure Pillen und Pülverchen mit konzentrierten Antioxidantien. Das Geld können Sie sich sparen, wenn Sie die Schalen der Zitrusfrüchte essen, die Sie ohnehin kaufen. Allerdings möchte ich das nur empfehlen, wenn Sie Bio-Obst nehmen. Denn auch Pestizidreste sammeln sich vornehmlich in der Haut. Selbst nach gründlichem Waschen bleiben davon noch 16 bis 57 Prozent übrig.

Geriebene Zitrusfruchtzeste verleiht Kuchen, Broten, Marinaden, Soßen und (selbst gemachten wie gekauften) Salatdressings den gewissen Extrapep. Auch Kekse, Zimtschnecken und Brownies gewinnen geschmacklich – und werden gesünder. Machen Sie Ihre eigene Orangenmarmelade: In den meisten industriell hergestellten Marmeladen steckt eine Menge Zucker, aber nur wenig Zeste. Haben Sie einen Zester? Das ist ein billiges Instrument, mit dem sich der gefärbte Teil der Schale in kurzen, dünnen Streifen abhobeln lässt. Geben Sie diese bunten, aromatischen Streifen auf gedämpftes Gemüse und Salate. Streuen Sie Orangenzesten über Schokoladen- und Karottenkuchen und Zitronenzesten über Apfelkuchen.

Das folgende Rezept für Zitronencreme nutzt die gesamte Zitrone (außer den Kernen). Diese pfiffige Nachspeise geht ganz einfach. Die Creme hat wegen der winzigen Schalenstreifen zwar nicht die seidige Konsistenz eines Zitronenbaiser-Kuchens, aber der intensive Zitronengeschmack entzückt. Ich empfehle, Bio-Zitronen zu verwenden.

Zitronencreme mit Zesten

Vorbereitungszeit: 15 Minuten

Zubereitungszeit: 30 Minuten

Gesamtzeit: 45 Minuten (ergibt 5 Portionen)

1 große oder 2 kleine Zitronen, mit der Schale in Achtel geschnitten und entkernt
300 g Honig oder 225 g Zucker
4 große Eier

120 g Butter, gesalzen oder ungesalzen (auf Zimmertemperatur)
1 TL Vanillearoma
30 g Wal- oder Pecannüsse, fein gehackt (optional)

Ofen auf 160 Grad vorheizen. Fünf Förmchen einfetten.

Alle Zutaten bis auf die Nüsse in einen Mixer geben und sechs Minuten lang zerkleinern. Das wird Ihnen ewig vorkommen, nehmen Sie daher eine Eieruhr, damit Sie die Masse auch wirklich fein genug hacken. Zur Halbzeit den Rand des Mixergefäßes abschaben. Die Mischung wird anfangs noch dickflüssig sein, doch nach etwa fünf Minuten wird sie glatt.

Die Mischung in die Förmchen gießen, diese auf ein Backblech stellen und in der Mitte des Ofens 25 Minuten lang backen. Dann überprüfen, ob die Creme fest geworden ist. Wenn nicht, weitere fünf Minuten lang backen oder bis sie fest geworden ist. Dann herausnehmen und abkühlen lassen. Mit den Nüssen bestreuen und warm servieren oder vor dem Servieren 30 Minuten lang im Kühlschrank kalt stellen. (Man kann die Creme auch am Vortag machen und über Nacht in den Kühlschrank stellen.)

Varianten:

- Sie können die Creme auch auf einen Kuchenboden gießen und 30 Minuten lang (oder bis sie fest geworden ist) backen.
- Sie können statt der Zitronen auch zwei bis drei Limetten verwenden.
- Sie können auch Kokosflocken statt der Nüsse über die Creme streuen.

Zitrusfrüchte – empfohlene Sorten

Im Supermarkt	
TYP	BEMERKUNG
Blutorangen	Kleine Orangen mit dunkelrotem Fruchtfleisch und süß-herbem Geschmack. Die Schale ist mitunter rot überlaufen. Blutorangen enthalten mehr Antioxidantien als alle anderen Orangen. Die Sorte Moro enthält am meisten Anthocyane. Die Saison geht von Weihnachten bis Ende März.
Navelorangen	Reife Navelorangen sind süß und säurearm; ihr Fruchtfleisch hat eine tieforange Farbe. Andere Orangen sind zwar gesünder, doch Navelorangen enthalten viel Vitamin C und gehören zum gesündesten Obst im Supermarkt. Die ersten Orangen der Saison kommen zwar schon ab Oktober in die Geschäfte, mit größerer Wahrscheinlichkeit reif sind sie aber ab Dezember.
Cara-Cara-Orangen	Mitunter führen große Supermärkte und Obst- und Gemüsehandlungen Cara-Cara-Orangen. Es handelt sich um mittelgroße Orangen mit rosa-orangem Fruchtfleisch. Sie enthalten zwei bis drei Mal so viele Phytonährstoffe wie Navelorangen und schmecken süßer. Die Saison geht von Dezember bis April.
Valencia-Orangen	Mittelgroße Orangen mit vielen Kernen und dünner, fest sitzender Schale. Süßer, saftiger und reicher an Phytonährstoffen als Navelorangen. Eignen sich hervorragend zum Entsaften. Spätorange, Ernte ist zwischen Mitte März und August.
Tangelos	Laufen im deutschsprachigen Raum oft als Minneolas. An ihrem Höcker zu erkennen. Volle, schwere Früchte mit viel Saft, die eher nach Mandarine schmecken und auch die Farbe von Mandarinen haben. Gesünder als die meisten Orangen.
Clementinen	Hybride aus Mandarine und Orange, in Deutschland meist umgangssprachlich als Mandarine bezeichnet, wobei sie kleiner sind als Mandarinen und keine Kerne haben. Ihr intensiv oranges Fruchtfleisch enthält viel Betacarotin und andere Phytonährstoffe.

Satsumas	Kreuzung aus Mandarine und Orange; wird oft als »kernlose Mandarine« gehandelt. Kernlos und sehr leicht zu schälen.
Weißfleischige Grapefruits	Weißfleischige Grapefruits sind bitterer und nährstoffärmer als rosa- und rotfleischige. Doch auch sie senken nachweislich den LDL-Cholesterinspiegel und bremsen das Wachstum verschiedener menschlicher Tumorzellen.
Rosafleischige Grapefruits	Rosafleischige Grapefruits sind süßer als weißfleischige und haben eine etwas größere antioxidative Wirkung.
Rotfleischige Grapefruits	Enthalten mehr Lycopin und andere Phytonährstoffe als alle anderen Grapefruits. Sind auch süßer als alle anderen. Je intensiver die rote Farbe, desto gesünder die Frucht. Die gesündesten Sorten sind (in absteigender Reihenfolge) Rio Star, Star Ruby, Rio Red und Ruby Red. Je länger die Saison fortschreitet, desto milder werden die geernteten Früchte.

ZUSAMMENFASSUNG ZITRUSFRÜCHTE

1. ***Navelorangen sind gängig und gesund.***
   Kaufen Sie Navelorangen mit intensiv orangem Äußerem und Fruchtfleisch. Sehen alle angebotenen Orangen einheitlich orange aus, wählen Sie am besten die größten Früchte, die sind wahrscheinlich am reifsten. Essen Sie die Membranen zwischen den Segmenten mit, sie enthalten viele Nährstoffe. Schneiden Sie die Orange in Scheiben, dann fallen die Membranen weniger auf.

2. ***Nehmen Sie Zitrusfrüchte mit intensiv gefärbtem Fruchtfleisch.***
   Je dunkler das Fruchtfleisch, desto mehr Phytonährstoffe enthält die Frucht. Sehr gut sind Cara-Cara-Orangen, Blutorangen, Valencia-Orangen, Mandarinen und Tangelos.

3. ***Rosa- und rotfleischige Grapefruits sind reicher an Phytonährstoffen als weißfleischige.***
Sie sind nicht nur gesünder, sondern auch noch süßer als weißfleischige. Der regelmäßige Verzehr rotfleischiger Grapefruits könnte Ihren LDL-Cholesterin- und Ihren Triglyzeridwert senken. Je intensiver gefärbt das Fruchtfleisch, desto gesünder ist die Frucht.

4. ***Nehmen Sie den gesündesten Orangensaft.***
Dunkeloranger bis orangeroter Saft mit Fruchtfleisch enthält mehr Phytonährstoffe als hellerer Saft ohne Fruchtfleisch. Der Preis eines Safts sagt wenig bis nichts über den Gehalt an Phytonährstoffen aus. Am besten schmeckt blitzpasteurisierter Saft (steht im Kühlregal) aus Bioorangen. Saft aus Cara-Cara-Orangen, Valencia-Orangen oder Blutorangen ist gesünder als Saft aus Navelorangen. Am besten machen Sie Ihren Saft aus besonders gesunden Orangen selbst. Trinken Sie selbst gepressten Saft innerhalb von Stunden auf, dann schmeckt er am besten und ist am gesündesten.

5. ***Nehmen Sie die reifsten Zitronen und Limetten.***
Die meisten Zitronen und Limetten werden geerntet und verkauft, bevor sie ihre volle Reife erlangt haben. Voll ausgereifte Früchte haben am meisten Saft. Wählen Sie vollgelbe Zitronen ohne jede Spur von Grün. Die reifsten Limetten werden schon teilweise gelb. Die Früchte sollten glänzende Schalen haben und sich für ihre Größe schwer anfühlen.

6. ***Lagern Sie Zitrusfrüchte richtig.***
Bei Zimmertemperatur halten sie sich eine Woche; im Kühlschrank zwei Wochen. Nicht in Plastikbeuteln lagern, sonst hat der Schimmel leichtes Spiel. Überzählige Früchte auspressen und den Saft sowie die abgehobelte Zeste einfrieren.

16. KAPITEL

EXOTISCHE FRÜCHTE

Sich die Globalisierung zunutze machen

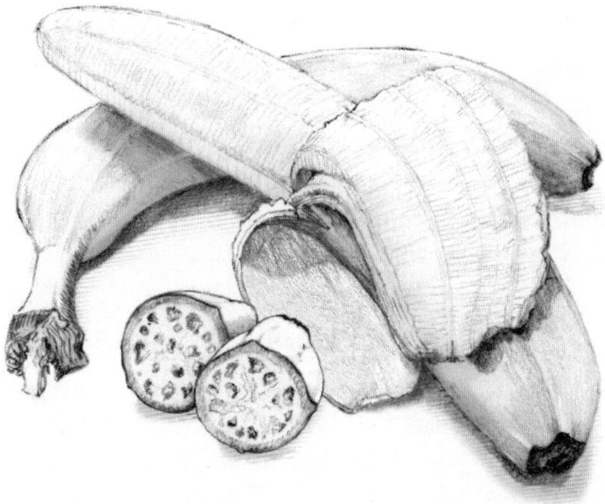

Moderne und wilde Bananen

Dank des Welthandels findet man heutzutage jederzeit exotische Früchte in den Geschäften. Bananen sind mit großem Abstand die beliebtesten, es folgen Ananas und Papayas. Die Früchte kommen in aller Regel aus tausenden Kilometern Entfernung zu uns: Bananen meist aus Mittelamerika, Ananas aus Costa Rica oder von der Elfenbeinküste, Papayas aus Kenia, Brasilien, Costa Rica oder von der Elfenbeinküste. Klar ist: Wenn wir Früchte aus den Tropen essen, müssen diese von weither angekarrt werden, wofür erhebliche Mengen fossiler Brennstoffe eingesetzt werden müssen. Außerdem sind gerade die beliebtesten exotischen Früchte weniger gesund als das, was in Europa so wächst. Doch wer seine tropischen Früchte sorgfältig wählt, kann noch immer etwas für seine Gesundheit tun.

Bananen

Bananen gehören in Deutschland neben Äpfeln zu den beliebtesten Früchten überhaupt; 14 Kilo davon essen wir im Jahr durchschnittlich. Überragende Bedeutung hat dabei die Cavendish-Banane: In fast allen Supermärkten hat die gelbe, langfingrige Frucht, die für uns den Inbegriff von »Banane« darstellt, alle anderen Sorten verdrängt.

Die Banane stammt ursprünglich aus Südostasien und kommt in der wilden Natur in tausenden Varietäten vor. Es gibt runde Bananen, klobige Bananen, 60 Zentimeter lange Prügel und zwei Zentimeter kurze Fingerchen. Bananenbüschel können aus fünf bis eintausend einzelnen Beeren (denn das sind Bananen genau genommen) bestehen. Die Schale von Bananen kann rot, schwarz, grün, rosa, violett oder weiß-grün gestreift sein. Viele Arten haben große, harte Samen. Manche Samen sind so groß, dass Menschen Fäden durchziehen und sie sich als Halskette umhängen. Das bisschen essbare Fruchtfleisch an einer wilden Banane kann rot, ockerfarben, weiß oder gelb sein, normalerweise ist es mehlig und trocken. Kein Mensch würde wilde Bananen in sein Müsli schneiden.

Unsere Vorfahren in Südostasien begannen schon vor 8.000 Jahren, die Banane zu kultivieren. Damit gehört sie zum ersten Kulturobst überhaupt. Diese ersten Bauern pflanzten Bananensamen oder klonten Pflanzen, indem sie die Ausläufer aus dem unterirdischen Rhizom nahmen. Generation um Generation sorgten die Bauern durch ihre Zuchtwahl dafür, dass die Früchte dem menschlichen Geschmack immer mehr entsprachen.

Und irgendwann stieß jemand auf eine mutierte Staude mit fast kernlosen Früchten. Von den Kernen war lediglich eine Reihe weicher schwarzer Punkte in der Mitte der Frucht übrig geblieben. Aus den Kernen konnte man keine Pflanzen mehr ziehen, also musste die Pflanze geklont werden, was sich mit Ausläufern auch ganz leicht bewerkstelligen ließ. Man musste lediglich die Abschnitte in feuchte Erde stecken, und nach zwei Jahren erwuchs eine identische neue Staude mit Wurzeln, Blätterdach, Blüten und samenlosen Früchten. So einfach ging das Klonen, dass sich die samenlose Banane innerhalb kurzer Zeit über die Tropen und Subtropen verbreitete. All unsere modernen Bananen stammen von diesem Mutanten ab.

Heute werden geschätzt 12.000 Varietäten samenloser Bananen angebaut. Es gibt zwei Hauptkategorien: Kochbananen (*Musa x paradisiaca*) und Obst- oder Dessertbananen (z. B. *Musa sapientum* und *Musa nana*). Genetisch bestehen zwischen beiden nur kleine Unterschiede, doch bei Geschmack und Konsistenz liegen Welten zwischen den beiden. Kochbananen sind für weltweit etwa 20 Millionen Menschen der wichtigste Kohlehydratlieferant. Kochbananen werden typischerweise grün geerntet, mit einem Messer geschält und dann gedämpft, gebacken oder frittiert. In einigen Entwicklungsländern essen Erwachsene bis zu 360 Kilo davon im Jahr – täglich ein Kilo! Dort ist die Banane kein schöner Luxus, sondern Grundnahrungsmittel. In der europäischen Küche spielen Kochbananen kaum eine Rolle. Kochbananen sind, solange sie nicht absolut reif sind, roh kaum genießbar. Als ich das erste Mal eine probierte, spuckte ich den Bissen sofort wieder aus. Da bevorzuge ich doch – wie der Großteil der Menschheit auch – meine weichen, süßen Cavendish-Bananen.

In vielen südostasiatischen Ländern essen die Menschen sowohl Koch- als auch Dessertbananen, die in hunderten Varietäten angeboten werden. Die meisten Sorten enthalten mindestens zehn Mal so viel Betacarotin wie Cavendish-Bananen. Die orangefleischige Uht en Yap aus Mikronesien beispielsweise kommt auf *275 Mal so viel Betacarotin.*

Die Cavendish enthält nicht nur wenig Betacarotin, sie hat auch einen niedrigeren ORAC-Wert als fast alle anderen Früchte, von Melonen und zwei weiteren Tropenfrüchten – Papayas und Ananas – einmal abgesehen. Außerdem besteht sie zu großen Teilen aus schnell verdaulicher Stärke. Je reifer eine Banane, desto stärker treibt sie den Blutzuckerspiegel nach oben. Eine reife Cavendish hat eine glykämische Last von 12, Erdbeeren kommen auf den Wert 1.

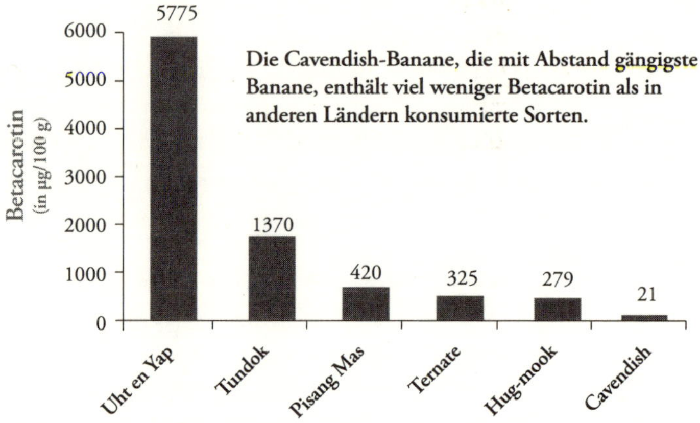

Die Cavendish setzte sich in den 1950ern auf dem Weltmarkt durch, nachdem eine verheerende Pilzinfektion die Stauden der bis dahin dominierenden Gros Michel auf gewaltiger Fläche dahingerafft hatte. Auf den betroffenen Plantagen wurden danach Cavendish-Stauden gepflanzt, die gegen diesen Pilz resistenter waren. Denjenigen zufolge, die die Gros Michel noch kannten, schmeckte sie aromatischer als die Cavendish.

Doch natürlich hat auch die Cavendish einen gewissen Nährwert: Eine mittelgroße Banane enthält 3,5 Gramm lösliche Ballaststoffe, außerdem eine nette Menge Kalium – in die Top Ten der Kaliumspender schafft es die Banane allerdings auch nicht. Darüber hinaus spricht für die Frucht, dass sie nicht viel kostet und noch im kleinsten Tante-Emma-Laden erhältlich ist.

JENSEITS DER CAVENDISH

Was gibt es jenseits der Cavendish? Kurz gesagt: sehr viel Interessantes. Weniger gängige Bananen riechen berauschend nach Blumen, haben intensivere Aromen und weisen Noten von Apfel, Birne, Papaya, Vanille, Kardamom und Zitrone auf. Und gesünder sind sie auch noch. Ablesen lässt sich das an der Farbe ihres Fruchtfleischs. Je dunkler und intensiver das Fruchtfleisch, desto gesünder ist es.

Es gibt einen weiteren Grund, seinen Bananenhorizont zu erweitern. Die allgegenwärtige Cavendish ist anfällig für einen fiesen Pilz namens TR 4, der bereits Plantagen in Südostasien und Australien verwüstet hat und auch in der westlichen Hemisphäre die Zukunft der Cavendish bedroht. Bisher gibt es kein Mittel gegen die Krankheit, und so besteht die reale Gefahr, dass die Cavendish das gleiche Schicksal ereilt wie vorher die Gros Michel. Schon haben Züchter einige köstliche Sorten identifiziert, die gegen TR 4 resistent sind – aber anders schmecken und aussehen als die Cavendish. Ob der Verbraucher sie annimmt, steht noch in den Sternen.

Sehen Sie sich das nächste Mal, wenn Sie Bananen kaufen, nach anderen Sorten um. Relativ gängig sind inzwischen Finger- bzw. Babybananen. Sie enthalten mehr Carotinoide als Cavendish-Bananen.

Die gedrungene rotbraune Dessertbanane ist zwar noch ein Exot, doch auch sie breitet sich ganz langsam aus. Im Geschäft bekommt man sie meist dunkelrot – aufgepasst, diese Früchte sind noch nicht reif! Erst wenn die Schale fast schwarz geworden ist und auf Druck ein wenig nachgibt, ist die Frucht reif. Ihr lachsfarbenes saftiges Fruchtfleisch ist reich an Carotinoiden und Vitamin C. Schmecken Sie einen Hauch Vanille heraus? Gerade als Babynahrung eignen sich rotbraune Dessertbananen hervorragend: Sie haben genau die richtige Größe für Kleinkinder und enthalten mehr Nährstoffe als Cavendish-Bananen.

AUFBEWAHRUNG VON BANANEN

Bananen werden grün geerntet und unreif in die Verbraucherländer transportiert. Anders als Zitrusfrüchte reifen sie aber nach – üblicherweise wird da mit Ethylen nachgeholfen. Unter dem Einfluss des Gases verfärbt sich die Schale gelb und das Fruchtfleisch wird weich und süß. Sie können auch grüne Bananen kaufen und bei Zimmertemperatur reifen lassen; das dauert etwa eine Woche. Der Prozess lässt sich beschleunigen, indem man die Bananen zusammen mit einem Apfel in eine Papiertüte steckt. Bewahren Sie reife Bananen im Kühlschrank auf, dann halten sie sich besser. Ihre Schale verfärbt sich zwar braun, doch das Fruchtfleisch bleibt ein paar Tage länger essbar, als wenn man die Früchte bei Zimmertemperatur gelagert hätte. Unreife Bananen gehören allerdings nicht in den Kühlschrank – die niedrige Temperatur stoppt den Reifeprozess. Selbst wenn man die Banane später wieder herausholt, reift sie kaum mehr nach und bleibt wahrscheinlich grün und mehlig. Diese exotische Frucht mag einfach keine Kälte.

Ananas

Weit hinter der Banane kommt die Ananas in Deutschland auf den zweiten Platz unter den Tropenfrüchten. Wie die Banane enthält auch die Ananas relativ viel Zucker und nur wenige Phytonährstoffe. Welten liegen zwischen der Kulturananas und ihren wilden Vorfahren – bitteren Früchten voller Samen, vor Fressfeinden geschützt durch stachlige Blätter. Angesichts dieser unerfreulichen Eigenschaften machten sich die Bauern Mittel- und Südamerikas schon früh an die Zucht bekömmlicherer Sorten. Mit Erfolg: Im Jahr 1595 bekam Sir Walter Raleigh von Maipure-Indianern am Orinoco (im heutigen Venezuela) reife Ananas geschenkt. So wie Raleigh die Früchte beschrieb, ähnelten sie den heute gängigen Cayenne-Ananas offenbar schon sehr stark. Die Ananas-Sorte, die heute den Weltmarkt beherrscht, könnte also schon 400 Jahre alt sein.

Erst 1990 kam die führende Stellung der Cayenne in Gefahr, durch extrasüße Züchtungen aus Hawaii, die man seit einigen Jahren auch in Europa bekommt.

EINKAUFSTIPPS FÜR ANANAS

Der Handel führt hierzulande oft die traditionelle Cayenne als einzige Sorte, man findet aber auch supersüße Neuzüchtungen, oft kenntlich gemacht durch die Kennzeichnung »MD2« oder »supersweet«. Erstaunlicherweise sind die extrasüßen Neuzüchtungen gesünder als herkömmliche Sorten. Sie enthalten zwar 25 Prozent mehr Zucker, doch ihre glykämische Last ist die gleiche. Und sie liefern dem Körper 135 Prozent mehr Betacarotin sowie 350 Prozent mehr Vitamin C. Eine Portion supersüße Ananas enthält 95 Prozent der täglich empfohlenen Dosis Vitamin C.

In vielen Geschäften hat der Kunde gar keine Wahl zwischen verschiedenen Sorten. Aber er kann wenigstens die frischeste Frucht herauspicken. Ananas werden reif geerntet und reifen nicht mehr nach. Eine frische Ananas erkennen Sie an saftig-grünen, festen Blättern. Lassen sich die schwertförmigen Blätter mühelos aus der Blattkrone herausziehen, ist die Frucht absolut reif oder vielleicht schon überreif. Essen Sie die Ananas möglichst bald oder lagern Sie sie im Kühlschrank, aber maximal vier Tage. Ananas verderben schnell.

Papayas

Ein Bissen reife Papaya gleitet den Hals so seidig hinunter wie Eiskrem. Christoph Kolumbus, einer der ersten Europäer, der eine Papaya probierte, nannte sie »die Frucht der Engel«. Papayas (*Carica papaya* L.) stammen aus den tropischen Gefilden Amerikas; irgendwo in Mittelamerika begannen die Menschen wohl als Erste, die Frucht zu kultivieren. Noch heute sprießen wilde Papayabäume, wenn sich im tropischen Blätterdach wegen Rodung, Feuer oder dem Umstürzen eines Baumriesen eine Öffnung auftut.

Die Größe moderner Papayas reicht von birnen- bis footballgroß, ihr Fleisch kann rot, grün, gelb, orange-, lachsfarben oder pink sein. In Europa kommen vorwiegend kleine Papayas mit einem Gewicht von 500 bis 1500 Gramm Gewicht in den Handel. Köstlich, aber nicht ganz billig sind sogenannte Hawaii-Papayas, die ebenfalls nur ca. 500 Gramm schwer werden und ein goldfarbenes Fruchtfleisch haben. Wachsender Beliebtheit erfreuen sich auch die bis zu fünf Pfund schweren Riesenpapayas mit dunkelorangem Fruchtfleisch. Sie enthalten doppelt so viel Carotinoide wie ihre blassfleischigen Brüder.

Eine Freundin gestand mir: »Ich würde öfter Papayas kaufen, wenn ich wüsste, woran ich gute erkenne.« An der Schalenfarbe lässt sich der Reifegrad am besten ablesen: Die Schale einer reifen Papaya ist vorwiegend gelb oder gelborange. Drückt man sie am abgerundeten Ende, sollte sie leicht nachgeben. Das Ende mit dem Stiel allerdings sollte noch fest sein, nicht weich. Eine halb reife Papaya reift sehr schnell nach. Ist die Haut zu gleichen Teilen grün und gelb, wird die Frucht nach zwei bis vier Tagen bei Zimmertemperatur vollreif sein. Ist die Schale zu drei Viertel gelb und zu einem Viertel grün, braucht die Frucht nur noch ein bis zwei Tage. Braune Tüpfelchen auf der Haut beeinträchtigen weder Geschmack noch Qualität der Frucht. Reif hält sich die Frucht im Kühlschrank maximal drei Tage.

Traditionell werden Papayas geschält, in Scheiben oder Würfel geschnitten und mit Limettensaft beträufelt. Einen mexikanischen Touch erhält die Sache, wenn Sie einen Hauch Chilipulver und fein gehackten Koriander darüber streuen. Oder halbieren Sie die Frucht, entfernen Sie die Kerne und füllen Sie die Mulde mit Eiscreme – ein tolles Sommerdessert! Mischen Sie Papayastücke in Obstsalate und Ihren Frühstücks-Smoothie.

Mangos

Die Früchte des Mangobaums (*Mangier indicia*) galten in Deutschland noch vor wenigen Jahrzehnten als sehr exotisch, doch mittlerweile findet man sie in jedem Discounter. Weltweit werden unglaubliche zehn Mal so viele Mangos gegessen wie Äpfel. Das liegt hauptsächlich daran, dass Mangos in vielen sehr dicht besiedelten Weltgegenden – in China, Indien, Südostasien und Lateinamerika – zu den Grundnahrungsmitteln gehören. Und auch bei uns finden sich immer mehr Freunde dieser Frucht, die süß und cremig sein kann wie ein Pfirsich. Grüne Mangos, eine traditionelle Zutat in südasiatischen Küchen, verleiht Suppen, Salsas, Salaten und Soßen eine köstlich herbe Note. Und gesund ist die Frucht außerdem. Mangos enthalten fünf Mal so viel Vitamin C wie Orangen, fünf Mal so viele Ballaststoffe wie Ananas und mehr Phytonährstoffe als Papayas.

Leider sieht man einer Mango kaum an, wie reif sie ist. Einige Sorten werden schon rot, bevor sie reif sind, während andere auch vollreif noch grün bleiben. Besser geht man nach dem Geruch. Die Frucht sollte deutlich nach Mango riechen, aber es dürfen sich keine Ammoniaknoten darunter mischen, sie verraten eine überreife Frucht. Auch die Festigkeit verrät viel. Drückt man die Frucht vorsichtig zwischen den Handflächen, sollte sie leicht nachgeben.

Mangos reifen bei Zimmertemperatur noch nach. Um den Reifeprozess bei einer halb reifen Mango zu beschleunigen, stecken Sie sie zusammen mit einem Apfel oder einer Banane in eine Papiertüte. Reife Früchte lagern Sie am besten im Gemüsefach des Kühlschranks. So bleiben sie saftig und verderben weniger schnell. Übrigens: Wenn Sie Mangos »nicht mögen«, haben Sie vielleicht nur die falsche Sorte oder unreife / überreife Früchte probiert. Ja, es gibt Mangos, die sehr stark parfümiert schmecken, es gibt fasrige Mangos, saure Mangos usw. Doch es gibt tausende verschiedene Sorten, da ist für fast jeden etwas dabei. Wenn Sie im Supermarkt nicht fündig werden, schauen Sie mal in einen Asiamarkt oder eine große Obsthandlung. Egal, welche Sorte Sie dann nehmen: Jede Mango ist gesünder als alle Bananen, Ananas oder Papayas, die man hier so bekommt.

Guaven

Der vorherrschenden Ansicht nach stammt die Guave (*Psidium guajava*) aus Mittelamerika. Die wilde Frucht ist klein, sauer und voller harter Samen. Moderne Kultursorten tragen größere Früchte mit weniger Samen; die Früchte mancher Sorten sind reichlich sauer, andere wiederum sehr süß. Kulturguaven sind zwischen fünf und zehn Zentimeter lang und kugel-, ei- oder birnenförmig. Die meisten Sorten haben eine dünne gelbe Schale.

Moderne Guaven wurden zwar auf unseren Geschmack hin gezüchtet, aber sie sind gesünder als Mangos und die anderen bisher abgehandelten Tropenfrüchte. Weißfleischige Guaven enthalten doppelt so viele Phytonährstoffe wie eine reife rotfleischige Papaya. 250 Gramm Guave enthalten neun Gramm Ballaststoffe und vier Mal so viel Vitamin C wie die gleiche Menge Orangen – bei nur 50 Kalorien! Rotfleischige Früchte sind ebenso gesund – und schützen noch einmal 60 Prozent besser gegen freie Radikale.

Frische Guaven sind in Deutschland nur schwer zu bekommen, noch am ehesten bei sehr großen Obsthändlern oder in Asialäden. Eine reife Frucht gibt leicht nach, wenn man sie sanft zwischen den Handflächen drückt. Die Frucht sollte keine matschigen Stellen, Narben oder Dellen haben. Grüne Früchte bei Zimmertemperatur lagern, bis sie reif sind. Reife Guaven halten sich im Gemüsefach des Kühlschranks drei bis vier Tage.

Guavensaft oder Multifruchtsäfte mit Guave bekommt man in Supermärkten oder im Internet. Roter Guavensaft enthält am meisten Phytonährstoffe. Trinken Sie ihn pur oder in einer Saftmischung. Mit rotem Guavensaft lassen sich auch tolle Cocktails mixen, z. B. mit Wodka, einem Spritzer Limette und frischer Minze. Wohl bekomms!

Gefrorenes Guavenmus (Puré de guayaba) bekommen Sie mitunter in Läden, die sich auf lateinamerikanische Lebensmittel spezialisiert haben. Mischen Sie es in Smoothies, machen Sie Eiscreme oder Sorbet daraus u. v. m. Im Internet finden Sie zahllose Anregungen, was man alles mit Guaven machen kann: Kuchen, Kekse, Nachspeisen, Soßen, Marmelade, Butter, Relish, Chutney, Ketchup und sogar Crème brûlée.

FAIR GEHANDELTE TROPENFRÜCHTE

Seit hunderten Jahren findet der Anbau exotischer Früchte oft unter ausbeuterischen Arbeitsbedingungen statt – bis heute. Schutz vor giftigen Chemikalien, 40-Stunden-Wochen, Bezahlung für Überstunden – von solchen Dingen, die wir für selbstverständlich erachten, können die meisten Landarbeiter in tropischen Plantagen nur träumen. Die meisten Früchte werden mindestens ein dutzend Mal pro Jahr gespritzt, ebenso regelmäßig werden die Arbeiter giftiger Chemie ausgesetzt.

Es gibt eine Alternative: Menschen aus Industrie- und Entwicklungsländern haben sich zu Fair-Trade-Organisationen zusammengetan, die sicherstellen sollen, dass beim Anbau exotischer Früchte die Umwelt weniger strapaziert wird, dass Arbeiter anständig behandelt und Produzenten angemessen bezahlt werden. Einige der neuesten und besten Plantagen sind Kooperativen, die den Arbeitern selbst gehören. Fair gehandelte Produkte finden Sie längst in vielen Supermärkten – oder alternativ im Internet. Man bezahlt natürlich ein bisschen mehr für fair gehandelte Ware, doch dieses Geld fließt in den Schutz des Ökosystems und in bessere Bezahlung für die Landarbeiter.

Exotische Früchte – empfohlene Sorten

Im Supermarkt	
Fingerbananen	Verglichen mit Cavendish-Bananen enthalten Baby- oder Fingerbananen drei Mal so viel Vitamin C, außerdem mehr Vitamin A, Kalium, Kalzium, Magnesium, Mangan und Zink. Erhältlich in vielen Supermärkten.
Rote Bananen	Rote Bananen sind süß und cremig wie Cavendish-Bananen, etwas kürzer und gedrungener und enthalten mehr Vitamin C und Carotinoide. Reif werden manche Sorten hellrot, andere tiefbraun. Leider ziemlich teuer und schwer erhältlich.
Extrasüße Ananas	Zu erkennen an ihrer goldenen oder tiefgrünen Schale und den Bezeichnungen »MD2«, »supersweet«, »Sweet Ananas« oder »Gold Sweet Ananas«. Süßer und reicher an Betacarotin als Cayenne, die gängigste Sorte.
Riesenpapayas	Diese großen Papayas wiegen zwischen ein und zwei Kilo. Ihr rotes Fruchtfleisch enthält zwei Mal so viel Carotinoide und Lycopin wie die gängigeren goldfleischigen Sorten. Kommen zumeist aus Mittelamerika.
Mangos	Alle Mangosorten sind gesünder als Bananen, Ananas und Papayas. In einer Studie aus dem Jahr 2010 wirkten die Sorten Ataulfo und Haden am stärksten gegen Krebs. Dunkel gefärbtes Fruchtfleisch sorgt für eine Extraportion Gesundheit.
Rot- oder pinkfleischige Guaven	Guaven sind die gesündesten der hier behandelten Tropenfrüchte. Rot- oder pinkfleischige Sorten sind gesünder als weißfleischige. Guaven enthalten viele Ballaststoffe und haben einen niedrigen glykämischen Index. Suchen Sie nach Saft oder gefrorenem Mus aus roten Guaven. Gelegentlich in Asia- oder lateinamerikanischen Spezialitätenläden zu finden, ansonsten im Internet.

ZUSAMMENFASSUNG EXOTISCHE FRÜCHTE

1. ***Bananen enthalten relativ viel Zucker und wenige Phytonährstoffe.*** Die Cavendish-Banane ist mit großem Abstand unsere beliebteste exotische Frucht. Doch sie enthält weniger Phytonährstoffe als fast alle

anderen Obstsorten und hat einen ziemlich hohen glykämischen Index. Sie ist allerdings ein guter Kaliumspender und liefert einige Ballaststoffe. Reife Bananen im Kühlschrank lagern, dann halten sie sich länger. Bananen mit farbigem Fruchtfleisch sind gesünder als Cavendish-Bananen.

2. ***Extrasüße Ananas sind gesünder als traditionelle Sorten.***
   Die bei uns gängige Cayenne-Ananas hat einen mittelhohen glykämischen Index und einen nur mäßigen Phytonährstoff-Gehalt. Extrasüße Neuzüchtungen enthalten mehr Betacarotin und Vitamin C. Ananas reifen nicht nach, wählen Sie im Laden also die reifsten Früchte aus. Frische Ananas haben eine saftiggrüne Blattkrone, die schwertförmigen Blätter zeigen keinerlei Gelb- oder Brauntöne.

3. ***Papayas werden immer beliebter.***
   Papayas haben einen niedrigen glykämischen Index und bieten sehr viel Vitamin C. Je intensiver die Färbung des Fruchtfleischs, desto gesünder die Frucht. Papayas reifen bei Zimmertemperatur noch nach. Reif möglichst bald verzehren oder maximal ein paar Tage im Kühlschrank aufbewahren.

4. ***Mangos verdienen mehr Aufmerksamkeit.***
   Sie enthalten fünf Mal so viel Vitamin C wie Orangen und fünf Mal so viele Ballaststoffe wie Ananas – und das Ganze bei einem mittleren glykämischen Index. Mangos mit dunklem Fruchtfleisch sind besonders gesund.

5. ***Die Guave gehört zu unseren gesündesten Tropenfrüchten.***
   Guaven sind gesünder als Bananen, Ananas, Papayas und Mangos. Am gesündesten überhaupt sind rotfleischige Guaven, doch selbst mit den weißfleischigen Sorten tut man seiner Gesundheit Gutes. Essen Sie frische Guaven und trinken Sie roten Guavensaft. Guavenpüree ist in manchen lateinamerikanischen Spezialitätenläden erhältlich und lässt sich wunderbar für die Herstellung von Smoothies, selbst gemachter Eiscreme, Nachspeisen, Marmelade und Chutney verwenden.

17. KAPITEL

MELONEN

Wenig Geschmack und Nährstoffe

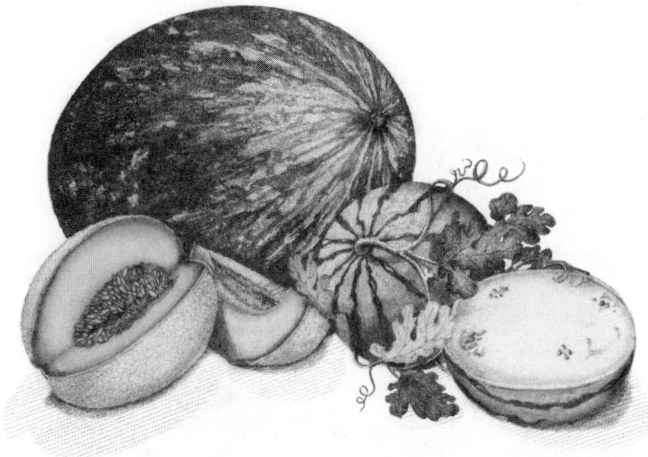

Moderne und wilde Melonen

Bei vielen Menschen sind Melonen und Sommer untrennbar miteinander verbunden, der Verbrauch in Deutschland hält sich allerdings in Grenzen. Wassermelonen schaffen es mit 1,2 Kilo pro Kopf und Jahr gerade noch in die Top Ten der beliebtesten Früchte Deutschlands; Honig-, Netz- und Cantaloupemelonen spielen nur eine untergeordnete Rolle.

Melonen bestehen zu 95 Prozent aus Wasser, entsprechend verdünnt sind alle in ihnen enthaltenen Nährstoffe – in erster Linie Vitamin C. Hauptsächlich daran liegt es, dass sie pro Kilo weniger Wertvolles enthalten als fast alle anderen Früchte. Andererseits erfrischen sie, treiben den Blutzuckerspiegel nicht hoch und sind damit unendlich viel gesünder als gezuckerte Erfrischungsgetränke.

Wassermelonen

Die Wildform der Wassermelone (*Citrullus lanatus*) heißt auch Tsamma- oder Zitrusmelone, stammt aus dem südlichen Afrika, hat weißgrünes, adstringierendes und trockenes Fruchtfleisch und große braune Kerne. Wilde Wassermelonen werden maximal fußballgroß. Aus altägyptischen Texten wissen wir, dass Wassermelonen seit mindestens 4.000 Jahren kultiviert werden.

In der Kalahari-Wüste nutzen die Einheimischen wilde Wassermelonen bis heute als Getränkespender: Sie stoßen einen Stock oben durch die Schale und rühren mit ihm so lang in der Melone herum, bis das Fruchtfleisch zerkleinert ist. Dann stürzen sie die Melone und trinken den Fruchtbrei. (Gerade unter europäischen Jugendlichen ist ein ähnliches Verfahren nicht unbekannt; dabei wird allerdings noch hochprozentiger Alkohol in die Mischung gegeben.)

Irgendwann in der Kulturgeschichte der Melone entstand eine Mutation mit rotem Fruchtfleisch. Sie schmeckte den Leuten besser und setzte sich schnell durch. Heute wissen wir, dass Lycopin für die rote Farbe sorgt. Entsprechend sind Früchte mit tiefrotem Fruchtfleisch eine hervorragende Quelle dieses Phytonährstoffs. Einige Wassermelonensorten enthalten pro Gramm 40 Prozent mehr Lycopin als reife Tomaten!

Wie fast alles Kulturobst wurden auch Wassermelonen im Lauf der Jahrtausende immer süßer. Dieser Trend hat sich im vergangenen Jahrhundert beschleunigt: Die meisten alten Sorten enthalten acht bis zehn Prozent Zucker, die süßesten Neuzüchtungen bis zu 14 Prozent. Auch die lästigen Kerne züchtete man weg – heute haben kernlose Melonen trotz ihres höheren Preises 50 Prozent des Weltmarkts erobert.

EINKAUFSTIPPS FÜR WASSERMELONEN

Die gesündesten und aromatischsten Wassermelonen sind vollreif und haben dunkelrotes Fruchtfleisch. Das tiefrote Fruchtfleisch einer vollreifen Wassermelone enthält bis zu drei Mal so viel Lycopin wie das blassrote Fleisch einer halbwegs reifen Frucht. Und woran erkennt man nun eine reife Melone? Suchen Sie nach einer Frucht, deren Schale schon teilweise matt ist. Dann betrachten Sie die Unterseite der Melone, also die Seite, die auf dem Boden gelegen ist. Diese sollte gelb sein, also nicht grün oder weiß. Beim Dagegenklopfen klingt die Frucht dumpf und voll, nicht hohl und dünn.

Auf Nummer sicher gehen Sie, wenn Sie eine bereits aufgeschnittene Melone kaufen: Hier ist die Farbe des Fruchtfleischs offenkundig. Wegen der Haltbarkeit müssen Sie sich keine Sorgen machen, die Früchte werden in aller Regel erst beim Händler aufgeschnitten. Vorsicht hingegen mit vorgeschnittenen und in Plastikschalen verpackten Melonenfleischwürfeln: Sie wurden in einem eigenen Betrieb hergestellt und können Wochen alt sein!

In den letzten Jahren sieht man auch immer öfter »Kühlschrankmelonen«, ein bis zwei Kilo schwere Früchte, die locker in jeden Kühlschrank passen. Interessanterweise enthalten sie mehr Lycopin als größere Melonen.

Wassermelonen gehören zu den wenigen Lebensmitteln, deren antioxidative Wirkung nach der Ernte noch steigt – solange man sie nicht in den Kühlschrank legt. Nach mehreren Tagen bei Zimmertemperatur ist der Lycopin-Anteil einer Melone um bis zu 50 Prozent gestiegen. Legen Sie Melonen also erst ein paar Stunden vor dem Verzehr in den Kühlschrank, damit sie kalt und erfrischend sind.

Selbst angebaute Wassermelonen gedeihen am besten in Gegenden mit Tagestemperaturen zwischen 20 und 32 Grad und Nachttemperaturen über 15 Grad Celsius. In Deutschland sollten Sie die Samen also in einem Gewächshaus oder auf der Fensterbank ziehen und sie erst ins Freie pflanzen, wenn die Bodentemperatur mindestens 15 Grad Celsius beträgt.

Cantaloupe-Melonen

In Frankreich und den USA sind Cantaloupe-Melonen (*Cucumis melo* L. var. *cantalupensis*) höchst begehrt, bei uns führen sie nur ein Nischendasein. Möglicherweise liegt das auch daran, dass es sogar sprichwörtlich schwer ist, eine reife Melone zu erkennen. Am leichtesten umschiffen Sie diese Klippe, indem Sie eine halbierte Frucht kaufen. Nehmen Sie Cantaloupe-Melonen mit tieforangem Fruchtfleisch, die sind reif und enthalten besonders viele Carotinoide. Ganze Früchte sind schwieriger zu beurteilen. Achten Sie zuerst darauf, dass die Frucht keine Dellen, Risse oder Spuren von Schimmel aufweist. Sehen Sie sich dann die Unterseite an. Dort sollte die Frucht eine kleine Einbuchtung aufweisen. Hat sie stattdessen einen leicht herausstehenden Knubbel, wurde sie wahrscheinlich unreif geerntet und hatte keine Zeit, ihr volles Aroma zu entwickeln. Riechen Sie an der Unterseite. Eine reife Melone riecht gleichzeitig süß und moschusartig. Mustern Sie jetzt das andere Ende, wo früher die Blüte lag. Wenn Sie dort sanft mit dem Daumen drücken, sollte die Frucht leicht nachgeben.

Vollreife Melonen schmecken unmittelbar nach der Ernte am besten. Lagern Sie noch nicht ganz reife Melonen nach dem Einkauf noch ein, zwei Tage bei Zimmertemperatur. Eine reife Melone hält sich dann noch einmal fünf Tage im Gemüsefach des Kühlschranks, sollte aber möglichst bald gegessen werden. Wenn Sie Ihre Melonen selbst anbauen möchten, kann ich wärmsten Herzens die alte französische Sorte Charentais empfehlen, die sich auch für kühlere Klimazonen eignet. Hierbei handelt es sich um eine glatte, runde Melone mit exquisitem Geschmack und intensiv orangem Fruchtfleisch. Eine tolle und sehr gesunde Nachspeise: eine Melone halbieren, die Samen auskratzen und die Mulde mit frischen oder aufgetauten Beeren füllen. Himbeeren passen sehr gut zu Cantaloupe-Melonen, Heidelbeeren zu Honigmelonen.

Melonen wachsen auf dem Boden und können mit Bakterien belastet sein, insbesondere mit Salmonellen und gefährlichen E. coli O157:H7. Von den warzig-wulstigen Oberflächen der Cantaloupe-Melone lassen sich diese Bakterien schwerer entfernen als von glattschaligen Melonen. Cantaloupe-Melonen daher vor dem Aufschneiden gründlich unter laufendem Wasser mit einer Gemüsebürste abschrubben. Verwenden Sie aber weder Seife noch Spülmittel, die gehen sonst ins Fruchtfleisch. Die nicht sofort verzehrten Reste einer Cantaloupe-Melone in Frischhaltefolie schlagen, im Kühlschrank aufbewahren (die kühlen Temperaturen bremsen das Bakterienwachstum) und innerhalb von ein, zwei Tagen aufbrauchen.

HONEY-DEW-MELONEN

Die grüne Honey-Dew-Melone gehört zu den Netzmelonen und ist süßer, aber weniger gesund als alle anderen Melonen. In den vergangenen Jahren haben Züchter diese mit Cantaloupe-Melonen gekreuzt; herausgekommen sind Honey-Dew-Melonen mit orangem Fruchtfleisch und sogar mehr Betacarotin als Cantaloupe-Melonen. Zwei bekannte Sorten heißen Orange Dew und Honey Gold. Wegen ihrer glatten Haut sind Honey Dews leichter von Bakterien zu befreien als Cantaloupe-Melonen.

Eine reife Honey-Dew-Melone ist cremefarben, nicht grün, und fühlt sich für ihre Größe schwer an. Das untere Ende (wo die Frucht an der Pflanze hing) lässt sich mit dem Daumen leicht eindrücken. Überreif ist die Frucht, wenn sich das untere Ende zu weit eindrücken lässt oder wenn die Samen beim Schütteln in der Frucht rasseln.

Casaba-Melonen

Casaba-Melonen gehören zur Gruppe der Honigmelonen (*Cucumis melo* L. *inodorus*), haben eine mehr oder weniger gerippte oder gefurchte Schale, die besonders gründlich geschrubbt werden muss. Bei manchen Sorten ist die Schale leuchtend gelb, bei anderen grün oder cremefarben. Auch die Farbe des Fruchtfleischs variiert, von hellgrün bis dunkelorange. Als Daumenregel gilt: Casaba-Melonen sind nicht so süß wie Honey-Dew-Melonen und nicht so gesund wie Cantaloupe-Melonen. Eine Standardportion enthält zwei Gramm Ballaststoffe und zehn Gramm Zucker. Casaba-Melonen halten sich im Laden ziemlich lange, weshalb sie bei Züchtern wie Händlern geschätzt ist.

OBSTSALATE

Obstsalate kamen lange aus der Dose; mittlerweile hat sich zwar die Erkenntnis durchgesetzt, dass Obstsalat aus frischen Früchten erheblich besser schmeckt, leider werden oft vorwiegend mäßig gesunde Früchte verwendet: Cavendish-Bananen, Thompson-Seedless-Trauben und Honigmelonen. Wenn Sie sich wirklich etwas Gutes tun wollen, rate ich zu Obst aus folgender Aufstellung. Nehmen Sie die Liste mit zum Einkaufen und schauen Sie, welche Sorten frisch und reif sind und gerade Saison haben.

Fruchtsalate – empfohlene Zutaten

- Äpfel (samt Schale)
- Beeren aller Art (frisch, getrocknet oder aufgetaut), insbesondere wilde Beeren, Heidel-, Brom-, Erd-, Him-, Marion-, Logan-, Boysenbeeren und Cranberrys
- weißfleischige Pfirsiche oder Nektarinen samt Haut
- Süß- oder Sauerkirschen
- Pflaumen mit roter, blauer oder schwarzer Haut
- getrocknete Johannisbeeren
- rote oder schwarze Trauben
- Orangen, am besten Blutorangen
- rotfleischige Grapefruits
- Papayas mit dunklem Fruchtfleisch, reife oder unreife Mangos, rotfleischige Guaven oder rote Bananen
- Wassermelonen mit dunkelrotem Fruchtfleisch, Cantaloupe-Melonen mit intensiv orangem Fruchtfleisch oder Honey-Dew-Melonen mit orangem Fruchtfleisch
- Nüsse oder Kerne, z. B. Pecannüsse, Walnüsse, Pistazien, Kürbis- oder frische bzw. geröstete Sonnenblumenkerne
- frische Minz- oder Basilikumblätter

Als Dressing für Ihren nächsten Obstsalat empfehle ich folgendes Rezept, bei dem Süß und Herb sich auf erfrischende Art verbinden. Kreiert wurde die Soße von Pranee Khruasanit Halvorsen, einer aus Thailand stammenden Küchenchefin in Seattle.

Ideal wäre, wie im Rezept beschrieben, Dattelzucker zu verwenden. Dieser wird aus getrockneten Datteln gemacht und hat einen hohen antioxidativen Wert – allerdings ist er in Deutschland selbst über das Internet kaum noch zu bekommen. Zitronengras ist eine typisch thailändische Zutat, ein perennierendes, hohes Gras, das stark nach Zitrone schmeckt und eine hohe antioxidative Wirkung hat. Zitronengras finden Sie in der Gemüseabteilung großer Supermärkte und in Asialäden.

Som Tum Pollamai (gemischte Früchte der Saison mit Thai-Kräutern und Limettensaft)

Vorbereitungszeit: 30 Minuten (ergibt ca. 4 Portionen)

750 g Früchte der Saison (siehe oben stehende Liste), in Scheiben oder Würfel geschnitten
3 EL Dattel- oder Rohrzucker
2–3 EL frisch gepressten Limettensaft (je nach Geschmack)
¼ TL Salz
1 EL fein geschnittenes Zitronengras
75 g gehackte Minzblätter oder 2 EL getrocknete Minze
geriebene Zeste von 2 Limetten

Das Obst in eine mittelgroße Schüssel geben. Zucker, Limettensaft und Salz in einer kleinen Schüssel verrühren. Soße über das Obst gießen und gründlich mischen. 30 Minuten ruhen lassen, damit die Aromen sich verbinden können. Unmittelbar vor dem Servieren Zitronengras, Minze und Limettenzeste darüber streuen. Der Obstsalat sollte noch am gleichen Tag gegessen werden, da schmeckt er am frischesten.

Melonen – empfohlene Sorten

Im Supermarkt	
TYP	BEMERKUNG
Wassermelonen	Kleine, kernlose Sorten enthalten in der Regel mehr Lycopin als große Wassermelonen mit Kernen. Sind die Wassermelonen bereits aufgeschnitten, nehmen Sie die Frucht mit dem dunkelsten (lycopinreichsten) Fleisch.
Charentais-Melonen	Süße, kleine Cantaloupe-Melone mit intensiv orangem Fruchtfleisch. Alte französische Sorte mit tollem Geschmack.
Honey-Dew-Melonen mit orangem Fleisch (Sortennamen: Honey Gold, Orange Delight oder Orange Dew)	Gesünder als herkömmliche Honey-Dew-Melonen mit grünem oder weißem Fruchtfleisch. Honey Gold ist am gesündesten, gefolgt von Orange Dew und Orange Delight.

ZUSAMMENFASSUNG MELONEN

1. ***Die meisten Melonen sind zwar erfrischend, aber nur mäßig gesund.*** Wegen des hohen Wasseranteils ist die Nährstoffkonzentration in Melonen niedrig. Melonen mit blassem Fruchtfleisch enthalten weniger Phytonährstoffe als Melonen mit intensiver gefärbtem Fleisch.

2. ***Wassermelonen mit tiefrotem Fruchtfleisch enthalten viel Lycopin.*** Wenn Sie aufgeschnittene Früchte kaufen, sehen Sie die Farbe des Fruchtfleischs vorher. In der Regel sind kleine, kernlose Wassermelonen gesünder als klassische große Wassermelonen. Die Schale einer reifen Wassermelone hat ihren Glanz verloren, ihre Unterseite ist gelb. Wenn Sie dagegen klopfen, tönt es tief und voll. Lagern Sie Wassermelonen einige Tage bei Zimmertemperatur, dann bilden sich zusätzliche Antioxidantien.

3. ***Zuckermelonen mit grünem oder weißem Fruchtfleisch sind in der Regel am wenigsten gesund.***
   Honey-Dew-Melonen mit orangem Fruchtfleisch hingegen enthalten sogar mehr Betacarotin als die meisten Cantaloupe-Melonen.

4. ***Melonen gründlich reinigen, um Bakterien zu entfernen.***
   Melonen wachsen auf dem Boden und kommen folglich in Kontakt mit möglicherweise gefährlichen Bakterien. Schrubben Sie Melonen mit einer weichen Bürste unter laufendem Wasser. Melonen mit zerfurchter Oberfläche wie etwa Cantaloupe-Melonen bieten Bakterien besseren Halt und müssen besonders gründlich gesäubert werden.

DANKSAGUNG

Ich möchte meiner Schwester Frances Robinson von Herzen danken. Sie war mir Beraterin, Zuhörerin, Recherche-Helferin und Geschäftspartnerin. Ohne dich hätte ich dieses Buch nicht schreiben können. Dank schulde ich auch Andie Styner von den Roobiblue Studios für ihre exquisiten Zeichnungen. Sie hat wunderbar erfasst, was ich zeigen wollte. Meine mehrjährige Forschung hätte ohne die Hilfe von Dr. Moshe Rosenfeld noch länger gedauert. Auch Arthur Agatston möchte ich danken, dafür, dass er ein offenes Ohr für meine Ideen hatte und mich großzügig unterstützte. Dylan Bowen war eine unschätzbare Hilfe beim Aufbau und Unterhalt meines Schaugartens.

Mein großer Dank gilt auch meinem Agenten Richard Pine, der sich wieder einmal für eines meiner Projekte begeisterte und einen tollen Verleger fand, Little Brown. Meine Lektorin Tracy Behar war mir eine große Stütze und hat erheblich dazu beigetragen, dass dieses Buch dem Leser einen echten Nutzwert bietet. Schließlich möchte ich noch Richard Mellen danken, meinem Freund und Kumpel, der große Geduld mit mir bewies, während ich mich jahrelang in die Feinheiten von Phytonährstoffen, Chemie und Geschichte vertiefte.

ÜBER DIE AUTORIN

Jo Robinson ist eine Lebensmittel-Aktivistin und verfasst Texte und Bücher zu verschiedenen Gesundheitsthemen. Bekannt wurde sie vor allem durch ihre Forschungen zu den Vorteilen der Freiland-Aufzucht von Schweinen, Geflügel, Rindern und Schafen gegenüber einer Aufzucht in Mastbetrieben. Im Bereich der Weidelandwirtschaft dient Robinson als verlässliche Informationsquelle für Dutzende großer Medien, einschließlich der *Time*, der *New York Times*, *USA Today*, *Men's Health*, *Mother Earth News*, *National Public Radio* und des *Wall Street Journal*. Ihre Website www.eatwild.com hat bisher mehr als zehn Millionen Besucher angezogen. Mit der Veröffentlichung von »Lebensmittel als Medizin“ erweitert Robinson ihr Forschungsgebiet, indem sie neben tierischen Produkten nun auch Obst und Gemüse zum Thema macht. Die Autorin lebt und arbeitet in Vashon Isand, einer ländlich geprägten Gegend in der Nähe von Seattle, Washington, wo sie einige der köstlichen und nährstoffreichen Sorten anbaut, die in diesem Buch aufgeführt sind. Jo Robinson ist Autorin und Ko-Autorin von vierzehn Sachbüchern, die insgesamt über zwei Millionen Mal verkauft wurden.

ANMERKUNGEN

Meine Quellen habe ich in der Reihenfolge angegeben, wie ich sie in den Kapiteln verwendete. Eine englischsprachige Zusammenfassung von Fachartikeln finden Sie unter www.ncbi.nlm.nih.gov/pubmed. Geben Sie einfach den Titel eines gewünschten Artikels in die Maske Ihrer bevorzugten Suchmaschine ein. Gelegentlich ist der Volltext gratis einzusehen, meistens muss man aber bezahlen, etwa 25 bis 45 US-Dollar pro Artikel. Die gedruckten Zeitschriften können Sie in den meisten Universitäts- oder Staatsbibliotheken finden.

WILDE NÄHRSTOFFE – VERLOREN UND WIEDERENTDECKT

Vafa, Mohammad Reza et al.: »Effects of Apple Consumption on Lipid Profile of Hyperlipidemic and Overweight Men.« *International Journal of Preventive Medicine* 2 (2), 2011, S. 94–100.

Gibbons, Ann: »Ancient figs push back origin of plant cultivation.« *Science Magazine* 312, 2006, S. 1292. Anmerkung: Die Feigen waren eine sterile Varietät und brauchten menschliche Selektion und Hilfe bei der Fortpflanzung.

Kreutzmann, Stine, Lars P. Christensen und Merete Edelenbos: »Investigation of Bitterness in Carrots (*Daucus carota L.).*« *LWT* 41, 2008, S. 193–205.

1. KAPITEL: VOM WILDEN GRÜNZEUG ZUM EISBERGSALAT

Korcan, S. Elif et al.: »Evaluation of Antibacterial, Antioxidant, and DNA Protective Capacity of *Chenopodium album's* Ethanolic Leaf Extract.« *Chemosphere* 90, 2012, S. 374–379.

USDA National Nutrient Database for Standard Reference. Release 24 http://ndb.nal.usda.gov/ndb/foods/show/3233.

Tordoff, Michael G., Mari A. Sandell: »Vegetable Bitterness is Related to Calcium Content.« *Appetite* 52, 2009, S. 498–504.

USDA Economic Research Service. Loss-adjusted Food Availability: Spreadsheets. Fresh vegetable consumption. 2008.

Kang, Ho-Min und Mikal E. Saltveit: »Antioxidant Capacity of Lettuce Leaf Tissue Increases After Wounding.« *Journal of the Agricultural and Food Chemistry* 50, 2002, S. 7536–7541.

USDA Nutrient Data Laboratory. Oxygen Radical Absorbance Capacity (ORAC) of Selected Foods, Release 2.0 (2010). www.ars.usda.gov/services/docs.htm?docid=15866.

Higdon, Jane V. et al.: »Cruciferous Vegetables and Human Cancer Risk: Epidemiologic Evidence and Mechanistic Basis.« *Pharmacological Research* 55, 2007, S. 224–236.

Ninfali, Paolino et al.: »Antioxidant Capacity of Vegetables, Spices, and Dressings Relevant to Nutrition.« *British Journal of Nutrition* 93, 2005, S. 257–266.

Innocenti, Marzia et al.: »Evaluation of the Phenolic Content in the Aerial Parts of Different Varieties of *Cichorium intybus* L.« *Journal of Agricultural and Food Chemistry* 53, 2005, S. 6497–6502.

McBride, Judy: »Can Foods Forestall Aging?« Agricultural Research Service News and Events Februar1999. http://www.ars.usda.gov/is/AR/archive/feb99/aging0299.htm.

Gil, Maria I., Federico Ferreres und Francisco A. Tomas-Barberan: »Effect of Postharvest Storage and Processing on the Antioxidant Constituents – Flavonoids and Vitamin C of Fresh-Cut Spinach.« *Journal of Agricultural and Food Chemistry* 47, 1999, S. 2213–2217.

Pandjaitan, N. et al.: »Antioxidant Capacity and Phenolic Content of Spinach as Affected by Genetics and Maturation.« *Journal of Agricultural and Food Chemistry* 53, 2005, S. 8618–8623.

Goltz, Shellen R. et al.: »Meal Triacylglycerol Profile Modulates Postprandial Absorption of Carotenoids in Humans.« *Molecular Nutrition & Food Research* 56 (6), 2012, S. 866–877.

Ghanbari, Rahele et al.: »Valuable Nutrients and Functional Bioactives in Different Parts of Olive (*Olea eruopaea* L.).« *International Journal of Molecular Science* 13, 2012, S. 3291–3340.

Tsmidou, Maria Z. et al.: »Loss of Stability of ›Veiled‹ (Cloudy) Virgin Olive Oils in Storage.« *Food Chemistry* 93, 2005, S. 377–383.

2. KAPITEL: LAUCH

Moerman, D. E.: »An Analysis of the Food Plants and Drug Plants of Native North America.« *Journal of Ethnopharmacology* 52, 1996, S. 1–22.

Allard, H. A.: »Chicago, a Name of Indian Origin, and the Native Wild Onion to which the Indians May Have Had Reference as the ›Skunk Place‹.« *Castanea* 20 (1), 1955, S. 28–31.

Gunther, Erna: *Ethnobotany of Western Washington.* 1945. Nachdruck: University of Washington, Seattle und London, 1973.

Mansell, Peter und John P. D. Reckless: »Garlic: Effects on Serum Lipids, Blood Pressure, Coagulation, Platelet Aggregation, and Vasodilation.« *British Medical Journal* 33, 1991, S. 379.

Rahman, K. und G. M. Lowe: »Garlic and Cardiovascular Disease: A Critical Review.« *Journal of Nutrition* 136, 2006, S. 736S–740S.

Abdullah, Tariq et al.: »Garlic Revisited: Therapeutic for the major diseases of our times?« *Journal of the National Medical Association* 80, 1988, S. 439–445.

Ankri, Serge und David Mirelman: »Antimicrobial Properties of Allicin from Garlic.« *Microbes and Infection* 2, 1999, S. 125–129.

Choi, Hwa Jung et al.: »Inhibitory Effects of Qucercetin 3-Rhamnoside on Influenza A Virus Replication.« *European Journal of Pharmaceutical Science* 37, 2009, S. 329–333.

Boivin, Dominique et al.: »Antiproliferative and Antioxidant Activities of Common Vegetables: A Comparative Study.« *Food Chemistry* 112, 2009, S. 374–380.

Song, Kun und John A. Milner: »The Influence of Heating on the Anticancer Properties of Garlic.« *Journal of Nutrition* 131, 2001, S. 1054S–1057S.

Lee, J. und Harnly, J. M.: »Free Amino Acid and Cysteine Sulfoxide Composition of 11 Garlic (*Allium sativum* L.) Cultivars by Gas Chromatography with Flame Ionization and Mass Selective Setection.« *Journal of Agricultural and Food Chemistry* 53, 2005, S. 9100–9104.

Gorinstein, Shela et al.: »The Atherosclerotic Heart Disease and Protection Properties of Garlic – Contemporary Data.« *Molecular Nutrition & Food Research* 51, 2007, S. 1365–1381.

Yang, Jun et al.: »Varietal Differences in Phenolic Content and Antioxidant and Antiproliferative Activities of Onions.« *Journal of Agricultural and Food Chemistry* 52, 2004, S. 6787–6793.

Lee, Seung Un et al.: »Flavonoid Content in Fresh, Home-processed, and Light-exposed Onions and in Dehydrated Commercial Onion Products.« *Journal of Agricultural and Food Chemistry* 56 (18), 2008, S. 8541–8548.

Yang et al.: »Varietal Differences«, 2004.

Griffiths, Gareth et al.: »Onions – a Global Benefit to Health.« *Phytotherapy Research* 16, 2002, S. 603–615.

Ioku K. et al.: »Various Cooking Methods and the Flavonoid Content in Onion.« *Journal of Nutritional Science and Vitaminology* (Tokio) 47 (1), 2001, S. 78–83.

Lu, Xiaonan et al.: »Determination of Total Phenol Content and Antioxidant Capacity of Onion (*Allium cepa*) and Shallot (*Allium oshaninii*) Using Infrared Spectroscopy.« *Food Chemistry* 129, 2011, S. 637–644.

Yang et al.: »Varietal Differences«, 2004.

Bonaccorsi, Paola: »Flavonol Glucosides in *Allium* Species: A Comparative Study by Means of HPLC-DAD-ESI-MS-MS.« *Food Chemistry* 107, 2008, S. 1668–1673.

Stajner, D.: »Allium schoenoprasum L. as a Natural Antioxidant.« *Phytotherapy Research* 18, 2004, S. 522–524.

H. Guohua et al.: »Aphrodisiac Properties of *Allium tuberosum* Seeds Extract.« *Journal of Ethnopharmacology* 122, 2009, S. 579–582.

Bonaccorsi, Paola: »Flavonol Glucosides«, 2008.

Hsing A.W. et al.: »Allium Vegetables and Risk of Prostate Cancer: A Population-Based Study.« *Journal of the National Cancer Institute* 94 (21), 2002, S. 1648–1651.

3. KAPITEL: MAIS AUF DEM KOLBEN

Flint-Garcia, Sherry A., Anastasia L. Bodnar und M. Paul Scott: »Wide Variability in Kernel Composition, Seed Characteristics and Zein Profiles Among Diverse Maize Inbreds, Landraces, and Teosinte.« *Theoretical Applied Genetics* 119, 2009, S. 1129–1142.

Kingsbury, Noel: *Hybrid. The History and Science of Plant Breeding*. University of Chicago Press, Chicago, 2009, S. 21.

Guohua, H. et al.: »Aphrodisiac Properties of *Allium tuberosum* Seeds Extract.« *Journal of Ethnopharmacology* 122, 2009, S. 579–582.

Tsuda, Takanori et al.: »Dietary Cyanidin 3-0-B-D-Glucoside-Rich Purple Corn Color Prevents Obesity and Ameliorates Hyperglycemia in Mice. *Journal of Nutrition* 133, 2003, S. 2125–2130.

Bradford, William: *Of Plimoth Plantation*. 1856. Boston: Massachusetts Historical Society, www.americanjourneys.org/aj-025/summary/.

Carter, G. F.: »Sweet Corn Among the Indians«. *Geographical Review* 38, 1948, S. 206–221.

Rea, Mary-Alice F.: »Early Introduction of Economic Plants into New England.« *Economic Botany* 29, 1975, S. 333–356.

Singleton, W. Ralph: »Noyes Darling, First Maize Breeder.« *Journal of Heredity* 35 (9), 1944, S. 265–267.

Wilkinson, Albert E.: *Sweet Corn*. Orange Judd Company, New York und London, 1915.

Armed Forces Special Weapons Project: »Effects of an Atomic Bomb Explosion on Corn Seeds.« Dokument Nr. 473888, veröffentlicht am 6. Juli 1951.

Maize COOP Information, veröffentlicht von der Maize Genetics Corporation und der University of Illinois, Urbana/Champaign. Online veröffentlicht unter http://maizecoop.cropsci.uiuc.edu/mgc-info.php.

Laughnan, John R.: »The Effect of the sh2 Factor on Carbohydrate Reserves in the Mature Endosperm of Maize.« *Genetics* 38, 1953, S. 485.

Showalter, R.K.: »Consumer Preference for High-Sugar, Sweet Corn Varieties.« Florida State Horticultural Society, 1962.

Maize COOP Information

Guido, K. W. Frank, et al.: »Sucrose Activates Human Taste Pathways Differently From Artificial Sweetener.« *NeuroImage* 39, 2008, S. 1559–1569.

Scott, C. E. und Alison Eldridge: »Comparison of Carotenoid Content in Fresh, Frozen, and Canned Corn.« *Journal of Food Composition and Analysis* 18, 2005, S. 551–559.

Asami, Danny K. et al.: »Comparison of the Total Phenolic and Ascorbic Content of Freeze-Dried and Air-Dried Marionberry, Strawberry, and Corn Grown Using Conventional, Organic, and Sustainable Agricultural Practices.« *Journal of Agricultural and Food Chemistry* 51, 2003, S. 1237–1241.

Dewanto, Veronica, Xianzhong Wu und Rui Hai Liu: »Processed Sweet Corn Has Higher Antioxidant Activity.« *Journal of Agricultural and Food Chemistry* 50, 2002, S. 4949–4964.

4. KAPITEL: KARTOFFELN

Smith, Andrew F.: *Encyclopedia of Junk Food and Fast Food.* Greenwood Press, Westport, 2006.

Iwai, Kunihisa und Hajime Matsue: »Ingestion of *Apios Americana* Medikus Tuber Suppresses Blood Pressure and Improves Plasma Lipids in Spontaneously Hypertensive Rats.« *Nutrition Research* 27, 2007, S. 218–224.

Im, Hyon Woon et al.: »Analysis of Phenolic Compounds by High-Performance Liquid Chromatography and Liquid Chromatography/Mass Spectrometry in Potato Flowers, Leaves, Stems, and Tubers and in Home-Processed Tomatoes.« *Journal of Agricultural and Food Chemistry* 56, 2008, S. 3341–3349. Die Daten für die dazugehörige Grafik stammen aus diesem Artikel.

Soliman, K. M.: »Changes in Concentration of Pesticide Residues in Potatoes During Washing and Home Preparation.« *Food and Chemical Toxicology* 39, 2001, S. 887–889.

Friedman, Mendel: »Chemistry, Biochemistry, and Dietary Role of Potato Polyphenols. A Review.« *Journal of Agricultural and Food Chemistry* 45, 1997, S. 1523–1540.

Foster-Powell et al.: »International Table of Glycemic Index and Glycemic Load Values.« *American Journal of Clinical Nutrition* 76, 2002, S. 5–56.

Lewis, E. Christine et al.: »Determination of Anthocyanins, Flavonoids, and Phenolic Acids in Potatoes. I: Coloured Cultivars of *Solanum tuberosum* L.« *Journal of the Science of Food and Agriculture* 77, 1998, S. 45–57.

Thompson, Matthew D. et al.: »Functional Food Characteristics of Potato Cultivars (*Solanum tuberosum* L.): Phytochemical Composition and Inhibition of 1-Methyl–1-Nitrosourea-Induced Breast Cancer in Rats.« *Journal of Food Composition and Analysis* 22, 2009, S. 571–576.

Annie Gardiner: »SCS Launches First Program to Certify Exceptional Nutrient Density in Fresh Produce.« Scientific Certification Systems, Presseerklärung vom 2. Mai 2006.

Vinson, Joe A. et al.: »High-Antioxidant Potatoes: Acute in Vivo Antioxidant Source and Hypotensive Agent in Humans after Supplementation to Hypertensive Subjects.« *Journal of Agricultural and Food Chemistry* 60, 2012, S. 6749–6754.

Ek, Kai Lin, Jennie Brand-Miller und Les Copeland: »Glycemic Effect of Potatoes.« *Food Chemistry* 133, 2012, S. 1230–1240.

5. KAPITEL: WEITERE RÜBEN UND KNOLLEN

Milton, Katharine: »Protein and Carbohydrate Resource of the Maku Indians of Northwestern Amazonia.« *American Anthropologist.* 86 (1), 1984, S. 7–27.

Silverwood-Cope, Peter: »A Contribution to the Ethnography of the Columbian Maku.« Doktorarbeit am Selwyn College, Universität Cambridge, 1972.

Moerman, D. E.: »An Analysis of the Food Plants and Drug Plants of Native North America.« *Journal of Ethnopharmacology* 52, 1996, S.1–22.

Banga, Otto: »Origin and Distribution of the Western Cultivated Carrot.« *Genetica Agraria* 17, 1963, S. 357–370.

Metzger, Brandon T. und David M. Barnes: »Polyacetylene Diversity and Bioactivity in Orange Market and Locally Grown Colored Carrots (*Daucus carota* L.).« *Journal of Agricultural and Food Chemistry* 57, 2009, S. 11134–11139. Die Daten für die dazugehörige Grafik stammen aus diesem Artikel.

Carlsen, Monica et al.: »The Total Antioxidant Content of More Than 3100 Foods, Beverages, Spices, Herbs and Supplements Used Worldwide.« *Nutrition Journal* 9, 2010, S. 3–23.

Hunter, Karl J. und John M. Fletcher: »The Antioxidant Activity and Composition of Fresh, Frozen, Jarred, and Canned Vegetables.« *Innovative Food Science and Emerging Technologies* 3, 2002, S. 399–406.

Rock C. L. et al.: »Bioavailability of β-carotene is Lower in Raw than in Processed Carrots.« *Journal of Nutrition* 128, 1998, S. 913–916.

Kobaek-Larsen, Morten et al.: »Inhibitory Effects of Feeding with Carrots or Falcarinol on Development of Azoxymethane-Induced Pre-Neoplastic Lesions in the Rat Colon.« *Journal of Agricultural and Food Chemistry* 53 (5), 2005, S. 1823–1827.

Hornero-Méndez, Dámaso und María Isabel Mínguez-Mosquera: »Bioaccessibility of Carotenes from Carrots: Effect of Cooking and Addition of Oil.« *Innovative Food Science and Emerging Technologies* 8, 2007, S.407–412. Die Daten für die dazugehörige Grafik stammen aus diesem Artikel.

Li, Chaoyang et al.: »Serum Alpha-Carotene Concentrations and Risk of Death among US Adults: The Third National Health and Nutritious Examination Survey Follow-up Study.« *Archives of Internal Medicine* 171, 2011, S. 507–515.

Poudyal, Hemant, Sunil Panchal und Lindsay Brown: »Comparison of Purple Carrot Juice and β-Carotene in a High-Carbohydrate, High-Fat Diet-Fed Rat Model of the Metabolic Syndrome.« *British Journal of Nutrition* 104, 2010, S. 1322–1332.

Alasalvar, Cesarettin et al.: »Comparison of Volatiles, Phenolics, Sugars, Antioxidant Vitamins, and Sensory Quality of Different Colored Carrot Varieties.« *Journal of Agricultural and Food Chemistry* 49, 2001, S. 1410–1416.

Metzger und Barnes: »Polyacetylene Diversity«, 2009.

U.S. Census Bureau, Statistical Abstract of the United States: Table 104. Expectation of Life at Birth, 1970–2008, and Projections, 2010 to 2020.

U.S. Department of Health and Human Services: National Diabetes Statistics, 2011.

Zum Thema »Gesundheit von Jägern und Sammlern« empfehle ich das Buch *The Paleolithic Prescription* von S. Boyd Eaton, Marjorie Shostak und Melvin Konner; *The Paleo Diet* von Loren Cordain und »Paleolithic Nutrition – A Consideration of its Nature and Current Implications.« *The New England Journal of Medicine* 312 (5), 1985, S. 283–289.

American Heart Association: Statistical Fact Sheet 2012 Update.

Carrera-Bastos et al.: »The Western Diet and Lifestyle and Diseases of Civilization.« *Research Reports in Clinical Cardiology* 2, 2011, S. 15–35.

Nielsen, F. H. et al.: »Effect of Dietary Boron on Mineral, Estrogen, and Testosterone Metabolism in Postmenopausal Women.« *Journal of the Federation of American Societies for Experimental Biology* 1 (5), 1987, S. 394–397.

M. Bor, F. Özdemir und I. Türkan: »The Effect of Salt Stress on Lipid Peroxidation and Antioxidants in Leaves of Sugar Beet *Beta vulgaris* L. and Wild Beet *Beta maritima* L.« *Plant Science* 164, 2002, S. 77–84.

Carlsen et al.: »The Total Antioxidant Content«, 2010.

Reddy M. K., R. L. Alexander-Lindo und M. G. Nair: »Relative Inhibition of Lipid Peroxidation, Cyclooxygenase Enzymes, and Human Tumor Cell Proliferation by Natural Food Colors.« *Journal of Agricultural and Food Chemistry* 53 (23), 2005, S. 9268–9273.

Lansley, Katherine E.: »Dietary Nitrate Supplementation Reduces the O_2 Cost of Walking and Running: A Placebo-Controlled Study.« *Journal of Applied Physiology* 110, 2010, S. 591–600.

Murphy, Margaret et al.: »Whole Beetroot Consumption Acutely Improves Running Performance.« *The Academy of Nutrition and Dietetics* 112, 2012, S. 548–552.

Reynolds, Gretchen: »Looking for Fitness in a Glass of Juice.« *New York Times*, 8. August 2012.

Jiratanan, Thudnatkorn und Rui Hai Liu: »Antioxidant Activity of Processed Table Beets (*Beta vulgaris* var. *conditiva*) and Green Beans (*Phaseolus vulgaris* L.).« *Journal of Agricultural and Food Chemistry* 52, 2004, S. 2659–2670.

Ravichandran, Kavitha et al.: »Impact of Processing of Red Beet on Betalain Content and Antioxidant Activity.« *Food Research International* 2012. http://dx.doi.org/10.1016/j.foodres.2011.07.002.

Nottingham, Stephen: *Beetroot*. 2004. Online veröffentlicht unter www.stephennottingham.co.uk/beetroot.htm.

International Potato Center: »Exploration, Maintenance, and Utilization of Sweet Potato Genetic Resources. Report of the First Sweet Potato Planning Conference 1987.« 1988.

Foster-Powell, Kaye, Susanna H. A. Holt und Janette C. Brand-Miller: »International Table of Glycemic Index and Glycemic Load Values.« *American Journal of Clinical Nutrition* 76, 2002, S. 5–56.

Carlsen et al.: »The Total Antioxidant Content«, 2010.

Teow, Choong C. et al.: »Antioxidant Activities, Phenolic and β-Carotene Contents of Sweet Potato Genotypes with Varying Flesh Colors.« *Food Chemistry* 103, 2007, S. 829–838.

Truong, V. D. et al.: »Phenolic Acid Content and Composition in Leaves and Roots of Common Commercial Sweet Potato (*Ipomea batatas* L.) Cultivars in the United States.« *Journal of Food Science* 72, 2007, S. C343–C349.

6. KAPITEL: TOMATEN

Smith, Andrew F.: *The Tomato in America*. University of South Carolina Press, South Carolina, 1994.

Grolier, P. und E. Rock: »The Composition of Tomato in Antioxidants: Variations and Methodology.« Proceedings of Tomato and Health Seminar. Pamplona, Spanien, 1998, S. 25–28.

Allen, Arthur: »A Passion for Tomatoes.« Smithsonian, 2008. www.smithsonianmag.com/science-nature/passion-for-tomatoes.html?c=y&page=3#ixzz0mnaACMJ7.

Wolf, Gerhard (Hrsg.): »Colors Between Two Worlds: The Florentine Codex of Bernardino de Sahagún.« Villa I Tatti, Florenz, 2012.

Cox, Samuel E.: »Lycopene Analysis and Horticultural Attributes of Tomatoes.« Masterarbeit an der Colorado State University, 2001.

Jefferson, Thomas: *Garden Book.* 1776–1824 Kalender. Online unter http://www.masshist.org/thomasjeffersonpapers/garden/index.html.

Sturtevant, Lewis E.: »Kitchen Garden Esculents of American Origin.« *The American Naturalist* 19, 1885, S. 658–669.

Powell, Ann L. T. et al.: »Uniform Ripening Encodes a Golden 2-Like Transcription Factor Regulating Tomato Fruit Chloroplast Development.« *Science* 336, 2012, S. 1711–1715.

Beckles, Diane M.: »Factors Affecting the Postharvest Soluble Solids and Sugar Content of Tomato (*Solanum lycopersicum* L.) Fruit.« *Postharvest Biology and Technology* 63, 2012, S. 129–140.

Unlu, Nuray Z. et al.: »Carotenoid Absorption from Salad and Salsa by Humans is Enhanced by the Addition of Avocado or Avocado oil.« *Journal of Nutrition* 135, 2005, S. 431–436.

Kuti, Joseph O. und Hima B. Konuru: »Effects of Genotype and Cultivation Environment on Lycopene Content in Red-Ripe Tomatoes.« *Journal of the Science of Food and Agriculture* 85, 2005, S. 2021–2026.

Shi, John und Marc le Maguer: »Lycopene in Tomatoes: Chemical and Physical Properties Affected by Food Processing.« *Critical Reviews in Food Science and Nutrition* 40, 2000, S. 1–42.

Barrett, D. M. et al.: »Qualitative and Nutritional Differences in Processing Tomatoes Grown Under Commercial Organic and Conventional Production Systems.« *Journal of Food Science* 72, 2007, S. C441–C451.

Toor, Ramandeep K. und Geoffrey P. Savage: »Antioxidant Activity of Different Fractions of Tomatoes.« *Food Research International* 38 (5), 2005, S. 487–494.

Dewanto, Veronica et al.: »Thermal Processing Enhances the Nutritional Value of Tomatoes by Increasing Total Antioxidant Activity.« *Journal of Agricultural and Food Chemistry* 50, 2002, S. 3010–3014. Die Daten für die dazugehörige Grafik stammen aus diesem Artikel.

Gärtner, Christine, Wilhelm Stahl und Helmut Sies: »Lycopene is More Bioavailable from Tomato Paste Than from Fresh Tomatoes.« *American Journal of Clinical Nutrition* 66, 1997, S. 116–122.

Stahl, Wilhelm et al.: »Dietary Tomato Paste Protects Against Ultraviolet Light-Induced Erythema in Humans.« *Journal of Nutrition* 131, 2000, S. 1449–1451.

7. KAPITEL: KOHL & CO.

Mitchell, N. D.: »The Status of *Brassica oleracea* L. subsp. *oleracea* (Wild Cabbage) in the British Isles.« *Watsonia* 11, 1976, S. 97–103.

USDA Economic Research Service: Food availability (Per Capita) Data System: Food Guide Pyramid Servings, 2011. Daten von 2009.

Johnston, Carol S., Christopher A. Taylor und Jeffrey S. Hampl: »More Americans Are Eating ›5 a Day‹ but Intakes of Dark Green and Cruciferous Vegetables Remain Low.« *Journal of Nutrition* 130, 2000, S. 3063–3067. Die Daten für die dazugehörige Grafik stammen aus diesem Artikel.

Vallejo, Fernando, Franciso Tomás-Baberán und Cristina Garćia-Viguera: »Health-Promoting Compounds in Brokkoli as Influenced by Refrigerated Transport and Retail Sale Period.« *Journal of Agricultural and Food Chemistry* 51, 2003, S. 3029–3034.

Agricultural Marketing Resource Center. Brokkoli Profile. Überarbeitet im April 2012.

Cantwell, Marita und Trevor Suslow: »Brokkoli: Recommendations for Maintaining Postharvest Quality.« *Perishables Handling* 92, 1997.

Lucier, Gary, Susan Pollack und Agnes Perez: »Import Penetration in the U.S. Fruit and Vegetable Industry.« USDA Ecomonic Research Service 1997.

Nath, A. B. et al.: »Changes in Post-Harvest Phytochemical Qualities of Brokkoli Florets During Ambient and Refrigerated Storage.« *Food Chemistry* 127, 2011, S. 1510–1514.

Cieślik, Ewa et al.: »Effects of Some Technological Processes on Glucosinolate Contents in Cruciferous Vegetables.« *Food Chemistry* 105, 2007, S. 976–981.

Vermeulen, Martijn et al.: »Bioavailability and Kinetics of Sulforaphane in Humans After Consumption of Cooked Versus Raw Brokkoli.« *Journal of Agricultural and Food Chemistry* 56, 2008, S. 10505–10509.

Miglio, Cristiana et al.: »Effects of Different Cooking Methods on Nutritional and Physiochemical Characteristics of Selected Vegetables.« *Journal of Agricultural and Food Chemistry* 56 (1), 2008, S. 139–147.

Zhang, Donglin und Yasunori Hamauzu: »Phenolics, Ascorbic Acid, Carotenoids and Antioxidant Activity of Brokkoli and Their Changes during Conventional and Microwave Cooking.« *Food Chemistry* 88, 2004, S. 503–509.

Yuan, Gao-feng et al.: »Effects of Different Cooking Methods on Health-Promoting Compounds of Brokkoli.« *Journal of Zhejiang University* 10 (8), 2009, S. 580–588.

Wang, Grace C., Mark Farnham und Elizabeth H. Jeffery: »Impact of Thermal Processing on Sulphoraphane Yield from Brokkoli (*Brassica oleracea* L. ssp. *italica*).« *Journal of Agricultural and Food Chemistry* 60, 2012, S. 6743–6748.

Boivin, Dominique et al.: »Antiproliferative and Antioxidant Activities of Common Vegetables: A Comparative Study.« *Food Chemistry* 112, 2009, S. 374–380.

Cieślik, Ewa et al.: »Effects of Some Technological Processes«, 2007.

Chun, Ock Kyoun et al.: »Antioxidant Properties of Raw and Processed Cabbages.« *International Journal of Food Sciences and Nutrition.* 55 (3), 2004, S. 191–199.

King, G. J.: »Using Molecular Allelic Variation to Understand Domestication Processes and Conserve Diversity in Brassica Crops.« *Acta Horticulturae* 598, 2003, S. 181–185.

Gratacós-Cubarsí, M. et al.: »Simultaneous Evaluation of Intact Glucosinolates and Phenolic Compounds by UPLC-DAD-MS/MS in *Brassica oleracea* L. var. *botrytis.*« *Food Chemistry* 121, 2010, S. 257–263.

Volden, Jon, Gunnar B. Bengtsson und Trude Wicklund: »Glucosinolates, L-Ascorbic Acid, Total Phenols, Anthocyanins, Antioxidant Capacities and Colour in Cauliflower (*Brassica oleracea* L. ssp. *botrytis).*: Effects of Long-Term Freezer Storage.« *Food Chemistry* 112, 2009, S. 967–976.

Volden, Jon et al.: »Processing (Blanching, Boiling, Steaming) Effects on the Content of Glucosinolates and Antioxidant-Related Parameters in Cauliflower (*Brassica oleracea* L. ssp. *botrytis*).« *LWT – Food Science and Technology* 42, 2009, S. 63–73.

Annual Report of the Agricultural Experiment Station, Michigan State University. 2003.

Olsen, Helle et al.: »Antiproliferative Effects of Fresh and Thermal Processed Green and Red Cultivars of Curly Kale (*Brassica oleracea* L. convar. *acephala* var. *sabellica*).« *Journal of Agricultural and Food Chemistry* 2012. www.ncbi.nlm.nih.gov/pubmed/22769426.

USDA Economic Research Service. Daten wurden zuletzt am 27. Februar 2009 aktualisiert.

Dinehart, M. E. et al.: »Bitter Taste Markers Explain Variability in Vegetable Sweetness, Bitterness and Intake.« *Physiology and Behavior* 87, 2006, S. 304–313.

Korus, Anna und Zofia Lisiewska: »Effect of Preliminary Processing and Method of Preservation on the Content of Selected and Anti-Oxidative Compounds in Kale (*Brassica oleracea* L. var. *acephala*) Leaves.« *Food Chemistry* 129, 2011, S. 149–154.

8. KAPITEL: HÜLSENFRÜCHTE

Abbo, Shahal et al.: »Wild Lentil and Chickpea Harvest in Israel: Bearing on the Origins of Near Eastern Farming.« *Journal of Archaeological Science* 35, 2008, S. 3172–3177.

Dorsey, Owen J.: »An Account of the War Customs of the Osages.« *The American Naturalist* 18, 1884, S. 113–133.

Quinn, B. David: »Martin Pring at Provincetown in 1603.« *The New England Quarterly* 40, 1967, S. 79–91.

Sherwood, N. N.: »Garden Peas.« *Journal of the Royal Horticultural Society* XX, part 1 (1896), S. 117.

Bowles, Emily: *Madame de Maintenon.* Kegan Paul, Trench & Co, London, 1888.

Ou, Boxin et al.: »Analysis of Antioxidant Activities of Common Vegetables Employing Oxygen Radical Absorbance Capacity (ORAC) and Ferric Reducing Antioxidant Power (FRAP) Assays: A Comparative Study.« *Journal of Agricultural and Food Che*mistry 50, 2002, S. 3122–3128.

Murcia, Antonia, Antonoia Jiménez und Magdalena Martínez-Tomé: »Vegetable Antioxidant Losses During Industrial Processing and Refrigerated Storage.« *Food Research International* 42, 2009, S. 1046–1052.

Wu, Xianli et al.: »Lipophilic and Hydrophilic Antioxidant Capacities of Common Foods in the United States.« *Journal of Agricultural and Food Chemistry* 52, 2004, S. 4026–4037.

Campos-Vega, Rocio, Guadalupe Loarca-Piňa und B. Dave Oomah: »Minor Components of Pulses and Their Potential Impact on Human Health. *Food Research International* 43 (2), 2010, S. 461–482. Die Daten für die dazugehörige Grafik stammen aus diesem Artikel.

Flight, I. und P. Clifton: »Cereal Grains and Legumes in the Prevention of Coronary Heart Disease and Stroke: A Review of the Literature.« *European Journal of Clinical Nutrition* 60, 2006, S.1145–1159.

Luthria L. Devanand und Marcial A. Pastor-Corrales: »Phenolic Acids Content of Fifteen Dry Edible Bean (*Phaseolus vulgaris* L.) Varieties.« *Journal of Food Composition and Analysis* 19, 2006, S. 205–211.

Adebamowo, C. A. et al.: »Dietary Flavonols and Flavonol-Rich Roods Intake and the Risk of Breast Cancer.« *International Journal of Cancer* 114, 2005, S. 628–633.

Phillips, R. D. und Bene W. Abbey: »Composition and Flatulence-Producing Potential of Commonly Eaten Nigerian and American Legumes.« *Food Chemistry* 33, 1989, S. 171–280.

Xu, Baojun und Sam K. C. Chang: »Effect of Soaking, Boiling, and Steaming on Total Phenolic Content and Antioxidant Activities of Cool Season Food Legumes.« *Food Chemistry* 110, 2008, S. 1–13.

Floegel, Anna et al.: »Comparison of ABTS/DPPH Assays to Measure Antioxidant Capacity in Popular Antioxidant-Rich US Foods.« *Journal of Food Composition and Analysis* 24, 2011, S. 1043–1048.

Xu, Baojun und Sam K. C. Chang: »Phenolic Substance Characterization and Chemical and Cell-Based Antioxidant Activities of 11 Lentils Grown in the Northern United States.« *Journal of Agricultural and Food Chemistry* 58, 2010, S. 1509–1517.

National Soybean Research Laboratory at the University of Illinois.

Konovsky, John, Thomas A. Lumpkin und Dean McClary: »Edamame: The Vegetable Soybean.« In: A. D. O'Rourke (Hrsg.): *Understanding the Japanese Food and Agrimarket: A Multifaceted Opportunity.* Haworth Press, Philadelphia, 1994.

U.S. Army Medical Research Institute of Infectious Diseases, Fort Detrick, Frederick, Maryland. AD-A221–205.

9. KAPITEL: ARTISCHOCKEN, SPARGEL UND AVOCADOS

Pinelli, Patrizia et al.: »Simultaneous Quantification of Caffeoyl Esters and Flavonoids in Wild and Cultivated Cardoon Leaves.« *Food Chemistry* 105, 2007, S. 1695–1701.

USDA Nutrient Data Laboratory: Oxygen Radical Absorbance Capacity (ORAC) of Selected Foods. Release 1, 2007.

USDA National Nutrient Database for Standard Reference, Release 20. Fiber.

Eaton, Boyd S., Marjorie Shostak und Melvin Konner: *The Paleolithic Prescription.* HarperCollins, New York, 1988.

USDA Economic Research Service: »Fresh Artichokes: Per Capita Availability Adjusted for Loss.« Daten aktualisiert am 1. Februar 2011.

Lutz, M., C. Henríquez und M. Escobar: »Chemical Composition and Antioxidant Properties of Mature and Baby Artichokes (*Cynara scolymus* L.), Raw and Cooked.« *Journal of Food Composition and Analysis* 24, 2011, S. 49–54.

Ferracane, Rosalia et al.: »Effects of Different Cooking Methods on Antioxidant Profile, Antioxidant Capacity, and Physical Characteristics of Artichoke. *Journal of Agricultural and Food Chemistry* 56 (18), 2008, S. 8601–8608. Die Daten für die dazugehörige Grafik stammen aus diesem Artikel.

Gil-Izquierdo, A. et al.: »The Effect of Storage Temperatures on Vitamin C and Phenolics Content of Artichoke (*Cynara scolymus* L.) Heads.« *Innovative Food Science & Emerging Technologies* 2, 2001, S. 199–202.

Halvorsen, Bente L. et al.: »Content of Redox-Active Compounds in Foods Consumed in the United States.« *American Journal of Clinical Nutrition* 84, 2006, S. 95–135.

Cato, Marcus: *Über die Landwirtschaft* (*De Agricultura*). Reclam Verlag, Ditzingen, 2009.

Ferrara, L. et al.: »Nutritional Values, Metabolic Profile, and Radical Scavenging Capacities of Wild Asparagus (*A. acutifolius* L.).« *Journal of Food Composition and Analysis* 24, 2011, S. 326–333.

Rosati, Adolfo: Persönliche Mitteilung, 27. April 2011.

Yamaguchi, Tomoko et al.: »Radical-Scavenging Activity of Vegetables and the Effect of Cooking on Their Activity.« *Food Science and Technology Research* 7 (3), 2001, S. 250–257.

Lill, R. E., G. A. King und E. M. O'Donoghue: »Physiological Changes in Asparagus Spears Immediately After Harvest.« *Scientia Horticulturae* 44, 1990, S. 191–199.

Papadopoulou, Parthena P., Anastasios S. Siomos und Constantinos C. Dogras: »Comparison of Textural and Compositional Attributes of Green and White Asparagus Produced Under Commercial Conditions.« *Plant Foods for Human Nutrition* 58, 2003, S. 1–9.

www.ba.ars.usda.gov/hb66/032asparagus.pdf.

Eleftherios, Papoulias et al.: »Effects of Genetic, Pre- and Post-Harvest Factors on Phenolic Content and Antioxidant Capacity of White Asparagus Spears.« *International Journal of Molecular Sciences* 10, 2009, S. 5370–5380.

Popenoe, Wilson: »Origin of the Cultivated Races of Avocados.« *California Avocado Association Yearbook* 20, 1935, S. 184–194.

Galindo-Tovar, María Elena, Nisao Ogata-Aguilar und Amaury M. Arzate-Fernández: »Some Aspects of Avocado (*Persea americana* Mill.) Diversity and Domestication in Mesoamerica.« *Genetic Research and Crop Evolution* 55, 2008, S. 441–450.

Wu, Xianli et al.: »Lipophilic and Hydrophilic Antioxidant Capacities of Common Foods in the United States. *Journal of Agricultural and Food Chemistry* 52 (12), 2004, S. 4026–4037.

Lerman-Garber, Israel et al.: »Effect of a High-Monounsaturated Fat Diet Enriched With Avocado in NIDDM Patients.« *Diabetes Care* 17, 1994, S. 311–315.

Unlu, Nuray Z. et al.: »Carotenoid Absorption from Salad and Salsa by Humans is Enhanced by the Addition of Avocado or Avocado Oil.« *Journal of Nutrition* 135, 2005, S. 431–436.

10. KAPITEL: ÄPFEL

Stushnoff, C. et al.: »Diversity of Phenolic Antioxidant and Radical Scavenging Capacity in the USDA Apple Germplasm Core Collection.« *ACTA Horticulturae* 623, 2003, S. 305–312. Die Daten für die dazugehörige Grafik stammen aus diesem Artikel.

Yoshizawa, Yuko et al.: »Antiproliferative and Antioxidant Properties of Crabapple Juices.« *Food Sciences and Technological Research* 10 (3), 2004, S. 278–281.

Turner, Nancy J.: *Food Plants of Coastal First Peoples.* University of British Columbia Press, Vancouver, 1995.

Stushnoff et al.: »Diversity of Phenolic Antioxidant.«

Ferree, D. C. und I. J. Warrington (Hrsg.): *Apples, Botany, Production, and Uses.* CABI Publishers, Oxfordshire, 2003.

Rea, Mary-Alice: »Early Introduction of Economic Plants Into New England.« *Economic Botany* 29, 1975, S. 333–356.

Schoolcraft, Henry Rowe: *Notes on the Iroquois.* E. H. Pease & Company, Albany, 1847.

Parker, Arthur C.: *Parker on the Iroquois.* Syracuse University Press, Syracuse, 1968.

Hokanson, Stan C. et al.: »Collecting and Managing Wild Malus Germplasm in its Center of Diversity.« *HortScience* 32 (2), 1997, S. 173–176.

Stushnoff et al.: »Diversity of Phenolic Antioxidant.«

»Apple Boosts Fight Against Cancer.« *Otago Daily Times*, Online-Ausgabe, 3. April 2008.

http://treecropsresearch.org/montys-surprise/

Awad, Mohamed A., Patricia S. Wagenmakers und Anton de Jager: »Effects of Light on Flavonoid and Chlorogenic Acid Levels in the Skin of Jonagold Apples.« *Science of Horticulture* 88, 2001, S. 289–298.

Tarozzi, Andrea et al.: »Cold-Storage Affects Antioxidant Properties of Apples in Caco–2 Cells.« *Journal of Nutrition* 134, 2004, S. 1105–1109.

Lui, Rui Hai, Marian V. Eberhardt und Chang Yong Lee: »Antioxidant and Antiproliferative Activities of Selected New York Apple Cultivars. *New York Fruit Quarterly* 9, 2001, S. 11.

Wolfe, Kelly, Xianzhong Wu und Rui Hai Liu: »Antioxidant Activity of Apple Peels.« *Journal of Agricultural and Food Chemistry* 51, 2003, S. 609–614.

Petkovsek, M. et al.: »Accumulation of Phenolic Compounds in Apple in Response to Infection by the Scab Pathogen, *Venturia inaequalis.*« *Physiological and Molecular Plant Pathology* 74, 2009, S. 60–67.

Van der Sluis, A. A. et al.: »Activity and Concentration of Polyphenolic Antioxidants in Apple Juice. 1. Effect of Existing Production Methods.« *Journal of Agricultural and Food Chemistry* 50, 2002, S. 7211–7219.

Oszmianski, J. et al.: »Comparative Study of Polyphenolic Content and Antiradical Activity of Cloudy and Clear Apples Juices.« *Journal of the Science of Food and Agriculture* 87, 2007, S. 573–579.

Wojdylo, Aneta, Jan Oszmianski und Piotr Laskowski: »Polyphenolic Compounds and Antioxidant Activity of New and Old Apple Varieties.« *Journal of Agricultural and Food Chemistry* 56, 2008, S. 6520–6530.

11. KAPITEL: HEIDELBEEREN UND BROMBEEREN

Parker, Arthur C.: *Parker on the Iroquois*. Syracuse University Press, Syracuse, 1968.

Moerman, D. E.: »An Analysis of the Food Plants and Drug Plants of Native North America.« *Journal of Ethnopharmacology* 52, 1996, S. 1–22.

Zheng, Wei und Shiow Y. Wang: »Oxygen Radical Absorbing Capacity of Phenolics in Blueberries, Cranberries, Chokeberries, and Lingonberries.« *Journal of Agricultural and Food Chemistry* 51, 2003, S. 502–509. Die Daten für die dazugehörige Grafik stammen aus diesem Artikel.

Hosseinian, Farah S. et al.: »Proanthocyanidin Profile and ORAC Values of Manitoba Berries, Chokecherries, and Seabuckthorn.« *Journal of Agricultural and Food Chemistry* 55 (17), 2007, S. 6970–6976.

Giampieri, Francesca et al.: »The Strawberry: Composition, Nutritional Quality, and Impact on Human Health.« *Nutrition* 28, 2012, S. 9–19.

White, Elizabeth: »Taming Blueberries.« Radio Garden Club, Volume 6, Digest no. 50, 1937.

Castrejón, Alejandro D. R. et al.: »Phenolic Profile and Antioxidant Activity of Highbush Blueberry (*Vaccinium corymbosum* L.) During Fruit Maturation and Ripening.« *Food Chemistry* 109, 2008, S. 564–572. Bitte beachten: Der Zusammenhang zwischen Größe und antioxidativer Aktivität bei Heidelbeeren besteht bei *Vaccinium corymbosum*, aber nicht allen Arten.

Ehlenfeldt, Mark K. und Ronald L. Prior: »Oxygen Radical Absorbance Capacity (ORAC) and Phenolic and Anthocyanin Concentrations in Fruit and Leaf Tissues of Highbush Blueberry.« Journal of Agricultural and Food Chemistry 49, 2001, S. 2222–2227.

Gill, Sudeep: »Dementia: Cholinesterase Inhibitor Use Link with Syncope.« *Archives of Internal Medicine* 169, 2009, S. 867–873.

Joseph, James A. et al.: »Reversals of Age-Related Declines in Neuronal Signal Transduction, Cognitive, and Motor Behavioral Deficits with Blueberry, Spinach or Strawberry Dietary Supplementation.« *The Journal of Neuroscience*, 19, 1999, S. 8114–8121.

Krikorian, Robert et al.: »Blueberry Supplementation Improves Memory in Older Adults.« *Journal of Agricultural and Food Chemistry* 58, 2010, S. 3996–4000.

Joseph, James, Daniel Nadeau und Anne Underwood: *The Color Code: A Revolutionary Eating Plan for Optimum Health*. Hyperion Books, New York, 2003.

Wallace, Taylor C.: »Anthocyanins in Cardiovascular Disease.« *Advances in Nutrition* 2, 2011, S. 1–7.

Erlund, Iris et al.: »Favorable Effects of Berry Consumption on Platelet Function, Blood Pressure, and HDL Cholesterol.« *American Journal of Clinical Nutrition* 87, 2008, S. 323–31.

Lohachoompol, Virachnee, George Srzednicki und John Craske: »The Change of Total Anthocyanins in Blueberries and Their Antioxidant Effect After Drying and Freezing.« *Journal of Biomedicine and Biotechnology* 5, 2004, S. 248–252.

Oszmianski, Jan, Aneta Wojdylo und Joanna Kolniak: »Effect of L-Ascorbic Acid, Sugar, Pectin, and Freeze-Thaw Treatment on Polyphenol Content of Frozen Strawberries.« *Food Science and Technology* 42, 2009, S. 581–586.

Hatton, Daniel C.: »The Effect of Commercial Canning on the Flavonoid Content of Blueberries.« Bericht für die Canned Food Alliance von der Oregon Health Sciences University. Die Daten für die dazugehörige Grafik stammen aus diesem Artikel.

López, Jessica et al.: »Effect of Air Temperature on Drying Kinetics, Vitamin C, Antioxidant Activity, Total Phenolic Content, Non-Enzymatic Browning and Firmness of Blueberries.« *Food and Bioprocess Technology* 3, 2010, S. 772–777.

Wang, Shiow, Y., Hangjun Chen und Mark K. Ehlenfeldt: »Variation in Antioxidant Enzyme Activities and Non-Enzyme Components among Cultivars of Rabbiteye Blueberries (*Vaccinium ashei* Reade) and *V. ashei* derivativeS. *Food Chemistry* 129, 2011, S. 13–20.

Finn, Chad E. et al.: »›Wild Treasure‹ Thornless Trailing Blackberry.« *HortScience* 45 (3), 2010, S. 434–436.

12. KAPITEL: ERDBEEREN, CRANBERRYS UND HIMBEEREN

Wada, Leslie und Boxin Ou: »Antioxidant Activity and Phenolic Content of Oregon Caneberries.« *Journal of Agricultural and Food Chemistry* 50, 2002, S. 3495–3500.

Connor, Ann Marie et al.: »Genetic and Environmental Variation in Anthocyanins and Their Relationship to Antioxidant Activity in Blackberry and Hybridberry Cultivars.« *Journal of the American Society of Horticultural Science.* 130 (5), 2005, S. 680–687.

Gaustad, Edwin S.: *Roger Williams: Lives and Legacies.* Oxford University Press, Oxford, 2005.

Fletcher, Stevenson Whitcomb: *The Strawberry in North America: History, Origin, Botany, and Breeding.* Macmillan, New York, 1917.

Parker, Arthur C.: *Parker on the Iroquois.* Syracuse University Press, Syracuse, 1968.

Fletcher: *The Strawberry in North America.*

Wang, Shiow Y. und Kim S. Lewers: »Antioxidant Activities and Anticancer Cell Proliferation Properties of Wild Strawberries.« *Journal of the American Society of Horticultural Sciences* 132 (5), 2007, S. 647–658.

Bertelsen, Diane: »The US Strawberry Industry.« Commercial Agriculture Division, Economic Research Service, U.S. Department of Agriculture. Statistical Bulletin No. 914, 1995.

Olsson, M. E. et al.: »Antioxidants, Low Molecular Weight Carbohydrates, and Total Antioxidant Capacity in Strawberries (*Fragaria x ananassa*): Effects of Cultivar, Ripening, and Storage.« *Journal of the Agricultural and Food Chemistry* 52, 2004, S. 2490–2498.

Olsson, M. E. et al.: »Extracts from Organically and Conventionally Cultivated Strawberries Inhibit Cancer Cell Proliferation in Vitro.« *Acta. Horticulturae* (ISHS) 744, 2007, S. 189–194.

Ayala-Zavala, J. Fernando et al.: »Effect of Storage Temperatures on Antioxidant Capacity and Aroma Compounds in Strawberry Fruit.« *LWT* 37, 2004, S. 687–695.

Holzwarth, Melanie et al.: »Evaluation of the Effects of Different Freezing and Thawing Methods on Color, Polyphenol and Ascorbic Acid Retention in Strawberries (*Fragaria x ananassa* Duch.).« *Food Research International* 48, 2012, S. 241–248.

Pappas, E. und K. M. Schaich: »Phytochemicals of Cranberries and Cranberry Products: Characterization, Potential Health Effects, and Processing Stability.« *Critical Reviews in Food Science and Nutrition* 49, 2009, S. 741–781.

Lian, Poh Yng, T. Maseko, M. Rhee und K. Ng: »The Antimicrobial Effects of Cranberry Against *Staphylococcus aureus*.« *Food Science and Technology International* 18, 2012, S. 179–186.

Greenberg, James A., Sara J. Newman und Amy B. Howell: »Consumption of Sweetened Dried Cranberries Versus Unsweetened Raisins for Inhibition of Uropathogenic *Escherichia coli* Adhesion in Human Urine: A Pilot Study.« *Journal of Alternative and Complementary Medicine* 11 (5), 2005, S. 875–878.

Burger, Ora et al.: »A High Molecular Mass Constituent of Cranberry Juice Inhibits *Helicobacter pylori* Adhesion to Human Gastric Mucus.« *FEMS Immunology & Medical Microbiology* 29 (4), 2006, S. 295–301.

Pappas, E. und K. M. Schaich: »Phytochemicals of Cranberries«.

Jennings, S. N.: *Raspberries and Blackberries: Their Breeding, Diseases* and *Growth.* Academic Press, London, 2002.

Deighton, Nigel et al.: »Antioxidant Properties of Domesticated and Wild *Rubus* Species.« *Journal of the Science of Food and Agriculture* 80, 2000, S. 1307–1313.

Lui, Ming et al.: »Antioxidant and Antiproliferative Activities of Raspberries.« *Journal of Agricultural and Food Chemistry* 50, 2002, S. 2926–2930.

Wada, Leslie und Boxin Ou: »Antioxidant Activity and Phenolic Content.«

Wang Li-Shu et al.: »Effect of Freeze-Dried Black Raspberries on Human Colorectal Cancer LesionS. AACR Special Conference in Cancer Research. *Advances in Colon Cancer Research* B31, 2007.

Wang, Li-Shu et al.: »Modulation of Genetic and Epigenetic Biomarkers in Humans by Black Raspberries: A Phase 1 Pilot Study.« *Clinical Cancer Research* 17, 2011, S. 598–610.

13. KAPITEL: STEINOBST

Hancock, James F. (Hrsg.): *Temperate Fruit Crop Breeding: Germplasm to Genomics.* Springer Verlag, New York und Heidelberg, 2008.

Turner, Thomas Hudson: *Some Account of Domestic Architecture in England: From the Conquest to the End of the Thirteenth Century.* J. H. Parker, Oxford, 1851.

Hatch, Peter J.: »We Abound in the Luxury of the Peach.« *Twinleaf Journal* online, 1998.

Crisosto, Carlos H., Gayle M. Crisosto und David T. Garner: »Quantifying the Economic Impact of Marketing ›Sensory Damaged‹ Tree Fruit.« Forschungsbericht an das California Tree Fruit Agreement, 2006.

Chrisosto, C. H.: »How Do We Increase Peach Consumption?« Proceedings of the Fifth International Peach Symposium. *Acta Horticulturae* 592, 2002, S. 601–605.

Remorini, D. et al.: »Effect of Rootstocks and Harvesting Time on the Nutritional Quality of Peel and Flesh of Peach Fruits.« *Food Chemistry* 110, 2008, S. 361–367.

Gil, Maria I.: »Antioxidant Capacities, Phenolics Compounds, Carotenoids, and Vitamin C Contents of Nectarine, Peach, and Plum Cultivars from California.« *Journal of Agricultural and Food Chemistry* 50, 2002, S. 4976–4982.

Environmental Working Group: *Shopper's Guide to Pesticides.*

Carbonaro, Marina und Maria Mattera: »Polyphenoloxidase Activity and Polyphenol Levels in Organically and Conventionally Grown Peach (*Prunus persica* L., cv. Regina Bianca) and Pear (*Pyrus communis* L., cv. Williams).« *Food Chemistry* 72, 2001, S. 419–424.

Vizzotto, Marcia, Luis Cisneros-Zevallos und David H. Byrne: »Large Variation Found in the Phytochemical and Antioxidant Activity of Peach and Plum Germplasm.« *Journal of the American Society of Horticultural Science* 132, 2007, S. 334–340. Die Daten für die dazugehörige Grafik stammen aus diesem Artikel.

Parmar, C. und M. K. Kaushal: *Prunus armeniaca.* In: *Wild FruitS.* Kalyani Publishers, New Delhi, 1982.

Malik, S. K.: »Genetic Diversity and Traditional Uses of Wild Apricot (*Prunus armeniaca* L.) in High Altitude Northwestern Himalayas of India.« *Plant Genetic Resources* 8 (3), 2010, S. 249–257.

Journal of the Royal Horticultural Society. XX, part I, 1896, S. 102.

Campbell, Oluranti E., Ian A. Merwin und Olga I. Padilla-Zakour: »Nutritional Quality of New York Peaches and Apricots.« *New York Fruit Quarterly* 19, 2011, S. 12–16.

Brunke, Henrich: »Commodity Profile: Apricots.« University of California, Agricultural Issues Center, 2006.

Hegedus, Attila et al.: »Antioxidant and Antiradical Capacities in Apricot (*Prunus armeniaca* L.*)* Fruits: Variations from Genotypes, Years, and Analytical Methods.« *Journal of Food Science* 75 (9), 2010, S. 722–731.

Karabulut, Ihsan et al.: »Effect of Hot Air Drying and Sun Drying on Color Values and β-Carotene Content of Apricot (*Prunus armenica* L.).« *LWT* 40, 2007, S. 753–758.

Moerman, D. E.: »An Analysis of the Food Plants and Drug Plants of Native North America.« *Journal of Ethnopharmacology* 52, 1996, S. 1–22.

Chaovanalikit, A. und R. E. Wrolstad: »Total Anthocyanins and Total Phenolics of Fresh and Processed Cherries and Their Antioxidant Properties.« *Journal of Food Science* 69, 2004, S. 67–72.

Taylor, William Alton: »The Fruit Industry, and Substitution of Domestic for Foreign-Grown Fruits with Historical and Descriptive Notes on Ten Varieties of Apple Suitable for the Export Trade.« Bulletin No. 7, U.S. Department of Agriculture. 1892.

Garretson, O. A.: *Iowa Journal of History*, Volume 27, Nr. 4 (October 1929).

Wood, Marsha: »Fresh Cherries May Help Arthritis Sufferers.« *Agricultural Research* 52, 2004, S. 18–19.

Simonian, Sonny S.: »Anthocyanin and Antioxidant Analysis of Sweet and Tart Cherry Varieties of the Pacific Northwest.« Bachelor-Arbeit an der Oregon State University, 2000.

Kuehl K. S. et al.: »Efficacy of Tart Cherry Juice in Reducing Muscle Pain During Running – A Randomized Controlled Trial.« *Journal of the International Society of Sports Nutrition* 7, 2010, S. 17.

Gonçalves, Berta et al.: »Storage Affects the Phenolic Profiles and Antioxidant Activities of Cherries (*Prunus avium* L.) on Human Low-Density Lipoproteins.« *Journal of the Science of Food and Agriculture* 84, 2004, S. 1013–1020.

Hooshmand, S. et al.: »Comparative Effects of Dried Plum and Dried Apple on Bone in Postmenopausal Women.« *British Journal of Nutrition* 106 (6), 2011, S. 923–30.

14. KAPITEL: TRAUBEN UND ROSINEN

Keoke, Emory Dean und Kay Marie Porterfield: Encyclopedia of American Indian Contributions to the World: 15,000 years of Invention and Innovations. Facts on File, Inc., New York, 2001.

Harriot, Thomas: A Brief and True Report of the New Found Land of Virginia. 1588. Hrsg. von Paul Royster. Electronic Texts in American StudieS. http://digitalcommons.unl.edu/cgi/viewcontent.cgi?article=1020&context=etas.

Savoy, C. F., J. R. Morris und V. E. Petrucci: »Processing Muscadine Grapes into Raisins.« Proceedings of the Florida State Horticultural Society 96, 1983, S. 355–357.

Bohlander, Richard E.: World Explorers and Discoverers. Da Capo Press, Cambridge, 1998.

Pastrana-Bonilla, Eduardo et al.: »Phenolic Content and Antioxidant Capacity of Muscadine Grapes.« Journal of Agricultural and Food Chemistry 51 (51), 2003, S. 5497–5503.

Stanley, Doris: »America's First Grape: The Muscadine.« News & Events Online, veröffentlicht vom USDA Agricultural Research Service. www.ars.usda.gov/is/ar/archive/nov97/musc1197.htm.

Walker, Amanda R. et al.: »White Grapes Arose Through the Mutation of Two Similar and Adjacent Regulatory Genes.« *The Plant Journal* 49 (5), 2007, S. 772–785.

Breksa, Andrew P. III et al.: »Antioxidant Activity and Phenolic Content of 16 Raisin Grape (*Vitis vinifera* L.) Cultivars and Selections.« *Food Chemistry* 121, 2010, S. 740–745.

Kanner, Joseph et al.: »Natural Antioxidants in Grapes and Wines.« *Journal of Agricultural and Food Chemistry* 42, 1994, S. 64–69.

Seeram, Navinda P. et al.: »Comparison of Antioxidant Potency of Commonly Consumed Polyphenol-Rich Beverages in the United States.« *Journal of Agricultural and Food Chemistry* 56, 2008, S. 1415–1422.

Krikorian, Robert et al.: »Concord Grape Juice Supplementation and Neurocognitive Function in Human Aging.« *Journal of Agricultural and Food Chemistry* 60, 2012, S. 5736–5742.

Chou E. J. et al.: »Effect of Ingestion of Purple Grape Juice on Endothelial Function in Patients With Coronary Heart Disease.« *American Journal of Cardiology* 88 (5), 2001, S.553–555.

Singletary, K. W., K. J. Jung und M. Giusti: »Anthocyanin-Rich Grape Extract Blocks Breast Cell DNA Damage.« *Journal of Medicine and Food* 10 (2), 2007, S. 244–251.

Kevers, Claire et al.: »Evolution of Antioxidant Capacity During Storage of Selected Fruits and Vegetables.« *Journal of Agricultural and Food Chemistry* 55, 2007, S. 8596–8603.

Crisosto, Carlos H. und Joseph L. Smilanik: »Table Grapes: Postharvest Quality Maintenance Guidelines.« http://kare.ucanr.edu/files/123831.pdf.

Parker, Tory L. et al.: »Antioxidant Capacity and Phenolic Content of Grapes, Sun-Dried Raisins, and Golden Raisins and Their Effect on ex Vivo Serum Antioxidant Capacity.« *Journal of Agricultural and Food Chemistry* 55, 2007, S. 8472–8477. Die Daten für die dazugehörige Grafik stammen aus diesem Artikel.

Chiou, Antonia et al.: »Currants (*Vitis vinifera* L.) Content of Simple Phenolics and Antioxidant Activity.« *Food Chemistry* 102, 2007, S. 516–522.

15. KAPITEL: ZITRUSFRÜCHTE

Sun, Jie et al.: »Antioxidant and Antiproliferative Activities of Common Fruits.« *Journal of Agricultural and Food Chemistry* 50, 2002, S. 7449–7454.

Arias, Beatriz Álvarez und Luis Ramón-Laca: »Pharmacological Properties of Citrus and Their Ancient and Medieval Uses in the Mediterranean Region.« *Journal of Ethnopharmacology* 97, 2005, S. 89–95.

Janick, Jules: Purdue University Tropical Horticulture Lecture 32: Citrus. 2005, www.hort.purdue.edu/NEWCROP/hort_403/lecture_32/index.htm.

Morton, Julia F.: *Fruits of Warm ClimateS*. Florida Fair Books, Miami, 1987.

Tarozzi, Andrea et al.: »Antioxidant Effectiveness of Organically and Non-Organically Grown Red Oranges in Cell Culture Systems.« *European Journal of Nutrition* 45, 2006, S.152–158.

Lee, Hyoung S.: »Characterization of Carotenoids in Juice of Red Navel Orange (Cara Cara).« *Journal of Agricultural and Food Chemistry* 49, 2001, S. 2563–2568.

Lee, Hyoung S.: »Chemical Characterization by Liquid Chromatography of Moro Blood Orange Juices.« *Journal of Food Composition and Analysis* 3, 1990, S. 9–19.

Helebek, Hasim, Ahmet Canbas und Serkan Selli: »Determination of Phenolic Composition and Antioxidant Capacity of Blood Orange Juices Obtained from cvs. Moro and Sanguinello (*Citrus sinensis* L. Osbeck) Grown in Turkey.« *Food Chemistry* 107, 2008, S. 1710–1716.

Gross, Jeana, Michaela Gabai und A. Lifshitz: »A Comparative Study of the Carotenoid Pigments in Juice of Shamouti, Valencia and Washington Oranges, Three Varieties of *Citrus sinensis*.« *Phytochemistry* 11, 1971, S. 303–308.

Robinson, T. Ralph: »Grapefruit and Pummelo.« *Economic Botany* 6 (3), 1952, S. 228–245.

Rapisarda, Paolo et al.: »Juice of New Citrus Hybrids (*Citrus clementina* Hort. ex Tan. x *C. sinensis* L. Osbeck) as a Source of Natural Antioxidants.« *Food Chemistry* 117, 2009, S. 212–218.

Tomás-Barberán, F. A. und M. I. Gil (Hrsg.): *Improving the Health-Promoting Properties of Fruit and Vegetable Products.* CRC Press, Boca Raton, 2008.

Vanamala, Jairam et al.: »Variation in the Content of Bioactive Flavonoids in Different Brands of Orange and Grapefruit Juices.« *Journal of Food Composition and Analysis* 19, 2006, S. 157–166.

Gil-Izquierdo, Angel et al.: »In Vitro Availability of Flavonoids and Other Phenolics in Orange Juice.« *Journal of Agricultural and Food Chemistry* 49, 2001, S. 1035–1041.

Broad, William J.: »Useful Mutants, Bred with Radiation.« *New York Times*, 28. August 2007.

Gorinstein, Shela: »Red Grapefruit Positively Influences Serum Triglyceride Level in Patients Suffering from Coronary Atherosclerosis: Studies in Vitro and in Humans.« *Journal of Agricultural and Food Chemistry* 54, 2006, S. 1887–1892.

Drewnowski, Adam, Susan Ahlstrom Henderson und Amy B. Shore: »Taste Responses to Naringin, a Flavonoid, and Acceptance of Grapefruit Juice are Related to Genetic Sensitivity to 6-n-Propylthiouracil.« *The American Journal of Clinical Nutrition* 66, 1997, S. 391–397.

Li, Xiaomeng et al.: »The Origin of Cultivated Citrus as Inferred from Internal Transcribed Spacer and Chloroplast DNA Sequence and Amplified Fragment Length Polymorphism Fingerprints.« *Journal of the American Horticultural Society* 135 (4), 2010, S. 341–350.

Waife, S. O.: »Lind, Lemons, and Limeys.« *The American Journal of Clinical Nutrition* 1 (6), 1953, S. 471–473.

Sun et al.: »Antioxidant and Antiproliferative Activities.«

Zimmermann, Benno F. und Maike Gleichenhagen: »The Effect of Ascorbic Acid, Citric Acid, and Low pH on the Extraction of Green Tea: How to Get the Most of It.« *Food Chemistry* 124, 2011, S. 1543–1548.

Stewart, William S.: »Storage of Citrus Fruits: Studies Indicate Use of 2,4-D and 2,4,5-T Sprays on Trees Prolong Storage Life of Citrus Fruits.« *California Agriculture* 3, 1949, S. 7–14.

Li, Yuncheng et al.: »Effect of Commercial Processing on Pesticide Residues in Orange Products.« *European Food Research and Technology* 234, 2012, S. 449–456.

16. KAPITEL: EXOTISCHE FRÜCHTE

Heslop-Harrison, J. S. und Trude Schwarzacher: »Domestication, Genomics, and the Future for Banana.« *Annals of Botany* 100, 2007, S. 1073–1084.

Englberger, Lois et al.: »Carotenoid-Rich Bananas: A Potential Food Source for Alleviating Vitamin A Deficiency.« *Food and Nutrition Bulletin* 24 (4), 2003, S. 303–318. Die Daten für die dazugehörige Grafik stammen aus diesem Artikel.

USDA Nutrient Data Laboratory: Oxygen Radical Absorbance Capacity (ORAC) of Selected Foods, Release 2, 2010.

Gayosso-García, Sancho, Laura E., Elhadi M. Yahia und Gustavo Adolfo González-Aguilar: »Identification and Quantification of Phenols, Carotenoids, and Vitamin C from Papaya (*Carica papaya* L., cv. Maradol) Fruit Determined by HPLC-DAD-NS/MS-ESI.« *Food Research International* 44, 2011, S.1284–1291.

Collins, J. L.: »Notes on the Origin, History, and Genetic Nature of the Cayenne Pineapple.« *Pacific Science* 5, 1951, S. 3–17.

Ramsaroop, Raymond E. S. und Aurora A. Saulo: »Comparative Consumer and Physiochemical Analysis of Del Monte Hawai'i Gold and Smooth Cayenne Pineapple Cultivars.« *Journal of Food Quality* 30, 2007, S. 135–159.

17. KAPITEL: MELONEN

Mahattanatawee, Kanjana et al.: »Total Antioxidant Activity and Fiber Content of Select Florida-Grown Tropical Fruits.« *Journal of Agricultural and Food Chemistry* 54, 2006, S. 7355–7363.

Wehner, Todd C.: »Watermelon.« In: Prohens, Jaime und Fernando Nuez (Hrsg.): *Handbook of Plant Breeding*, Vol. 1: *Vegetables I: Asteraceae, Brassicaceae, Chenopodiceae, and Cucurbitaceae*. Springer, New York und Frankfurt, 2007. http://cuke.hort.ncsu.edu/cucurbit/wehner/articles/book16.pdf.

Kung, Shain-Dow und Shan-Fa Yang: *Discoveries in Plant Biology*, Vol. 1. World Scientific Press, Singapur, 1998.

Tlili, Imen et al.: »Bioactive Compounds and Antioxidant Activities During Fruit Ripening of Watermelon Cultivars.« *Journal of Food Composition and Analysis* 24, 2011, S. 923–928.

Perkins-Veazie, Penelope et al.: »Carotenoid Content of 50 Watermelon Cultivars.« *Journal of Agricultural and Food Chemistry* 54, 2006, S. 2593–2597.

Goldman, Amy: *Melons for the Passionate Grower*. Artisan, New York, 2002.

Shapiro, Laura: *Perfection Salad: Women and Cooking at the Turn of the Century.* University of California Press, Berkeley, 2008.

STICHWORTVERZEICHNIS

P

Q

R

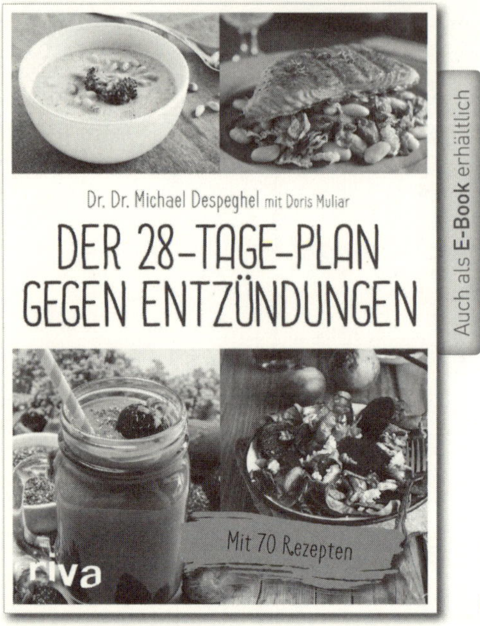

160 Seiten
14,99 € (D) | 15,50 € (A)
ISBN 978-3-7423-0425-4

Dr. Dr. Despeghel | Doris Muliar

Der 28-Tage-Plan gegen Entzündungen

Mit 70 Rezepten

Neueste Studien belegen: Entzündungen im Körper beeinflussen unseren Fettstoffwechsel und unser Gewicht. Zucker, Alkohol und oft auch glutenhaltiges Getreide bewirken eine Überaktivität des Immunsystems und die rasche Bildung von Fettzellen, die Entzündungsprozesse im Körper befördern. Um (wieder) abzunehmen, müssen diese Entzündungen eingedämmt werden. Dabei helfen entzündungshemmende Lebensmittel.

Der Abnehmexperte Dr. Dr. Michael Despeghel zeigt die Zusammenhänge zwischen Fettstoffwechsel, Übergewicht und verschiedenen Folgekrankheiten auf. In diesem Buch legt der Abnehmexperte Dr. Dr. Michael Despeghel einen Ernährungsplan vor, der Entzündungen behebt, das Gewicht reduziert, den Darm entlastet und das Immunsystem wieder in Balance bringt. Der Körper wird entgiftet, die Leistungsfähigkeit wiederhergestellt und die Fettverbrennung verbessert, sodass das in der Bauchregion eingelagerte Körperfett abgebaut werden kann. Der Praxisteil des Buches zeigt auf, welche Lebensmittel Entzündungsprozessen im Körper entgegenwirken.

riva